Der Autor:

Dr. Lawrence LeShan (1920-2020) war klinischer Psychologe, ausgebildeter Psychoanalytiker und befasste sich seit den 60er Jahren im Rahmen wissenschaftlicher Forschungsprogramme mit der Frage, wie weit sich die körperlichen Krankheitsprozesse bei Krebs durch psycho-therapeutische Methoden beeinflussen lassen. Er ist Autor einer Fülle wissenschaftlicher Publikationen und mehrerer Bücher.

Lawrence LeShan

Diagnose Krebs. Wendepunkt und Neubeginn

Ein Handbuch für Menschen,
die an Krebs leiden,
für ihre Familien und für
ihre Ärzte und Therapeuten

Aus dem Amerikanischen
von Annegrete Lösch

Klett-Cotta

Klett-Cotta
www.klett-cotta.de
Die Originalausgabe erschien unter dem Titel
»Cancer as a Turning Point«
im Verlag E. P. Dutton, New York

Printed in Germany
Umschlag: Finken & Bumiller, Stuttgart
unter Verwendung einer Abbildung von Tony Stone
Gesetzt aus der 10 Punkt Stempel Garamond
von Elstersatz, Wildflecken
Gedruckt und gebunden von Esser printSolutions, Bretten
ISBN 978-3-608-98831-4

14. Auflage, 2024

Bibliografische Information der Deutschen Nationalbibliothek
Die Deutsche Nationalbibliothek verzeichnet diese Publikation in der Deutschen Nationalbibliografie; detaillierte bibliografische Daten sind im Internet über <http://dnb.d-nb.de> abrufbar.

Dieses Buch ist mit Liebe, Respekt und Dankbarkeit meiner Tochter Wendy gewidmet. Als kleines Mädchen hat es ihr oft an der Aufmerksamkeit und Zuwendung gefehlt, die der Vater ihr hätte geben müssen – ein Vater, der ständig darum kämpfte, schwerstkranke Menschen zu verstehen und ihnen zu helfen. Als ich mich nach fünfzehn Jahren dann entschloß, ein neues Forschungsprojekt zu übernehmen, war sie außer sich. Es sei unmoralisch, sagte sie mir, meine Hilfe für Krebsleidende nicht fortzusetzen, nachdem ich Erfolge erzielt hatte. Ich mußte ihr versprechen, keinen Patienten zurückzuweisen, der meinen Rat und meine Hilfe suchte, ganz gleich, woran ich zur Zeit gerade arbeitete. Auf niemandem in meinem Leben war ich jemals so stolz wie auf Wendy, denn sie hat für meine Arbeit einen hohen Preis gezahlt.

Dank

Mein großer Dank gilt Frederick Ayer II für seine langjährige Unterstützung meiner Arbeit. Ohne ihn wäre dieses Buch nicht zustande gekommen. Ich stehe in der Schuld der an Krebs erkrankten Menschen, die mich in den vergangenen fünfunddreißig Jahren alles gelehrt haben, was ich heute weiß. Und ich danke den Therapeuten überall auf der Welt, die in wachsender Zahl meine Behandlungsmethode anwenden.

Inhalt

Vorwort

Alle, die mit Krebs zu tun haben – Patienten, ihre Familien und Freunde, Ärzte und Therapeuten –, wissen im allgemeinen nur sehr wenig über ein ganz wichtiges Gebiet: Wie mobilisiert man die Selbstheilungskräfte des Patienten zur Unterstützung seines Behandlungsprogramms?

Im vorliegenden Handbuch findet sich zum ersten Mal eine Zusammenfassung aller der Wissenschaft bisher bekannten Informationen zu diesem Thema. Das Buch ist das Ergebnis von fünfunddreißig Jahren Arbeit an einem Forschungsprojekt, an dem mehrere tausend an Krebs erkrankte Menschen beteiligt waren. Es soll den Kranken und ihren Familien, ihren Freunden, Ärzten, Seelsorgern und Psychotherapeuten zeigen, wie psychische Veränderungen helfen können, das gefährdete Immunsystem des Patienten zu stärken.

Der Aufbau dieses Buches wurde sehr stark von den Erfahrungen aus sechzig bis siebzig Seminaren beeinflußt, die ich in den letzten zwanzig Jahren zu diesem Thema gehalten habe. Die Seminare dauerten ein bis drei Tage mit jeweils fünfzig bis hundert Teilnehmern. In den ersten fünf Jahren veranstaltete ich zwei verschiedene Seminare: eines für Krebskranke und ihre Familien und eines für Ärzte und Therapeuten. Eines Tages war eine Seminareinladung durch ein Versehen mißverständlich formuliert worden, so daß die angereiste Teilnehmergruppe zur einen Hälfte aus Krebskranken mit ihren Familien, zur anderen aus Berufskollegen bestand. Ich erfuhr dies alles zehn Minuten vor Beginn des Seminars und war außer mir. Weil ich mir nicht anders zu helfen wußte, teilte ich der Gruppe mit, daß ich einen Teil der Zeit so mit ihnen arbeiten würde, als seien sie alle Krebskranke, und den Rest der Zeit, als seien sie alle im Gesundheitswesen tätig. Für sämtliche Beteiligten war dies das beste und spannendste Seminar, das ich je veranstaltet habe.

Seitdem habe ich diese Form beibehalten, wann immer es möglich war, und dem Urteil der Teilnehmer zufolge waren die Seminare sehr erfolgreich. Aufgrund der positiven Erfahrung mit »gemischten Seminaren« gelangte ich zu der Überzeugung, daß auch dieses Buch für eine gemischte Leserschaft geschrieben werden sollte.

Sie werden feststellen, daß ich mich in bestimmten Abschnitten dieses Buches mehr an die Patienten, die Familienmitglieder oder die Heilberufe wende. Das ist beabsichtigt, denn wir leben nicht in einem Vakuum. Es ist ja das Anliegen des heutigen holistischen Ansatzes, alle Ebenen eines Menschen, seine physischen, psychologischen und geistigen Aspekte, seine Beziehungen und seine Umgebung zu berücksichtigen; keiner dieser Aspekte kann ungestraft ignoriert werden. Erst wenn wir das Problem der Krebserkrankung aus der Sicht des Erkrankten, seiner Familie und der ihn Behandelnden betrachten, können wir erkennen, wie die vorhandenen Ressourcen zur Heilung und Selbstheilung am besten zu mobilisieren sind, damit das Behandlungsprogramm zur vollen Wirkung gelangt.

Es handelt sich hier nicht um bloße Spekulation. Ich habe immer wieder erlebt, daß eins von zwei Dingen geschieht, wenn die gesamte Umgebung eines an Krebs leidenden Menschen für das Leben mobilisiert und seine innere Ökologie auf diese Weise positiv verändert wird. Das Leben mancher Patienten kann verlängert werden, und zwar nicht, um sie mit allen Mitteln am Leben zu erhalten, sondern damit sie sich selbst intensiver erfahren und sich und ihre Träume – häufig sogar deren Erfüllung – besser erkennen. Und dann gab es die echten Wunder: Keine Zauberei, sondern Überzeugung und harte Arbeit führten dazu, daß der Krebs zu einem Wendepunkt im Leben dieser Patienten wurde, statt es zu beenden. Je mehr wir über die Biologie und Psychologie des Menschen erfahren, je mehr wir lernen, Qualität und Ambiente des äußeren und inneren Lebens zu ändern und zu verbessern, desto öfter könnte jenes zweite Ergebnis zur Regel werden. Genau dieser Hoffnung möchte das vorliegende Buch Ausdruck verleihen.

1 Fünfunddreißig Jahre Krebsforschung. Ein ganzheitlicher Ansatz

... so möchte ich Euch von den Dingen sprechen, vor denen Ihr Euch am meisten hüten müßt. Wenn Ihr zuweilen erzürnt und laut schreit, so bin ich's zufrieden, denn es dient dem Erhalt der natürlichen Hitze Eures Blutes. Was mich jedoch nicht freut, ist Eure Betrübtheit und daß Ihr Euch alles zu Herzen nehmet. Denn dies, so lehrt uns die Physik allenthalben, zerstört unseren Körper mehr als jede andere Ursache.

Aus einem Brief des Arztes Maestro Lorenzo Sassoli an einen Patienten im Jahr 1402.*

Maria, eine brasilianische Kinderärztin, liebte ihren Beruf sehr. Ihr Ehemann, ein Elektroingenieur, wollte eigentlich nichts anderes als ein Dichter sein; obwohl recht erfolgreich in seinem Beruf, haßte er ihn. Ihre Zwillingstöchter waren fünfzehneinhalb Jahre alt, als ich Maria zum ersten Mal begegnete, und offenbar künstlerisch sehr begabt. Beide wollten Schauspielerinnen werden und waren auch bereits für Nebenrollen an kleineren Theatern verpflichtet worden.

Im Alter von zehn Jahren waren die Töchter einem bekannten Theaterregisseur aufgefallen. Dies hatte zu Marias Entscheidung geführt, ihr geliebtes Rio de Janeiro zu verlassen und nach London zu übersiedeln, wo ihre Töchter die beste schauspielerische Ausbildung erhalten sollten und ihr Mann sich ganz der Dichtkunst widmen konnte. Seit ihrer Ankunft in England sei sie nicht mehr »zu Hause« gewesen, erzählte sie mir.

Allerdings gelang es Maria nicht, in London als Kinderärztin einen Posten zu finden, der soviel einbrachte, daß sie ihre

* Zitiert bei Iris Origo, *The Merchant of Prato*. New York: Alfred A. Knopf, 1957.

Familie ernähren konnte. Eine ihr bereits zugesagte Stelle wurde in letzter Minute abgesagt.

Sie erhielt das finanziell interessante Angebot zur Mitarbeit in einer onkologischen Gemeinschaftspraxis, wo sie hauptsächlich mit Kindern und jungen Leuten zu tun haben würde, die an Leukämie, Wilms Tumor und ähnlichen Erkrankungen litten. Obwohl ihr diese Arbeit völlig widerstrebte, akzeptierte sie das Angebot, um ihren Mann und ihre Töchter versorgen zu können. Sie haßte London und hatte ständig Sehnsucht nach ihrer Heimatstadt Rio. Vergnügt und voller Begeisterung erzählte sie von den herrlichen Stränden, dem sanften Klima, der unbeschwerten und toleranten Lebensart der Menschen dort, der großartigen Architektur und von ihren Freunden: »Ich habe mich überall in der Stadt *zu Hause* gefühlt. Jede Straße war wie mein eigenes Wohnzimmer.« Selbst ihre Muttersprache fehle ihr, meinte sie etwas verlegen.

Im Alter von achtundvierzig Jahren bemerkte sie einen Knoten in der Brust, den sie dann über ein Jahr lang nicht beachtete. Als sie sich schließlich von einem Kollegen untersuchen ließ, war der Knoten um ein Vielfaches größer geworden. Die Diagnose lautete Brustkrebs. Es hatten sich bereits so viele Metastasen gebildet, daß der Kollege und auch sie selbst eine Operation für nicht mehr ratsam hielten. Man entschied sich für eine Chemotherapie, wobei allerdings jeder die Aussichten auf Erfolg gering einschätzte.

Während dieser Zeit hielt ich in ihrem Krankenhaus in London einen Vortrag. Sie kam anschließend zu mir und bat um einen Termin. Wir unterhielten uns eine gute Stunde lang über sie, ihre Hoffnungen und Ängste für die Zukunft. Sie sah keinerlei Möglichkeit, eine Arbeit zu bekommen, die ihr Spaß machen würde, oder dort zu leben, wo sie gern wäre, und ganz allgemein ein Leben zu führen, bei dem man sich aufs morgendliche Aufwachen freut. Ihr Mann und ihre Kinder waren sehr zufrieden mit ihrem Leben, und Maria war erfolgreich genug, es ihnen auch weiterhin ermöglichen zu können. Ich hatte das Gefühl, bei ihr einen heilsamen Schock auslösen zu müssen, und fragte sie deshalb auf ziemlich brutale Weise, wie sie denn ihre Familie im gewohnten Stil versorgen wolle, wenn sie unter der Erde wäre, schließlich seien die medizinischen Prognosen ja sehr schlecht. Sie wirkte völlig niedergeschmettert. Nach einer ganzen Weile meinte sie: »Ich weiß, daß ich so nicht mehr weitermachen kann. Ich hatte gehofft, daß Sie einen Weg für mich wüßten.« Ihre Traurigkeit und Verzweiflung berührten mich zutiefst, und einige Minuten lang saßen wir beide einfach nur da.

Dann sagte ich ihr, ich sähe keinen Grund für ihren Körper, ihr Leben zu retten; keinen Grund, ihr Immunsystem zu mobilisieren und damit die Chemotherapie zu unterstützen. Denn ihr gesamtes Verhalten teile ihrem Körper mit, daß es immer nur um andere ging und niemals um sie selbst. Jeder wurde versorgt, nur sie nicht. Also mußte sie doch offensichtlich der Meinung sein, daß es sich nicht lohne, für sich selbst zu kämpfen. Sie hörte mir zu, dachte ein wenig nach und meinte dann: »Irgendwie scheine ich mir immer nur *gestern* was zu gönnen oder *morgen*, bloß heute kriege ich *nie* etwas.« Darin waren wir uns einig, und eine Weile saßen wir traurig und schweigend beieinander.

Sie befand sich eindeutig in einer Notsituation. Ihr körperlicher und seelischer Zustand waren schlecht und verchlechterten sich zusehends. Es gab wenig zu verlieren. Ich wollte London in einigen Tagen verlassen, und ich habe nie sehr erfolgreich über Telefon oder mittels der Post arbeiten können. Der Philosoph und geistige Führer Edgar Jackson hat einmal gesagt, daß es in manchen Situationen nur ein kleiner Schritt von der Vorsichtigkeit zur Kläglichkeit sei. Ich erzählte Maria die Geschichte von der Frau, die nackt ein Sonnenbad nahm. Ein hübsches Vögelchen kam herabgeflogen und ließ sich auf ihrem Fuß nieder. Sie lächelte erfreut. Dann kam ein großer, orange-schwarzer Schmetterling und setzte sich ihr aufs Knie. Wiederum lächelte sie erfreut. Eine herrliche Libelle landete auf ihrer Schulter. Auch sie wurde mit einem freudigen Lächeln begrüßt, ebenso wie der schöne Stieglitz, der auf ihre große Zehe flog. Dann surrte eine Stechmücke heran und stach sie in die Brust. »All right«, sagte die Frau. »*Packt euch.* Und zwar *alle*!« Bei der Pointe lachte Maria viel lauter, als der Witz es verdiente. Dann schien sie einige Minuten lang intensiv nachzudenken. Schließlich sah sie mich spitzbübisch an und lächelte boshaft: »Glauben Sie, ich könnte es *wirklich tun*?« fragte sie.

Sie war so sprungbereit wie eine Katze auf Mäusejagd; es hatten ihr lediglich ein Wegweiser und ein Auslöser gefehlt. Der Wegweiser war mein Vortrag gewesen und unsere Unterhaltung der Auslöser. Es war ein Vergnügen, ihr zuzusehen. Zwar hatte ich schon vom »feurigen, stürmischen brasilianischen Charakter« gehört, aber nicht erwartet, das Stereotyp jemals in voller Blüte zu erleben.

An diesem Abend berief Maria eine Familienkonferenz ein und verkündete (auf offenbar unmißverständliche Weise), daß *sie* jetzt an der Reihe sei. Es würden Veränderungen nötig sein, denn sie könne es sich nicht länger leisten, die gesamte Familie zu unterhalten. Wenn sie stürbe, wären sie auch auf sich selbst gestellt, also könne man auch jetzt die letzte verzweifelte Chance ergreifen, ihr Immunsystem zu mobilisieren, damit es die Chemotherapie unterstützen könne. Sie habe, erklärte sie, lange genug als Onkologin gearbeitet, um zu wissen, daß dies bei einer Krebserkrankung wie der ihren die einzige Chance sei. Und damit sie die ergreifen könne, bedürfe es einiger Veränderungen im Lebensstil der gesamten Familie.

Zunächst der Ehemann: Es gebe eine ganze Reihe von erfolgreichen Dichtern, sagte sie ihm, die einer geregelten Arbeit nachgingen und ihren Lebensunterhalt verdienten. Falls er dem Beispiel seines großen Idols Edwin Arlington Robinson zu folgen wünsche und als Fahrkartenverkäufer bei der U-Bahn arbeiten wolle, so habe sie nichts dagegen; sie glaube allerdings, daß er sich als Handwerker leichter tun würde, auch wenn er seit acht Jahren nicht mehr als Ingenieur gearbeitet hatte. Dann die Kinder: Sie würden ihre Privatschulen verlassen und öffentliche Schulen besuchen müssen. Sie könnten weiterhin privaten Schauspielunterricht nehmen, würden sich aber um Teilzeitjobs kümmern müssen, soweit dies nur irgend möglich war, und selbst wenn es nicht möglich war! Es sei überhaupt nicht einzusehen, warum sie in den Sommerferien oder zur Weihnachtszeit nicht als Verkäuferinnen, Serviererinnen oder als was auch immer arbeiten könnten, wenn sie nicht gerade ein Engagement am Theater hatten. Das Hausmädchen würde sie verlassen und jedes Familienmitglied seinen Teil der Hausarbeit leisten müssen. Sie selbst würde ihre Stellung kündigen, eine Assistentinnenstelle als Kinderärztin annehmen, um sich in die neuesten Entwicklungen auf ihrem Fachgebiet einzuarbeiten, und dann würde man weitersehen. Sobald die Zwillinge sich beruflich etabliert hatten, sollte auch eine eventuelle Rückkehr nach Brasilien ins Auge gefaßt werden.

Es muß wohl ein besonderes Familientreffen gewesen sein. Zum Schluß, so erzählte mir Maria, »stimmte jeder zu, und zwar mit sehr viel weniger Widerstand und Aufregung, als ich erwartet hatte. Sie waren besorgt um mich, sie liebten mich, auch wenn ich sie nicht mehr ernähren konnte. Und es überrascht mich festzustellen, daß mich das überrascht hat!«

Im nächsten halben Jahr bekam ihr Mann eine verhältnismäßig untergeordnete Stelle in einem Ingenieurbüro. Die Arbeit sei nicht zu anstrengend, sagte er, und lasse ihm ausreichend Kraft für seine Gedichte. (Im Lauf der Jahre hatte er einigen Erfolg erzielt – er hatte zwei Gedichtbände veröffentlicht, und einige seiner Werke waren auch in Zeitschriften erschienen. Die Bücher brachten einen geringen Ertrag, wie es bei Gedichtbänden üblich ist.) Die Töchter suchten sich Teilzeitjobs und waren deswegen sehr unzufrieden. In typischer Teenagermanier maulten sie ständig über ihre Haushaltspflichten. Sie bezahlten ihren Schauspielunterricht selbst und verdienten noch einiges durch Werbespots und kleinere Jobs in obskuren Avantgarde-Theatern. Maria gab ihre Stellung als Onkologin auf, wurde Assistenzärztin und arbeitete nach einem Jahr wieder voll als Kinderärztin. Sie verdiente viel weniger als vorher, aber es machte ihr viel mehr Spaß.

Auf meine Empfehlung hin konsultierte sie einen Ernährungswissenschaftler, um einen Diätplan aufzustellen, der die Chemotherapie unterstützen und die schlimmsten Nebenwirkungen vermeiden helfen sollte.

Wir blieben in Kontakt. Die Chemotherapie war wesentlich erfolgreicher als erwartet. Die Tumoren bildeten sich zurück, wenn sie auch nicht gänzlich verschwanden. Heute, nach vier Jahren, hat sich die medizinische Situation zumindest vorübergehend auf der Ebene des Beobachtens und Abwartens stabilisiert. Maria empfindet ihr Leben als aufregend und ausgefüllt. Die Sommerferien wurden in Rio de Janeiro verbracht. Aus Geldmangel fuhr sie meistens allein. Die Familie hat sich noch nicht entschieden, ob sie in den nächsten Jahren nach Brasilien zurückkehren will oder nicht.

Die Arbeit, die schließlich zu diesem Buch führte, begann eigentlich 1947, nachdem einer meiner Freunde, der Psychologe Dr. Richard Worthington, mir erzählt hatte, er habe sich Persönlichkeitstests von Krebskranken angesehen. Er hatte den Eindruck, ihre emotionale Lebensgeschichte spiele bei der Entwicklung der Krankheit eine Rolle, und meinte, daß in dieser Richtung weiter geforscht werden sollte. Dick ist Experte in solchen Persönlichkeitstests – er versteht sich besser darauf, als jeder andere, den ich kenne –, und ich hatte gelernt, keine seiner Empfehlungen zu ignorieren. Also notierte ich mir in Gedanken seine Hinweise für zukünftige Forschungsarbeiten.

Zwei Jahre später war ich wieder beim Militär.* Meine Arbeit in einem Militärkrankenhaus für Psychohygiene in Arkansas war äußerst deprimierend, und ich brauchte eine anregende Beschäftigung. Ich erinnerte mich an Dicks Empfehlung und begann mit meiner Forschungsarbeit.

Die Medizinische Vereinigung des Landkreises unterhielt seit Anfang des 19. Jahrhunderts eine Bibliothek, und seit

* Nach dem Zweiten Weltkrieg hatte ich mit Ja geantwortet, als man mich fragte, ob ich Mitglied der Reserve bleiben wolle. Ich hatte mir so eine Art Verbindung ehemaliger Studenten darunter vorgestellt!

dieser Zeit hatten alle dort ansässigen Ärzte ihre Bücher dieser Bibliothek vermacht. Ich fing an, meine Abende dort zu verbringen. Wenn man die Daten mit den Augen des Psychologen betrachtete, schien es eindeutig, daß psychologische Faktoren bei zumindest einem erheblichen Prozentsatz der von den Krebsstatistiken erfaßten Kranken durchaus eine Rolle gespielt haben konnten.

Die bei verwitweten Menschen erhöhte Krebssterblichkeitsrate, die in keinem Zusammenhang mit Alter, Beruf, Kinderzahl, Ernährungsgewohnheiten oder anderen offensichtlichen Faktoren stand, war nur *ein* Beispiel für den Nachweis, daß es hier etwas gab, dessen nähere Erforschung sich lohnte.

Als ich nach zwei Jahren die Armee erneut verließ, sprach ich mit Dick über das, was ich herausgefunden hatte. Er war beeindruckt. Er rief eine Reihe von Geschäftsleuten zusammen, wir beide brachten selbst etwas Geld auf, gründeten eine Stiftung, und es kam genügend Geld herein, um mir für ein Jahr eine Halbtagsstelle zu finanzieren. Es wurde statt dessen eine Vollzeitbeschäftigung für vierzehn Jahre, und weitere zweiundzwanzig Jahre blieb es eine Teilzeitaufgabe. Das vorliegende Buch ist das Ergebnis dieser Arbeit.

Nun begann ich also, mich intensiv mit dem Thema zu befassen, und stellte dabei zunächst fest, daß bis zur Jahrhundertwende ein Zusammenhang zwischen Krebs und Psyche unter Medizinern allgemein anerkannt gewesen war. Ich arbeitete mich durch die wichtigsten medizinischen Werke des 19. Jahrhunderts zum Thema Krebs (wobei ich der alten Faustregel folgte, daß ein dreimal aufgelegtes Buch als wichtiges Werk gelten konnte). Mit einer Ausnahme fand ich in allen neunzehn von mir konsultierten Büchern die gleiche Aussage: »Selbstverständlich spielt die emotionale Lebensgeschichte eines Menschen [dieser Ausdruck variierte zwar, meinte aber stets das gleiche] eine ganz wesentliche Rolle beim Entstehen und Fortschreiten einer Krebserkrankung.« Als ich 1959 im *Journal of the National Cancer Institute* eine zusammenfassende Besprechung dieser Werke veröffentlichte, hatte ich weniger das Problem, das Richtige zu zitieren, als aus der Fülle gleichartiger Aussagen meine Auswahl zu treffen.

Was geschehen war, lag auf der Hand. Ärzte im 19. Jahrhundert, die Krebspatienten behandelten, verfügten über keine der ausgefeilten Instrumente und Apparaturen, die wir heute haben. Ohne biochemische Untersuchungen und ohne Röntgenaufnahmen, ganz zu schweigen von der Computeraxialtomographie (CAT) und ähnlichem, waren sie gezwungen, ihren Patienten *zuzuhören*, um herauszufinden, was ihnen fehlte. Und durch dieses Zuhören erfuhren sie die persönliche Geschichte des Patienten und lernten seine Gefühle kennen. Große persönliche Verluste und die Erfahrung von Hoffnungslosigkeit *vor* dem ersten Auftreten von Anzeichen einer Krebserkrankung zeigten sich als so häufige Faktoren, daß sie nicht ignoriert werden konnten. Ich möchte hier nicht ausführlich auf diese umfangreiche Literatur* eingehen. Statt dessen sollen einige Zitate aus meinem obenerwähnten Artikel das Wesentliche veranschaulichen.

Bereits 1759 betonte Gendron die Bedeutung von »Lebenskatastrophen, die große Sorgen und Kummer mit sich bringen«, im Zusammenhang mit einer Krebserkrankung. Unter den vielen von ihm beschriebenen Fällen sind die beiden folgenden typisch:

Mrs. Emerson bereitete der Tod ihrer Tochter schweren Kummer, und sie merkte, daß ihre Brust anschwoll, was rasch sehr schmerzhaft wurde; schließlich brach ein unheilbarer Krebs hervor, der bald fast die ganze Brust erfaßt hatte. Sie hatte sich stets bester Gesundheit erfreut.

Die Frau eines Schiffsmaats, den vor einiger Zeit die Franzosen verhaftet und ins Gefängnis geworfen hatten, war so sehr davon getroffen, daß ihre Brust anschwoll und sich kurz darauf ein schrecklicher Krebs zeigte, der bereits so weit fortgeschritten war, daß ich ihren Fall nicht übernehmen konnte. Sie hatte niemals vorher über Schmerzen in der Brust geklagt.

* Eine Anzahl dieser Werke sowie einige der Besprechungen sind im Quellennachweis aufgeführt.

1802 gründete eine Gruppe führender Ärzte in England und Wales eine Organisation mit dem optimistischen, ja fröhlichen Namen »Gesellschaft zur Prävention und Heilung von Krebs«. Sie veröffentlichten eine Liste von elf Fragen, von denen sich jede auf ein Gebiet bezog, das ihrer Meinung nach weiter erforscht werden sollte. Eine dieser Fragen lautete: »Besteht eine Veranlagung zur Anfälligkeit?«

1846 publizierte Walter Hoyle Walshe seine Abhandlung *The Nature and Treatment of Cancer*. Das Buch wurde zum Standardwerk seiner Zeit. Es behandelte alles, was zu dem Zeitpunkt über das Thema bekannt war. Walshe war ein hochqualifizierter, angesehener Mann »... und offenbar mit allem vertraut, was bis dato zum Thema Krebs veröffentlicht und gesagt worden war«. Walshe brachte seinen Standpunkt klar und deutlich zum Ausdruck:

Es ist viel darüber geschrieben worden, welchen Einfluß seelischer Schmerz, plötzliche Schicksalsschläge und ständiges Niedergedrücktsein auf die Anfälligkeit zur Entstehung einer Krebserkrankung haben. Wenn man denen glaubt, die sich systematisch damit befassen, liegen hier die Hauptursachen der Krankheit; ... obwohl der vorgebliche Einfluß seelischer Unruhe noch niemals bewiesen worden ist, wäre es vergeblich, leugnen zu wollen, daß sehr überzeugende Tatsachen hinsichtlich der Bedeutung des Gemüts für das Auftreten dieser Krankheit oftmals beobachtet werden. Mir selbst sind Fälle begegnet, bei denen der Zusammenhang sich so klar zeigte, daß sein Infragestellen meiner Meinung nach den Kampf gegen die Vernunft bedeutet hätte.

Walshe gab Menschen, in deren Familien Krebserkrankungen aufgetreten waren, bestimmte Empfehlungen, an denen sich ablesen läßt, wie sehr er von dieser Sichtweise überzeugt war. Er riet ihnen, ihren Beruf sorgfältig zu wählen und Beschäftigungen zu vermeiden,

... deren aktive und ernsthafte Ausübung mehr oder weniger ständige Sorge und Aufregungen mit sich bringt. Die Bedeutung dieser Überlegung ergibt sich aus dem, was ich über den Einfluß seelischen Leids auf das Auftreten dieser Krankheit gesagt habe. Aus diesem Grund sollte der Beruf des Anwalts, des Arztes und des Diplomaten vermieden werden. Im großen und ganzen bieten Berufe in der Armee, der Marine oder der Kirche, es sei denn, es sprächen besondere Gründe dagegen, dem für diese Krankheit Anfälligen die besten Aussichten, ihr zu entgehen.

Sinngemäß hat Walshe also klar zum Ausdruck gebracht, daß genetische Vorbelastung zusammen mit einem lang andauernden seelischen Druck zur Krebserkrankung führt.

In Amerika hat Willard Parker 1885 seine Erfahrungen aus dreiundfünfzig Jahren Krebschirurgie zusammengefaßt:

Es ist eine Tatsache, daß zwischen Kummer und der Krankheit ein Zusammenhang besteht. Wenn es die Regel wäre, daß Krebspatienten vor Auftreten der bösartigen Entwicklung fröhlich und guter Dinge waren, müßte die psychologische Theorie, ganz gleich wie logisch sie wäre, fehlschlagen: Doch das Gegenteil ist der Fall. Die Fakten untermauern die Aussagen der Vernunft.

Schon viel früher hatte der Londoner Chirurg Sir James Paget in seinem klassischen Werk *Surgical Pathology* geschrieben:

Die Fälle, bei denen es nach tiefen Ängsten, unerfüllten Hoffnungen und großen Enttäuschungen zum Auftreten oder der Verschlimmerung einer Krebserkrankung kommt, sind so häufig, daß wir kaum Zweifel hegen können, daß die seelische Depression zu jenen Einflüssen gehört, die das Entstehen des Krebszustandes fördern.

1871 war Sir Thomas Watson zu der Schlußfolgerung gelangt:

Großem seelischem Druck ist ein Einfluß bei der Beschleunigung der Entwicklung einer Krebskrankheit bei Menschen zugesprochen worden, die hierfür anfällig sind. In meiner langjährigen Erfahrung habe ich diesen Verlauf so häufig beobachten können, daß ich mich der Wahrheit dieser Behauptung kaum entziehen kann.

Herbert Snow arbeitete im Londoner Krebskrankenhaus und war von Pagets Ansichten ebenso beeindruckt wie von den Berichten anderer Ärzte. In drei Werken, verfaßt 1883, 1890 und 1893, präsentierte er seine Forschungsergebnisse und seine Überzeugungen im Detail:

Wir sind also logischerweise gezwungen, uns zu fragen, ob nicht die große Mehrheit dieser Fälle neurotische Wurzeln habe... Es hat sich herausgestellt, daß die Anzahl bösartiger Erkrankungen von Brust und Uterus, die unmittelbar auf vorausgegangene Gefühle von depressivem Charakter folgen, zu groß ist, um als Zufall beurteilt oder jenen Schicksalsschlägen angelastet zu werden, die Krebspatienten in ihrem Leben mit den meisten anderen Menschen teilen, die nicht an dieser Krankheit leiden.

Jene Ärzte, die diese Überzeugungen schriftlich festhielten, gehörten zu den führenden Spezialisten ihrer Zeit; selbst heute sind ihre Namen in medizinischen Fachkreisen noch gut bekannt.

Also war bis zur Jahrhundertwende in der Medizin die Tatsache allgemein akzeptiert, daß zwischen der Krebserkrankung und der emotionalen Lebensgeschichte des Patienten ein Zusammenhang besteht. Ab jenem Zeitpunkt jedoch verschwand diese Auffassung rasch aus den Lehrbüchern und Fachzeitschriften. Hierfür gibt es eine ganze Anzahl von Erklärungen. Seit fünfzig Jahren war die psychosomatische Sichtweise mehr und mehr aus der Mode gekommen. Außerdem war in den vorausgegangenen fünfzehn Jahren die schmerzfreie und antiseptische Chirurgie entwickelt worden, die sich jetzt als die große Methode bei der Krebsbehandlung durchzusetzen begann. Die chirurgische Sichtweise konzentriert unsere Aufmerksamkeit auf den Krebs als lokale Erkrankung eines bestimmten Teils des Körpers und betrachtet ihn nicht als einen Aspekt der gesamten körperlichen Funktion des Menschen, was den Kern der psychoanalytischen Sichtweise bildet. Bestrahlungen, die wenig später als Behandlungsmethode eingesetzt wurden, bestärkten das Konzept von der Krebserkrankung als einem lokalen Problem des Körpers.

Ein weiterer Grund für diese Veränderung ist der, daß die psychosomatische Theorie zum damaligen Zeitpunkt nutzlos war. Die Psychiatrie hatte kaum erst die beschreibende Phase erreicht, und es gab keinerlei Methode, mit deren Hilfe man die Dinge hätte erforschen oder versuchen können, in den Krankheitsprozeß einzugreifen. Man konnte mit der Information vom Zusammenhang zwischen Geist und Körper bei Krebserkrankungen ganz einfach nichts anfangen, weil man über keine Techniken verfügte, sie nutzbringend zu verwerten.

So geriet der Gedanke, daß Krebs mit der gesamten Lebensgeschichte eines Menschen zu tun hat, nach und nach in Vergessenheit, verschwand aus der Literatur und verlor seinen Einfluß auf die anerkannten Konzepte der Medizin. Der Versuch einiger Ärzte, ihn lebendig zu halten, blieb vergeblich. Ein halbes Jahrhundert lang war er fast unbekannt.

Mittlerweile hat sich die Situation völlig geändert. Seit 1955 haben buchstäblich Dutzende von Untersuchungen überzeugend bewiesen, daß die emotionale Lebensgeschichte wichtig ist, um herauszufinden, welche Abwehrkräfte der einzelne gegen eine Krebserkrankung hat und wie sich die Krankheit entwickeln wird, wenn sie aufgetreten ist. Die emotionale Lebensgeschichte ist nicht der einzige bedeutende Faktor und spielt auch längst nicht bei jedem Betroffenen eine Rolle, doch sollte sie bei einem jeden Krebskranken berücksichtigt werden. Darüber hinaus verfügen wir heute über die Techniken und Methoden zur sehr viel intensiveren Erforschung, und es sind viele entsprechende Untersuchungen durchgeführt worden. Diese Untersuchungen sind sowohl retrospektiv (Erforschung der emotionalen Lebensgeschichte nach Auftreten einer Krebserkrankung) wie auch prospektiv (Voraussage der Krankheitsentwicklung aufgrund psychologischer Faktoren). Ein gutes Beispiel für prediktive Untersuchungen sind die Arbeiten von Ronald Greer und seiner Gruppe. Greer befragte eine Anzahl Frauen, die sich einer Brustamputation unterziehen mußten. Anhand dieser Befragung (drei Monate nach der Operation) teilte er die Patientinnen entsprechend ihrer persönlichen Einstellung in Gruppen ein. Und dann beobachtete er ihre Entwicklung über einen Zeitraum von fünfzehn Jahren. Seine Erwartung, daß einige Gruppen eine statistisch relevante höhere Überlebensrate zeigen würden als andere, wurde bestätigt. Die »muntere« Gruppe (»Ich werde diese Sache in den Griff kriegen, und keiner wird mich dabei aufhalten«) zum Beispiel zeigte eine viel höhere Überlebensrate als die »apathische« (»Mein Leben ist vorbei, und es ist sowieso alles egal«). Die persönliche Einstellung der Frauen zu ihrer Krankheit bot einen klaren Ansatz für die Voraussage ihrer langfristigen Überlebenschancen.

Inzwischen liegen viele Forschungsergebnisse vor. Eine

Liste der wichtigsten publizierten Untersuchungen sowie einiger Kommentare dazu finden sich im Quellennachweis.

Zu dem Zeitpunkt allerdings, als ich mit der Arbeit begann, die schließlich zu diesem Buch führte, war die Liste der neueren Literatur äußerst dürftig; verläßliche Richtlinien gab es nicht. Ich wußte lediglich, daß es genügend Anhaltspunkte gab, die eine intensive Erforschung des Themas sinnvoll erscheinen ließen.

1952 erhielt ich ein Forschungsstipendium. Ich verfügte über ausreichende klinische Erfahrung und eine entsprechende Ausbildung in angewandter Forschung, um anerkannt arbeiten zu können, und bewarb mich um einen Posten bei den führenden Krankenhäusern New Yorks. Ich hatte erwartet, ohne weiteres einen Arbeitsplatz zu finden, da das Stipendium lediglich darauf abzielte, zu prüfen, ob es einen Sinn hat, Krebs als eine Krankheit zu betrachten, deren Auftreten und Entwicklung von persönlichen Faktoren beeinflußt werden. Zu meiner großen Überraschung wurde ich von den ersten fünfzehn Krankenhäusern, bei denen ich mich beworben hatte, abgelehnt, und zwar manchmal sogar postwendend. Der leitende Chirurg einer großen Klinik teilte mir mit: »Selbst wenn Sie es in zehn Jahren beweisen [daß es da einen Zusammenhang gibt], werde ich es nicht glauben!« Darauf konnte ich natürlich keine besonders gute Antwort geben.*

Bald jedoch gelang es mir, zu Dr. Emanuel Revici und seinem Institut für angewandte Biologie eine ausgezeichnete Arbeitsbeziehung aufzubauen. Ich erhielt eine Ganztagsstelle und arbeitete zwölf Jahre lang mit seinen Patienten.

Ich begann mit psychologischen Interviews (von zwei bis acht Stunden Dauer) sowie verschiedenen Persönlichkeitstests. Die fortschreitenden Ergebnisse meiner Arbeit veröffentlichte ich in psychologischen und psychiatrischen Zeitschriften. Nach einigen Jahren begann ich schrittweise mit

* Es war eine zumindest ehrlich geäußerte Meinung. Zwölf Jahre später teilte derselbe Chirurg mit, er habe einen Zusammenhang zwischen Persönlichkeit und Krebserkrankung entdeckt.

der psychotherapeutischen Arbeit mit Patienten des Instituts und des Trafalgar Hospitals. Wie damals bin ich auch heute der Ansicht, daß die psychotherapeutische Arbeit der beste Weg für den Behandelnden ist, die Patienten, ihre Geschichte und die Welt, in der sie leben, kennenzulernen. Die Krankheitsfälle, von denen ich in diesem Buch berichte, sind typisch für die Menschen, mit denen ich mehr als fünfunddreißig Jahre lang gearbeitet habe.

Während meiner Arbeit erwiesen sich die *Lebensumstände*, unter denen eine Krebskrankheit sich entwickelt, als wichtiger herausragender Faktor. Bei einer Mehrheit der Patienten (ganz sicher nicht bei allen) war den ersten Anzeichen der Erkrankung der Verlust der Hoffnung vorausgegangen, es könnte ihnen jemals gelingen, ein Leben zu führen, das sie wirklich befriedigte, bei dem sie jeden neuen Tag freudig begrüßten und mit Hoffnung in die Zukunft schauten.

Oft war die Hoffnungslosigkeit dadurch hervorgerufen worden, daß die Betroffenen ihren Hauptbezug und die für sie wichtigste Form, mit anderen in Beziehung zu treten, verloren hatten, und sie nicht imstande waren, dies durch etwas ebenso Bedeutungsvolles zu ersetzen. Jetzt zeigte sich mir das, was aus den Statistiken in bezug auf Witwen und Witwer hervorgeht, in einem neuen Licht: die höhere Wahrscheinlichkeit, an Krebs zu erkranken, und zwar unabhängig vom Alter. Unter den Verwitweten gab es viele, die den Ehepartner zum Zentrum ihres Lebens, ja zu ihrer Existenzberechtigung schlechthin gemacht hatten. Nachdem der Partner gestorben war, war dieser Verlust für sie durch nichts zu ersetzen. Eine ähnliche Erklärung gilt für die Tatsache, daß bei Männern die höchste Rate der Krebserkrankungen kurz nach ihrer Pensionierung auftritt, wobei es gleich ist, ob die Männer mit sechzig, fünfundsechzig, siebzig Jahren oder wann auch immer aus dem Berufsleben ausscheiden.* Bei

* Das galt sogar für jene ehemaligen Nazis, die in den Jahren 1946 und 1947 im Alter zwischen fünfunddreißig und vierzig Jahren in Deutschland aus dem öffentlichen Dienst entlassen und somit zu Frührentnern gemacht wurden.

kinderlosen Ehepaaren ist die Krebssterblichkeitsrate sowohl bei Männern wie auch bei Frauen höher als bei Paaren mit Kindern. Die Erklärung hierfür liegt nach meiner Überzeugung darin, daß bei Paaren, deren Beziehung zerbrochen war, die aber aus religiösen oder anderen Gründen zusammenblieben, die Kinder für viele eine gute Möglichkeit bieten, wieder aufeinander zuzugehen. Eine niedrigere Krebsrate weisen auch Eheleute auf, bei denen der eine Partner der Begünstigte der Lebensversicherung des anderen ist, im Gegensatz zu jenen Paaren, auf welche das nicht zutrifft!

Es gelang mir, über dreißig statistisch zuverlässige Unterschiede bei den Krebssterblichkeitsraten verschiedener Gruppen vorauszusagen. Ich konnte voraussagen, bei welchen Gruppen es zu einer höheren Rate von Zusammenbrüchen der wichtigsten Beziehungen kommen würde; und meiner Voraussage zufolge käme es in diesen Gruppen auch zu einer höheren Krebssterblichkeitsrate. Jedesmal, wenn diese Voraussagen an den veröffentlichten Statistiken gemessen wurden, erwiesen sie sich als korrekt.

Bei vielen anderen Menschen, die ich behandelte und mit denen ich arbeitete, war es zwar nicht zum objektiven Verlust einer Beziehung gekommen, aber zum Verlust der Hoffnung, daß ihre Möglichkeiten der Verwirklichung und ihre Beziehungen zu ihrer Umwelt ihnen jemals die tiefe Befriedigung verschaffen würden, nach der sie sich so sehnten. Ganz gleich, wie erfolgreich sie waren, was immer sie in ihrem Beruf auch erreichten, sie stellten fest, daß es ihnen keine Erfüllung brachte. Sie empfanden keine andauernde Begeisterung und kein Vergnügen über ihren Erfolg und hatten schließlich die Hoffnung aufgegeben, sie *jemals* zu finden. Dieser tiefen Hoffnungslosigkeit folgte bei vielen der Patienten, mit denen ich zu tun hatte, der Ausbruch einer Krebserkrankung. Immer wieder erinnerte mich die Person, mit der ich gerade arbeitete, an einen Ausspruch des Dichters W.H. Auden, der den Krebs als »vereiteltes kreatives Feuer« bezeichnet hat.

Als das Muster immer deutlicher hervortrat, begann ich,

mit *Kontrollgruppen* zu arbeiten, also mit Menschen, die nicht an Krebs erkrankt waren, sich aber den gleichen Persönlichkeitstests und der gleichen psychotherapeutischen Behandlung unterzogen. Im Verlauf vieler Jahre fand ich dieses Muster der Hoffnungslosigkeit bei 70 bis 80 Prozent meiner Krebspatienten, aber nur bei rund 10 Prozent der Kontrollgruppe.

Sydney war ein erfolgreicher Geschäftsmann, dessen Ehrgeiz und überragende Intelligenz ihm dazu verholfen hatten, eine hohe Position auf seinem Gebiet zu erreichen. Er hatte immer den Standpunkt vertreten, daß man den Jungen und ihren neuen Ideen den Weg nach oben nicht verbauen sollte, und nachdem er Direktor und fünf Jahre lang Aufsichtsratsvorsitzender seiner Firma gewesen war, ging er in Pension. Als ich ihn einige Jahre später fragte, wie er, der so voller Energie und Tatkraft war, sich dieses Rentnerdasein eigentlich vorgestellt habe, sah er zunächst etwas verblüfft aus und meinte dann, er habe gedacht, endlich ausreichend Zeit zu haben, soviel Tennis und Golf zu spielen wie er wollte, und das würde einfach wunderbar sein.

Tatsächlich übte er diese Sportarten ein Jahr lang intensiv aus. Sein Leben lang war er sportlich gewesen, hatte vor dem Zweiten Weltkrieg in der A-Klasse Baseball gespielt und sogar gute Chancen gehabt, in die Nationalliga aufzusteigen; Einberufungsbefehl und der Dienst bei den Fallschirmjägern machten diese Chance dann zunichte. Aber Sydney war immer noch ein sehr guter Spieler und bei den Mitgliedern vieler Klubs als Tennis- und Golfpartner äußerst gefragt. Er hatte sich auf dieses Leben gefreut, doch schließlich befriedigte es ihn immer weniger, er kam sich in zunehmendem Maße leer und »dahintreibend« vor. Er konnte es nicht begreifen: Sein ganzes Leben lang war er ein begeisterter Sportler gewesen und hatte sich so darauf gefreut, endlich genügend Zeit für all seine sportlichen Interessen zu haben. Und jetzt war es irgendwie nicht genug. Er sehnte sich nach etwas anderem, aber er wußte nicht, was es war.

Irgendwann reiste Sydney gemeinsam mit einer Gruppe von Golffreunden nach Schottland, um auf einem dieser wunderbaren Plätze dort zu spielen. Er wohnte in einem Luxushotel und spielte jeden Morgen mit sehr angenehmen Leuten Golf und fast jeden Nachmittag Tennis. Das Wetter war traumhaft schön. Nach fünf Tagen wachte er eines Morgens auf und stellte schockiert und überrascht fest, daß er sich Regenwetter wünschte, damit er seine Termine nicht einzuhalten brauchte.

Ungefähr um diese Zeit traten Symptome einer Erkrankung des Verdauungsapparats auf, und nach intensiven Untersuchungen wurde Dünndarmkrebs diagnostiziert.

Nachdem Sydney operiert worden und die anschließende Chemotherapie abgeschlossen war, saß er die meiste Zeit im Haus herum, sah fern und las Zeitung. Er fühlte sich niedergeschlagen und kam sich verloren vor. Es gab nichts, das ihn besonders interessiert hätte. Ständig war er müde und erschöpft. Ein Jahr nach Abschluß der Chemotherapie wurde eine Metastase gefunden und eine weitere Chemotherapie verordnet.

In dieser Zeit begannen wir mit unserer gemeinsamen Arbeit an seinen Problemen. Einer von Sydneys Freunden hatte ihm vorgeschlagen, mich zu konsultieren, und er war einverstanden gewesen. Wir mochten uns und begannen mit Sitzungen von je 90 Minuten, drei- bis viermal im Monat. Diese Zeiteinteilung schien uns beiden die beste für seine Bedürfnisse zu sein.

Sydneys Hauptproblem war seine ständige Müdigkeit, an der alles Ausruhen nichts zu ändern schien. Wir unterhielten uns darüber, daß es zwei unterschiedliche Formen von Erschöpfung gibt: Die akute Erschöpfung verlangt nach Ruhe und Schlaf; die chronische Erschöpfung – an der er litt – verlangt nach etwas ganz anderem, und dies ist eine Veränderung in der gesamten Ökologie eines Menschen, eine Veränderung von Energieaufnahme und -abgabe. Chronische Erschöpfung wird viel eher von blockierter Energie verursacht als durch einen Mangel an Energie. Die Müdigkeit ist im allgemeinen mehr das Ergebnis eines Mangels an *verfügbarer* Energie, aufgrund blockierter Ausdruckswege, als das eines Energiemangels im Organismus. Irgendwann während unseres Gesprächs sagte Sydney einmal zu mir: »Mich nicht anzustrengen hat ganz sicher nicht dazu beigetragen, meine Energien zu mobilisieren; auch nach Monaten nicht. Ich bin nur noch erschöpft. Ein Problem des Nichtstuns ist ganz sicher, daß man sich nicht davon ausruhen kann!«

Wir verfolgten diese Probleme weiter, und es wurde immer deutlicher, daß er Kontext und Sinn seines Lebens verloren hatte. Er entstammte einer sehr armen Familie, hatte seine berufliche Karriere in der Zeit der großen Weltwirtschaftskrise begonnen und sich mit allen Kräften auf sein berufliches Fortkommen konzentriert. Dieses Leben bereitete ihm viel Freude, und er hatte es zu großem geschäftlichem Erfolg und hohen persönlichen Ehren gebracht. Der Beruf war der Mittelpunkt seines Lebens gewesen, die Arbeit hatte ihm ein Ziel gegeben, eine Vorstellung von sich selbst und einen Grund, am Morgen gerne aufzustehen. Und ohne seine Arbeit gab es nichts mehr, das noch eine wirkliche Bedeutung für ihn gehabt hätte. Er hatte das Gefühl, jeden anderen Verlust besser ertragen und nach einer gewissen Zeit mit der gleichen Begeisterung und dem gleichen Schwung weitergemacht haben zu können. Ich gab ihm den Monolog aus Shakespeares Othello zu lesen. Othello hat soeben erkannt, daß das Wichtigste in *seinem* Leben, seine Beziehung zu Desdemona, zerstört ist und daß sie ihm untreu war. Er sagt, wäre er verwundet worden, hätte man ihn ungerechterweise der Verbrechen bezichtigt und ins Gefängnis geworfen, hätte er seinen Status als General verloren oder irgend etwas anderes:

> Und dies auch könnt' ich tragen, sehr, sehr wohl:
> Doch da, wo ich mein Herz als Schatz verwahrt –
> Wo ich muß leben oder gar nicht leben;
> Der Quell, aus dem mein Leben strömen muß,
> Sonst ganz versiegen – da vertrieben sein …

Sydney las den Vers, Zeile für Zeile. Dann las er ihn noch

einmal, tief berührt. »Wenn man das verliert, was einem die Wirklichkeit bedeutet«, meinte er, »dann ist einem alles andere eigentlich ziemlich egal. Man könnte genausogut tot sein.«

Genauso fühle er sich, sagte ich ihm, und eben diese Botschaft würde sein Körper auch von ihm erhalten. Ich fragte ihn, wie er erwarten könne, daß unter diesen Umständen sein Immunsystem sich selbst mobilisieren und den Kampf für sein Leben aufnehmen solle. Er stimmte mir zu und fragte: »Also, was soll ich tun?« Ich entgegnete ihm, es sei höchste Zeit, daß er und ich uns an die Arbeit machten.

Es gab nichts, das für Sydney wirklich wichtig zu sein schien; alles kam ihm nebelhaft und bedeutungslos vor; seine Gefühle wurden von nichts wirklich berührt. Er erinnerte sich an frühere Phasen in seinem Leben, wie aufregend alles gewesen war und wie sehr er sich für vieles engagiert hatte. Er konnte sich diese Gefühle ins Gedächtnis zurückrufen, sie manchmal sogar wieder heraufbeschwören, doch mit dem jetzigen Sydney schienen sie nichts mehr zu tun zu haben. Die Erinnerungen waren zwar da, aber es waren eben nur Erinnerungen. Ich zitierte ihm die Verse von Edward Arlington Robinson:

> Ich finde meinen Weg nicht mehr; kein Stern
> an all den dunklen Himmeln.
> Nicht ein Laut ist in der Luft
> von auch nur eines Menschen Stimme;
> nur ganz entfernt vernehm' ich sie
> wie einen Takt verlor'ner herrlicher Musik...*

»Ja«, sagte er. »Ja. Er wußte es.«

Wir sprachen darüber, daß es nichts gab, was ihn wirklich interessierte, nichts, das er gern tun würde. Er war einfach passiv und ließ sich treiben. Ich zitierte ein Wort von George Gurdjieff, einem der großen esoterischen Lehrer: »Passiv ausgedrückte Energie ist für immer verloren. Energie, die in aktives Schaffen eingebracht wird, verwandelt sich rasch in

*Alle Gedichte wurden von der Übersetzerin neu ins Deutsche übertragen. [Anm. d. Redaktion]

neue Energie.« Es sei kein Wunder, sagte ich ihm, daß er ständig so müde sei.

Wir fanden dann heraus, daß Sydney sich in seinem ganzen Leben hauptsächlich für zwei Dinge interessiert hatte: für den Sport und für seinen Beruf. Beides fiel nun fast völlig weg, und etwas anderes, das ihn vielleicht interessieren könnte, war für ihn kaum vorstellbar. Seine sportlichen Aktivitäten wurden durch den unerbittlichen Prozeß des Alterns immer mehr eingeschränkt und durch seine Krankheit noch zusätzlich erschwert. Und was sein Berufsleben betraf, so war ihm das inzwischen eigentlich auch egal. Er war viele Jahre lang Geschäftsmann gewesen, er hatte so gut wie alle Probleme des Geschäftslebens kennengelernt, und jetzt war sein Interesse daran erloschen.

Wir versuchten festzustellen, weshalb Sydneys Fähigkeit blockiert war, andere Gebiete herauszufinden, auf die er seine Energien konzentrieren konnte. Wenn ein Mann von seiner Intelligenz und seinen Fähigkeiten in einer so reichen und komplexen Kultur wie der unseren keine Möglichkeit fand, seine Kreativität auszudrücken, dann ließ das auf starke emotionale Blockierungen schließen. Während wir die Gründe hierfür erforschten, sie mit den Augen des Erwachsenen betrachteten und gemeinsam durcharbeiteten, begann Sydneys Energiepegel allmählich zu steigen. Er hatte sich immer schon für die Probleme anderer Länder und für Außenpolitik interessiert, allerdings niemals näher damit beschäftigt. Er begann, sich intensiv zu informieren, las sehr viel über diesen Themenkreis, nahm an entsprechenden Seminaren für Top-Manager und Akademiker teil und traf andere Leute mit gleichen Interessen und gleichem Engagement. Zunächst dachte er daran, politisch aktiv zu werden und vielleicht die Wahlkampagne eines Kandidaten zu unterstützen, der seiner Ansicht nach gut für unser Land war; doch daraus wurde nichts. Sydney erkannte, daß sein Interesse anderen Ebenen galt, als er geglaubt hatte – nämlich nicht der praktischen Politik, sondern eher philosophischen Fragen. Er trat einer dem Club of Rome vergleichbaren Organisation bei, einer

Gruppe sehr engagierter und intelligenter Leute, die sich mit den Langzeitwirkungen von Bevölkerungsexplosion, wachsenden Unternehmensgrößen im Industrie- und Agrarbereich und ähnlichen Problemen unserer Gesellschaft befaßten. Es war eine hart arbeitende Gruppe, die Sydney alles und mehr abverlangte, was er an Erfahrung und Klugheit zu bieten hatte. Sydney ging bis an seine Grenzen und darüber hinaus. Er befaßte sich mit soziologischen Themen und Konzeptionen. Er brachte fast ebensoviel Energie auf, wie vierzig Jahre früher zum Aufbau seiner beruflichen Karriere. Lesen, Diskutieren, Veranstaltungen und Seminare mit Sozialwissenschaftlern füllten sein Leben aus. Ich mußte ihn dazu anhalten, sein Golfspiel und regelmäßige körperliche Bewegung nicht ganz aufzugeben, damit er fit blieb. Die zweite chemotherapeutische Behandlung verlief erfolgreich, und in den letzten fünf Jahren sind keine neuen Krebsherde aufgetreten. Als es immer schwieriger wurde, unsere Sitzungen in Sydneys vollem Terminplan unterzubringen, stellten wir sie schließlich ein. Heute ist er ein erfüllter Mann; ein Mann, der viel zuviel zu tun hat, der viel zu *gegenwärtig* ist in seinem eigenen Leben, als daß er sich fragen würde, ob er nun glücklich sei oder nicht.

Als ich mit meiner psychotherapeutischen Arbeit mit krebskranken Menschen begann, verfuhr ich nach den Methoden und Konzeptionen, in denen ich ausgebildet worden war und die ich für richtig hielt. Meine Grundlage und Orientierung waren stark freudianisch und psychoanalytisch geprägt. (Ich gehörte zu jenen, die sich nur deshalb nicht jeden Morgen gen Wien verneigten, weil sie nicht genau wußten, in welcher Richtung es lag!) Ich verwendete eine etwas modifizierte psychoanalytische Technik – die Sitzungen fanden nicht fünfmal pro Woche statt, und meine Patienten saßen auf Sesseln, statt auf einer Couch zu liegen. Außerdem redete ich selbst viel mehr, als es die klassische Psychoanalyse zuläßt. Doch meine Methode basierte auf Freuds Vorgaben, und ich sah die Dinge und deutete die Äußerungen der Patienten gemäß der freudianischen Theorie.

Die krebskranken Patienten, mit denen ich arbeitete, waren kooperativ und es ließ sich gut mit ihnen auskommen. Sie hatten nichts gegen meine Methode einzuwenden und schienen gern mit mir zusammenzuarbeiten. Nach und nach wurde mir jedoch bewußt, daß meine Vorgehensweise große Probleme mit sich brachte.

Zunächst einmal hatte das, womit wir uns befaßten, recht wenig mit den gegenwärtigen Sorgen der Patienten zu tun. Diese Menschen hatten einen schweren Schicksalsschlag erlitten, viele von ihnen hatten Schmerzen, Angst, und sie machten sich Sorgen, was jetzt zu tun wäre und wie es weitergehen sollte. Sie beschäftigten sich mit ihrem Tod, sie sorgten sich um ihre Lieben und was aus ihnen werden würde; konfrontiert mit widersprüchlichen Expertenmeinungen mußten sie sich, ohne wirklich ausreichend informiert zu sein, für Behandlungsmethoden entscheiden, bei denen es um ihr Leben ging. Das waren die Probleme meiner Patienten. Da das theoretische Modell, nach dem ich verfuhr, auf subtile Weise den therapeutischen Prozeß lenkte, sprachen wir schon sehr bald über die frühen Erfahrungen der Kindheit, über Sauberkeitserziehung und dergleichen. Immer mehr wurde mir bewußt, daß wir bei dieser Vorgehensweise die für die Patienten entscheidenden Fragen außer acht ließen. Was wir erarbeiteten, so zeigte sich immer deutlicher, war für den Patienten belanglos – und das zu einem Zeitpunkt, an dem er als Krebskranker wohl kaum Zeit und Energie für Belanglosigkeiten erübrigen konnte.

Ein zweites Problem bei diesem Verfahren erwuchs aus meinen Erkenntnissen über meine Patienten – Erkenntnissen, für die in dem von mir verwendeten theoretischen Modell kein Platz war, die es gab, obwohl es sie eigentlich nicht hätte geben dürfen. Das psychoanalytische Modell kennt keine grundlegend positiven Motive. Sie werden als Verzerrungen negativer und unakzeptabler Triebe betrachtet. Obwohl ich dazu ausgebildet worden war, Menschen unter diesem Aspekt zu beurteilen, bekam ich etwas ganz anderes zu sehen. Ich sah Mut, der *keine* Reaktion auf Abhängigkeit und

Narzißmus war. Ich sah Liebe zum Ehepartner, die *nicht* auf ödipaler Verdrängung beruhte. Ich fand menschliche Würde, die *tief* verwurzelt und *keine* Reflexion von irgend etwas anderem war. Im Verlauf meiner Arbeit wuchs mein Respekt vor den Patienten immer mehr, und ich wurde langsam stolz darauf, ein Mensch zu sein. Solche Gefühle darf ein Therapeut freudianischer Prägung ganz einfach nicht haben. Ich war jedoch immer mehr davon überzeugt, daß an meinem Menschenmodell etwas nicht stimmen konnte, und daß meine Therapiemethode große Mängel aufwies.

Der dritte Grund, der mich über meinen Ansatz nachdenken ließ, war die Tatsache, daß es keinem meiner Patienten besser ging! Sie kamen wahrscheinlich gerne zu mir, vielleicht ging es ihnen nach der Sitzung sogar besser, doch die Sterberate blieb unverändert so, als ob ich niemals etwas mit ihnen zu tun gehabt hätte. Die Psychotherapie hatte keinerlei Einfluß auf die Anzahl derer, die überlebten.

Wenn ich heute zurückblicke, so hätte ich dieses Ergebnis eigentlich erwarten müssen. Jeder erfahrene Therapeut, der eine der klassischen Methoden der dynamischen Psychotherapie anwendet, weiß von Patienten zu berichten, die während oder nach ausgezeichneten psychotherapeutischen Erfolgen an Krebs erkranken. Um etwas anderes zu erreichen, durfte die Therapie nicht auf den allgemeinüblichen Modellen aufbauen.

Ich begann also, die grundlegenden Voraussetzungen meines Ansatzes und die psychologische Situation der Krebskranken, mit denen ich arbeitete, zu untersuchen. Als Sydney und ich mit unserer gemeinsamen Arbeit begannen, war ein radikal neuer Ansatz entstanden: ein Ansatz, der wichtig war und von den Patienten als wichtig empfunden wurde, der ihre Lebensumstände bei Auftreten der Krankheit berücksichtigte – eine Psychotherapie, die in vielen Fällen das Immunsystem der Patienten stimulierte, wodurch sie dann auf ihre medizinische Behandlung wesentlich besser ansprachen.

Seit ich vor nunmehr über zwanzig Jahren gelernt habe, dieses Verfahren anzuwenden, ist bei ungefähr der Hälfte meiner »hoffnungslosen« und »unheilbaren« Patienten die Krankheit dauerhaft zum Stillstand gekommen, und sie leben heute noch. Viele andere Patienten lebten länger, als die üblichen medizinischen Prognosen hoffen ließen. Fast alle waren der Auffassung, daß die neue Art des Umgangs mit ihrer Krankheit ihre Lebensfreude erhöhte, die emotionale Grundstimmung ihres Daseins verbesserte und dazu führte, daß die letzte Phase ihres Lebens viel schöner und interessanter wurde, als sie es vor Beginn des therapeutischen Prozesses gewesen war. Das vorliegende Buch handelt von dieser Methode und davon, wie Psychotherapeuten sie anwenden können, wie Patienten, die nicht mit einem Psychotherapeuten arbeiten, die Forschungsergebnisse zur Verbesserung ihres Lebens nutzen und wie Familien und Freunde helfen können. Der Rest des Buches und die ausführlich geschilderten Lebensgeschichten von Menschen, mit denen ich gearbeitet habe, sollen zur Veranschaulichung der Methode dienen; das Buch ist als Hilfe gedacht für Krebspatienten, Therapeuten, Familien und Freunde.

Bei jedem psychotherapeutischen Prozeß werden zu Anfang jene grundsätzlichen Fragen definiert, auf die man Antworten finden möchte. Bei den üblichen Therapiemodellen gibt es drei solcher Fragen: 1. Was fehlt diesem Patienten? 2. Wie kam es dazu? 3. Was kann getan werden? Diese Fragen sind von höchster Bedeutung für den therapeutischen Prozeß, und zwar unabhängig davon, ob der Therapeut Freudianer, Jungianer, Adlerianer, Existentialist oder Humanist ist. Eine auf diesen Fragen aufbauende Therapie kann für eine große Anzahl emotionaler oder kognitiver Probleme sehr gute und effektive Ergebnisse bringen. Das gilt jedoch nicht für Krebspatienten. *Eine solche Therapie trägt ganz einfach nichts zur Stärkung der Selbstheilungskräfte eines Menschen bei, die seine medizinische Behandlung unterstützen sollen.* Inzwischen verfügen wir in vielen Ländern über ausreichende Erfahrungen, die diese Erkenntnis bestätigen.

Der in diesem Forschungsprogramm für die Arbeit mit

Krebspatienten entwickelte therapeutische Ansatz gründet sich auf gänzlich andere Fragen:

1. Was ist bei diesem Patienten richtig und in Ordnung? Welche Formen des Seins, der Beschäftigung und der Beziehungen zu seiner Umwelt entsprechen seiner wirklichen Persönlichkeit am besten? Wie klingt die Melodie seines Lebens, welches Lied muß er anstimmen, um zufrieden zu Bett zu gehen und sich auf den nächsten Tag zu freuen? Was würde seinem Leben Freude, Begeisterung und Sinn geben?

2. Wie können wir miteinander arbeiten, um diese Formen zu finden? Was ist es, das diesen Menschen bisher in seiner Aufnahmefähigkeit oder an einem erfüllten Leben gehindert hat? Wie soll unsere Zusammenarbeit aussehen, damit der Patient sich immer weiter in seine eigene Richtung bewegt, bis sein Leben so ausgefüllt ist, daß er schließlich für eine Psychotherapie gar keine Zeit oder Energie mehr aufbringt?

Eine Therapie mit diesem Ansatz unterscheidet sich ganz offensichtlich in hohem Maße von einer Psychotherapie der alten Schule. Sie ist, abgesehen von allem anderen, eher wie ein aufregendes Abenteuer und hat eine völlig andere Qualitätsgrundlage. Wonach wir suchen, ist das, was mit dem Patienten stimmt und nicht das, was mit ihm nicht stimmt. Auf den folgenden Seiten dieses Buches werde ich davon berichten, wie diese neue Methode funktioniert.

Als ich mit meiner Arbeit begann, habe ich die Psychotherapie einfach der medizinischen Behandlung hinzugefügt. Nachdem ich gelernt hatte, mit Krebspatienten zu arbeiten, erwies sich diese Vorgehensweise häufig als erstaunlich effektiv. Mit der Zeit jedoch lernte ich durch meine Patienten, daß eine umfassendere Vorgehensweise in vielen Fällen besser gewesen wäre. Oft hatten sie selbst schon lange nach Wegen gesucht, auf allen drei Ebenen des menschlichen Lebens mit ihrer Krebserkrankung umzugehen: auf der physischen, der seelischen und der geistigen Ebene. Ich erkannte, daß jene Patienten, die weiter gingen als ich – die bewußt auf allen drei Ebenen an sich arbeiteten –, erfolgreicher waren als die anderen. Mit der Zeit lernte ich, den holistischen Ansatz auf den Umgang mit der Krankheit anzuwenden. In Kapitel 6 erkläre ich meine heutige Sicht der Dinge.

Dieses Buch ist kein kompletter Leitfaden zur Selbsthilfe. Für viele Menschen ist der hier beschriebene Weg leichter, wenn ein Psychotherapeut, der dieselbe Orientierung hat, ihnen zur Seite steht. Doch ich berichte auch von solchen Patienten, die aus eigener Kraft, mit Hilfe ihrer Familien und Freunde oder einer gelegentlichen Therapiestunde, eine Verbesserung ihres Zustandes herbeigeführt haben.

Wenn ich über die psychologischen Faktoren bei der Entstehung und Entwicklung von Krebs spreche, wird oft die Frage gestellt: »Heißt das, man ist an seinem Krebs selber schuld?« Meine klare und eindeutige Antwort hierauf lautet: »Ganz sicher nicht!« Wir alle stolpern in unserem Leben über intellektuelle und emotionale Fallstricke. In unserer Kindheit haben wir so viel zu lernen. Schon sehr früh, mit nur geringer Erfahrung und einem noch unzureichenden Verstand, müssen wir lernen, uns selbst und andere zu sehen, müssen lernen, was es bedeutet, ein »guter« Mensch zu sein, wie wir unsere Liebe und andere Gefühle ausdrücken sollen und Liebe von anderen erlangen können. Und noch viele andere vergleichbare Probleme müssen in den ersten Jahren unseres Lebens gelöst werden. Oft werden unsere Schlußfolgerungen über die Absicht des Verhaltens unserer Eltern mehr von unserer Jugend diktiert als von dem, was unsere Eltern uns mitzuteilen versuchen (oder auch nicht). Wie oft erhalten wir Botschaften, die nie abgesandt wurden, und stellen Sinn und Bedeutung dessen, was wir sehen, völlig auf den Kopf. Und wenn wir dann glauben, eine Lösung für den Umgang mit diesen Problemen gefunden zu haben, neigen wir dazu, diese Lösung für ewig gültig zu halten. Es ist auf alle Fälle sehr schwer, sie jeweils anzupassen oder zu korrigieren.

Manchmal führen die Fallstricke, über die wir in den Beziehungen zu uns selbst und zu anderen immer wieder stolpern, mit der Zeit zu einem unerträglichen physischen Streß. Manchmal bricht der Körper zusammen, was zum Teil auf diesen Streß zurückzuführen ist. Auf diese Weise kann der Abwehrmechanismus gegen den Krebs geschwächt werden.

Die beste Theorie, über die wir heute verfügen, besagt, daß jeder von uns täglich mehrmals Krebs bekomme. Wenn sich die Milliarden unserer Zellen teilen und vermehren, verlieren einige ihre Verbindung mit dem Körper – ihre Fähigkeit zur Beibehaltung ihres Zusammenhangs mit dem Organ, dem sie angehören, ist zerstört. In diesem Augenblick haben wir Krebs. Dies geschieht sehr oft, doch der Krebsabwehrmechanismus – wir wissen nicht sehr viel über ihn, aber wir wissen, daß es ihn gibt – nimmt die Situation in die Hand.

Die Kraft dieses Abwehrmechanismus, der zum Immunsystem gehört, wird von unserem genetischen Erbe bestimmt. Aber wenn wir auch mit einem Abwehrmechanismus zur Welt kommen, kann dieser doch durch viele Faktoren geschwächt werden, wie zum Beispiel durch bestimmte Steinkohlenteerprodukte oder durch den Einfluß von Strahlung. Außerdem gibt es mindestens einen emotionalen Dauerstreß, der ihn schwächen kann. Der einzige emotionale Streß, von dem wir heute wissen, daß er diese Wirkung hat, entsteht, wenn ein Mensch die Hoffnung verliert, jemals ein seinen Vorstellungen entsprechendes Leben führen zu können, das ihm Freude bereitet und in dem er einen Sinn sieht.

Einen Teil meiner Forschungsarbeit widmete ich der Frage, ob man den Krebsabwehrmechanismus stärken und das Immunsystem unterstützen könne, *nachdem* eine Krebserkrankung aufgetreten ist. Wenn wir die Hoffnung wiederfinden, wirklich unser eigenes Leben leben zu können, wird dann auch unser Krebsabwehrmechanismus seine Stärke wiederfinden und die medizinische Behandlung unterstützen? Wenn wir uns auf dieses erhoffte Leben zubewegen, werden dann unsere Selbstheilungskräfte erstarken und unseren Widerstand hervorrufen, »Wirt« für den Krebs zu sein? Die aus der vorliegenden Forschungsarbeit gewonnene Antwort ist ein klares Ja.

Wie für alles im Leben gibt es natürlich auch hierfür keine Garantien. Viele der Patienten, von denen in diesem Buch berichtet wird, sind gestorben. Bei vielen anderen aber, deren Krebs auf die medizinische Behandlung nicht angesprochen hatte, kam es zu einem Abklingen der Krankheit, und sie leben heute noch. Nicht alle Faktoren sind uns bekannt, die bei den Patienten dazu beitrugen, daß der Krebsabwehrmechanismus stark genug werden konnte, um eine Besserung der Krankheit herbeizuführen. Einige dieser Faktoren sind mit größter Wahrscheinlichkeit physiologischer Art. Andererseits haben wir ausreichende Kenntnisse dieser Faktoren, um zu wissen, daß Menschen mit Krebs heute über eine neue und häufig wirksame Methode verfügen, für ihr Leben zu kämpfen.

2 Eine Einführung in die Methode: Mobilisierung des gefährdeten Immunsystems durch psychologische Veränderung

Carol war eine Frau, die man mit aller Objektivität nur als sehr erfolgreich bezeichnen konnte. Sie hatte die höchste Sprosse der Leiter erklommen, die eine Frau in ihrem Beruf je erreicht hatte, und war Vizepräsidentin einer großen Firma geworden. Sie traf sich mit berühmten Leuten in Spitzenrestaurants zum Mittagessen und lebte in einem Penthouse an der Fifth Avenue. Ihre Familie war sehr stolz auf sie, von ihren ehemaligen Schulkameraden und Studienkollegen wurde sie beneidet. Das einzige, was an dem Ganzen nicht stimmte, war, daß sie ihr Leben und alles, was damit zusammenhing, insgeheim verabscheute, und zwar besonders jene Leute, mit denen sie zusammenarbeitete. Als Carol Ende dreißig war, fand ihr Arzt bei einer Routineuntersuchung sechs große, dunkle Hautflecken auf ihrem Rücken, die ein Jahr vorher noch nicht dagewesen waren, und die ihn beunruhigten. An einem von ihnen nahm er eine Biopsie vor. Drei Tage später teilte er ihr mit, daß es sich um maligne, also bösartige, Melanome handelte. Jede realistische medizinische Prognose mußte hier äußerst ungünstig ausfallen.

Durch ihre Sekretärin, deren Schwester mich einmal konsultiert hatte, wußte sie von meiner Arbeit. Sie verließ die Praxis ihres Arztes, ging zum nächsten Telefon, suchte meine Telefonnummer heraus und rief mich an. Da ich noch einen freien Termin hatte, kam sie am gleichen Nachmittag zu mir. Wir sprachen eine Stunde miteinander, mochten uns und vereinbarten regelmäßige Termine.

In der fünften Sitzung hatten wir eine Diskussion, die ich mein Lebtag nicht vergessen werde:

Carol: Glauben Sie wirklich an diesen ganzen Kram, den Sie mir da erzählen, daß jeder anders ist und sein eigenes Leben braucht und auf seine Weise wachsen muß?

Ich: Ja, das tue ich.

Carol: Und warum haben Sie mir dann überhaupt nicht zugehört?

Ich (nach einer Denkpause): Offensichtlich habe ich etwas ganz Wichtiges nicht mitbekommen, das Sie gesagt haben. Wenn Sie es mir auseinanderklauben, werde ich mich bemühen, Sie zu verstehen.

Carol: Gehen wir erst einmal zurück. Wie lange dauern Ihre Sitzungen mit Patienten?

Ich: Eine Stunde.

Carol: Welche gesicherten Erkenntnisse gibt es darüber? Ich meine, woher wissen Sie, daß eine Stunde die beste Zeitspanne für eine Sitzung ist?

Ich: Ich weiß es nicht.*

Carol: Na gut, lassen wir das. Wie oft pro Woche behandeln Sie jemanden wie mich?

Ich: Im allgemeinen zweimal pro Woche. Manchmal auch nur einmal und, ganz selten, in besonderen Fällen auch dreimal.

Carol: Das ist ein ganz schönes Prokrustesbett, nicht wahr? Alle, ganz gleich, wie unterschiedlich sie sind, und völlig unabhängig von ihrer individuellen Art zu lernen und zu wachsen, müssen Ihrer Definition von angemessener Sitzungsdauer und -häufigkeit entsprechen.

Ich: Aus dieser Sicht habe ich das noch nie betrachtet. Ich bin gerade dabei, etwas zu lernen.

Carol: Ich habe Ihnen mindestens dreimal gesagt, wie ich lerne. Und das hat mit Ihrer Zeiteinteilung gar nichts zu tun. Interessieren Sie sich wirklich für *meine* Zeiteinteilung, oder war das alles bloß Geschwätz?

Ich: Sagen Sie es mir noch einmal.

Carol: Ich brauche Intensivkurse. Das war schon immer so. Und wenn Sie bereit sind, so mit mir zu arbeiten, dann müßte das fol-

* Eine spätere Überprüfung ergab: Selbstverständlich gibt es keinerlei wissenschaftliche Erkenntnisse in dieser Richtung. Anscheinend wurde diese Zeiteinteilung ursprünglich deshalb gewählt, weil es für die Therapeuten am einfachsten war, ihre Patienten stündlich oder halbstündlich zu bestellen. Später dann, nachdem sie festgestellt hatten, daß sie eine Pause zwischen ihren Terminen brauchten, gingen sie zu Sitzungen von fünfzig Minuten Dauer über, wiederum ohne wissenschaftliche Absicherung. Danach wurden es fünfundvierzig Minuten zur Steigerung des Patientenaufkommens und des Umsatzes. Das Ende dieser Entwicklung bleibt abzuwarten.

gendermaßen vor sich gehen: Wir treffen uns eine Zeitlang fünf- oder sechsmal in der Woche. Dann, und den Zeitpunkt lege ich fest, nehme ich mir frei, gehe nach Hause und verdaue das Ganze erst einmal. Und danach melde ich mich bei Ihnen, nicht Sie sich bei mir. Wenn ich soweit bin, komme ich für einen weiteren Intensivkurs zurück. Also, ist es Ihnen ernst mit dem ganzen Scheiß vonwegen Andersartigkeiten respektieren und unterstützen, oder gehen wir Ihren üblichen Weg?

Ich (nach der schwachen Bemerkung, ich hätte mich wohl in meiner eigenen Falle gefangen): Wir richten uns nach Ihnen.

Wie sich hier deutlich zeigt, war es ganz offensichtlich ein Vergnügen, mit Carol zu arbeiten. Klar, stark und offen ging sie mit Kraft, Energie und Humor an das Ganze heran.

Eines der ersten Themen, denen wir uns zuwandten, war ihre Selbstverachtung, weil sie nicht verheiratet war. In der Gesellschaftsschicht, zu der ihre Familie gehörte, hatte man als Frau mit einundzwanzig oder spätestens zweiundzwanzig Jahren verheiratet zu sein, sonst galt man als alte Jungfer und Versagerin. Carol hatte das nie überwinden können. Wir erforschten ihre Gefühle und die Art, wie ihr die Botschaft vermittelt worden war, dies sei die einzig wahre Möglichkeit für eine Frau, ihr Leben zu verbringen. Eines Tages brachte dann das, was wir herausfanden, uns beide zum Kichern: *Carol wollte gar nicht heiraten.* Es gefiel ihr, Affären zu haben, wenn möglich länger dauernde, aber sie zog es vor, daß der Mann nach einer sexuellen Begegnung wieder nach Hause ging. Sie wollte morgens allein aufwachen »und meinen Kaffee trinken und in Ruhe die Zeitung lesen, ohne irgendein Trampeltier, das bloß Unordnung bringt, Eier mit Speck verlangt und sich frühmorgens *unterhalten* will«. Nachdem das heilsame Gelächter der Erkenntnis verklungen war, verschwanden nach und nach auch Carols Spannungen und ihre Selbstverachtung.

Wir sprachen intensiv über ihre Arbeit. Sie *verabscheute* sie. Sie konnte die Leute nicht ausstehen, die in ihrem Beruf an die Spitze kamen, und fürchtete, daß durch die Zusammenarbeit mit ihnen auch sie so gefühllos, ehrgeizig und rücksichtslos werden würde. Sie haßte die rücksichtslose Ellbogenmentalität des Geschäftslebens. Ihre außerordentliche Tüchtigkeit hatte sie sehr weit gebracht. Diese Tüchtigkeit wurde anerkannt und bewahrte sie vor den Intrigen innerhalb ihrer Firma, aus denen sie sich strikt herausgehalten hatte. (Außerdem, meinte Carol, half ihr die Tatsache, daß die Firma der Auffassung war, eine »Alibi-Frau« an der Spitze poliere ihr Image.) Aber sie fürchtete sich davor, vom System aufgesogen zu werden. Außerdem hatte sie herausgefunden, daß ihre Tüchtigkeit und ihr enormer Arbeitseinsatz ihr weder Freude noch inneren Frieden brachten. Sie hatte das Gefühl, in einer Sackgasse gelandet zu sein; sie hatte ihr Bestes gegeben, und doch schien die Zukunft für sie nur noch mehr Arbeit, aber kein wirkliches Selbstwertgefühl bereit zu halten. Ich zitierte ihr die erste Zeile aus Dantes *Göttlicher Komödie*: »Als ich auf halbem Weg stand unsers Lebens / Fand ich mich einst in einem dunklen Walde / Weil ich vom rechten Weg verirrt mich hatte.« Sie lächelte traurig und nickte. Ja, das war sie.

Ich konzentrierte mich nicht nur auf das, was Carol *nicht* mochte, sondern auch auf das, was sie mochte. Welches waren die glücklichsten Augenblicke in ihrem Leben? Gab es irgendeine Tätigkeit, die sie gern ausgeübt und bei der sie sich wirklich wohl gefühlt hatte? Welche Arbeit hatte sie positiv beansprucht? Wann hatte sie sich »rechtschaffen müde« und nicht »total erledigt« gefühlt? Wann und wobei hatte sie dies erlebt: Man sieht plötzlich auf, schaut auf die Uhr und stellt fest, daß drei Stunden mitsamt der Mittagspause vergangen sind, ohne daß man es gemerkt hatte? Man ist müde, aber man fühlt sich gut, »ruhig, zufrieden und ganz«, entspannt und zugleich hellwach und interessiert? Immer wieder brachte ich sie zu diesen Fragen zurück.

Das College, das sie besucht hatte, verlangte von seinen Studenten ausgedehnte Praktika in verschiedenen Sparten, bei denen die Studenten jeweils für ein Semester einer geregelten Tätigkeit nachgingen. Während dieser Zeit wohnten sie nicht auf dem Campus. Bei einem solchen Praktikum hatte Carol in einem Rehabilitationszentrum für behinderte Erwachsene gearbeitet. Man war bemüht, den Menschen, die Opfer eines Unfalls oder einer Krankheit geworden waren, soweit wie möglich zu helfen, wieder selbständig zu leben oder sie auch umzuschulen. Carol hatte diese Arbeit geliebt und sich sehr eingesetzt. Das College war ihr, als sie dorthin zurückkehrte, etwas »blaß« vorgekommen.

Sie war überzeugt, diese Art von Arbeit würde ihr Freude bereiten und sie wirklich befriedigen. Doch die Vorstellung, ihren gewohnten Lebensstil aufzugeben und eine entsprechende Spezialausbildung anzustreben, erschien ihr so überwältigend wie unmöglich. Wo sollte man da überhaupt anfangen?

Wir begannen mit dem »Was ist als erstes zu tun?«-Spiel. Als erstes schien ihr wichtig, sich um die Ausbildung zu kümmern. Als erstes wollte sie Abendkurse besuchen, um herauszufinden, ob ihr diese Arbeit zum jetzigen Zeitpunkt ihres Lebens und ihrer Entwicklung immer noch Spaß machen würde. Als erstes mußte sie herausfinden, welche Colleges in der Nähe solche Kurse anboten. Und so weiter. Es stellte sich dann heraus, daß die erste Handlung, ihr Leben zu verändern, darin bestand, sich auf ihrem Weg nach Hause drei Briefmarken zu kaufen, damit sie die nächstgelegenen Colleges um Unterlagen anschreiben konnte!

Im folgenden Jahr belegte Carol einige Abendkurse und stellte fest, daß dieses Feld sie immer noch sehr interessierte und sie nach wie vor bereit war, sich ganz in einen solchen Beruf einzubringen. Schließlich kündigte sie zum hellen Entsetzen ihrer völlig verzweifelten Eltern und zum Erstaunen sowie der Mißbilligung ihrer Geschwister ihre Stellung, verkaufte ihr Penthouse, übersiedelte in ein Miethaus ohne Fahrstuhl in der Nähe ihres Colleges und immatrikulierte sich dort für ein Graduiertenstudium.

Carol hatte sehr viel Freude an ihrem Studium und noch mehr an ihrem Praktikum. Sie stellte fest, daß sie morgens gerne aufstand, um zur Arbeit oder zur Universität zu gehen, und daß ihr Leben jetzt viel fröhlicher war als früher, als sie noch im Geschäftsleben stand. Nach und nach wurden die Abstände zwischen unseren »Schnellkursen« immer größer. Eines Tages sagte sie zu mir: »Ich fange an, Sie allmählich zu vergessen. Mit Bill [einem Freund aus dem College, mit dem sie eine Liebesaffäre hatte – und zwar eine, bei der er um eins oder zwei in der Nacht ihre Wohnung verließ und in seine eigene zurückkehrte!] kann ich besser über meine Arbeit reden als mit Ihnen, und mit Nora [auch einer Freundin vom College] besser über Bill!«

Wir ließen die Sitzungen langsam auslaufen, und schließlich verlor ich Carol aus den Augen. Zehn Jahre später kam sie mir auf der Straße zufällig entgegengerannt. Es war Zeit für eine »stürmische Umarmung« und eine kurze Unterhaltung auf dem Gehsteig. Allerdings hatten wir beide Termine und mußten uns rasch wieder verabschieden. Nach einigen Schritten jedoch blieb Carol stehen, drehte sich um und rief mir zu: »Wissen Sie eigentlich, warum ich mich nie mehr bei Ihnen gemeldet habe?« Ich schüttelte den Kopf. »Weil ich mit meinem Leben viel zu beschäftigt war, um Zeit für solchen Blödsinn wie Krebs, Psychotherapie oder Sie zu haben!« Für einen Psychotherapeuten war das eine Kombination aus Ritterkreuz und Nobelpreis. Einen besseren Grund hätte es gar nicht geben können.

Zu dieser Geschichte gehören noch einige abschließende Bemerkungen. In den ersten Monaten, als wir miteinander arbeiteten, schienen die dunklen Hautflecken ganz langsam größer zu werden. Da man nichts dagegen tun konnte, taten wir auch nichts. Dieses Wachstum schien nach einigen Monaten aufzuhören (nach Aussage ihres Onkologen, der sie regelmäßig untersuchte). Nach weiteren sechs Monaten schienen sie kleiner zu werden. Und sie wurden noch kleiner, bis sie mit bloßem Auge nicht mehr erkennbar waren. In den darauffolgenden fünfzehn Jahren sind sie nicht mehr aufgetreten. Soweit ich weiß – und ich bin sicher, Carol würde mich anrufen, wenn erneut Probleme aufträten –, ist sie auch jetzt noch, nach über zwanzig Jahren, frei von Krebs.

Nach unserer oben geschilderten Begegnung auf der Straße

traf ich sie noch einmal sieben Jahre später bei einem Konzert im Lincoln Center. Wir tranken anschließend einen Kaffee miteinander. Sie hatte fünfzehn Jahre in der Rehabilitation gearbeitet und dann das Gefühl gehabt, es wäre an der Zeit, etwas anderes zu tun. Sie wußte, es würde ihr Spaß machen, wieder einmal ihre Fähigkeiten in Administration und Management einzusetzen, allerdings auf eine neue und andere Weise: Sie war jetzt Direktorin einer großen Wohltätigkeitsorganisation. Die Arbeit mache ihr viel Freude, erzählte sie mir, und sie gehe jeden Tag gern ins Büro. Ihr Leben sei erfüllt, kostbar und sinnvoll.

Aus der Sicht der heutzutage üblichen psychotherapeutischen Vorgehensweise ist dieser Fall recht ungewöhnlich. Unser Interesse galt hauptsächlich Carols Gesundheit und weniger ihrer Pathologie. Wenn wir uns mit neurotischen Aspekten ihrer Persönlichkeit befaßten, dann in dem Sinne, daß dies Faktoren waren, die ihre Aufnahmefähigkeit und ihre lustvollsten Möglichkeiten, zu sein, zu handeln und mit anderen eine Beziehung einzugehen, blockierten. Der psychotherapeutische Prozeß war ganz eindeutig darauf ausgerichtet, gemeinsam die Quellen ihrer Begeisterung und Freude zu suchen und nicht die Ursachen ihrer Probleme. Nachdem Carol die Orientierung einmal klargeworden war, bestärkten wir uns gegenseitig bei der Verfolgung dieses Weges.

Dies war ganz sicher nicht die Art von Psychotherapie, in der ich ausgebildet war, und bestimmt nicht das, was ich zu Beginn meiner Forschungsarbeit erwartet hatte. Aber wenn ich meinen an Krebs erkrankten Patienten helfen wollte, ihre Selbstheilungskräfte zu mobilisieren und in die medizinische Behandlung einzubringen, dann mußte ich diese Richtung einschlagen. Die auf dem üblichen Ansatz basierende Psychotherapie erfüllte diese Aufgabe ganz einfach nicht; die neue Vorgehensweise bot viel größere Erfolgsaussichten, dieses Ziel zu erreichen. Selbst dort, wo es nicht gelang, dem Patienten zu helfen, auf die medizinische Behandlung anzusprechen, führte die neue Form der Psychotherapie in den meisten Fällen dazu, die Qualität dieses letzten Lebensabschnitts positiv zu beeinflussen.

Auf den folgenden Seiten dieses Kapitels werde ich die Methode diskutieren, die anhand von Carols Krankengeschichte beschrieben wurde, und darlegen, wie sie von anderen angewendet werden kann. Ich habe mich dabei auf den psychotherapeutischen Prozeß konzentriert, doch die Gedanken und Konzeptionen gelten für alle, die auf ihre Weise bewußt daran arbeiten, innerlich zu wachsen.

Vor vielen Jahren gab es in den psychologischen Laboratorien ein besonderes Experiment. Wir sagten unseren Probanden, daß wir Forschungen in freiem Assoziieren anstellten, und baten sie, spontan auf eine Reihe von Begriffen zu antworten, die wir ihnen nennen würden. Es war den Probanden nicht bekannt, daß der Therapeut sich bereits eine »bevorzugte Kategorie von Antworten« zurechtgelegt hatte, wie zum Beispiel »Objekte in der Natur«, »Plurale« (bei Begriffen, die mehr als ein Objekt oder mehr als einen Prozeß betrafen, wie z.B. »Gläser« statt »Glas«), Begriffe der Bewegung, oder was auch immer. Wenn die Antwort des Probanden in die für diese Sitzung vorgesehene Kategorie fiel, reagierte auch der Experimentator. Einmal brummte er anerkennend »mm-hmm«, das nächste Mal schlug er kurz mit dem Bleistift auf, bevor er sein Kreuzchen machte, beim dritten Mal nickte er leicht mit dem Kopf, und so weiter. Ganz selten nur wurde es den Probanden bewußt, daß dies keine echte Untersuchung des freien Assoziierens war. Fast ausnahmslos jedoch begannen sie, mehr und mehr in der bevorzugten Kategorie zu antworten, bis nach einer verhältnismäßig kurzen Zeit ihre Antworten ausschließlich diese Kategorie betrafen, was ihnen selbst aber völlig verborgen blieb. Wenn wir diese Untersuchungen mit der therapeutischen Situation vergleichen, zeigt sich als offensichtlicher Unterschied, daß Psychotherapeuten im allgemeinen bei ihren Patienten ein viel höheres Prestige genießen, als es bei den Experimentatoren der Labors seitens ihrer Probanden der Fall ist. Tatsächlich sind Prestige und Einfluß der Psychotherapeuten so groß, daß Menschen, die sich einmal einer freudianischen Analyse unterzogen, auch nach Jahren noch freudianische Träume haben. Das gleiche gilt für eine Psychoanalyse nach Jung, Adler, auf existentialistischer Basis und fast sicher auch für jedes andere Therapiesystem.

Jeder erfahrene Psychotherapeut weiß, daß das Ziel einer nicht direktiven und nicht gelenkten Therapie völlig unerreichbar ist. Worauf Therapeuten im Verhalten ihrer Patienten reagieren und wie diese Reaktion aussieht, worauf sie *nicht* reagieren, sowie ihr eigenes Verhalten und selbst die Büroeinrichtung – all das sind gewichtige, wenn auch subtile Anhaltspunkte für die Voraussetzungen, auf denen ein psychotherapeutischer Prozeß basiert, für seine Ziele und Orientierungen. Durch ihr nonverbales wie verbales Verhalten vermitteln Therapeuten ihren Patienten ganz eindeutig, was die Therapie erreichen und wie der Prozeß verlaufen soll, der dazu führt. Wir wissen heute, daß es einem Therapeuten nicht möglich ist, seine Basisvoraussetzungen und seine Ziele zu verbergen. Sie werden in irgendeiner Weise in Verhalten umgesetzt, und dieses Verhalten ist zugleich Kommunikation.

Bei jedem psychotherapeutischen Programm gibt es eine zentrale Frage oder auch eine bestimmte Reihe von Fragen. Diese Fragen werden von den Teilnehmern klar formuliert oder auch nicht; jedenfalls begleiten und führen sie den Verlauf des gesamten Prozesses. Wie unterschiedlich Orientierung und Erwartung von Patient und Therapeut auch sein mögen, bevor sie mit der Arbeit beginnen, schon bald besteht Einigkeit darüber, welches diese Fragen sind, auch wenn sie nie direkt ausgesprochen werden. Die Interaktion zwischen den Teilnehmern am Therapieprozeß glättet die Unterschiede bei dem, wonach sie suchen, und aufgrund einer ganzen Anzahl verbaler und nonverbaler Stichworte und Einsätze tanzen sie schließlich im gleichen Takt und verfolgen dieselben Ziele.

Die Grundsatzfragen in der klassischen psychodynamischen Psychotherapie wurden von Freud festgelegt. Es gab andere, die darüber nachdachten als Grundlage für den Umgang mit der psychologischen Pathologie, doch den Grundstein für die moderne Psychotherapie hat Freud gelegt.

Bevor er Psychiater wurde, war Freud Neurologe. Die Grundsatzfragen in der Neurologie lauten: *»Welches sind die Symptome? Welche verborgene Verletzung verursacht sie? Was können wir gegen die Verletzung tun, oder wenn das nicht möglich ist, wie können wir dem Patienten beibringen, die Verletzung zu kompensieren?«* Dies waren auch Freuds Grundsatzfragen bei der neuen psychologischen Therapie, die er entwickelte. Hier fragte er: *»Welches sind die Symptome? Welche verborgene Verletzung verursacht sie? Was können wir tun, damit entweder die Verletzung geheilt wird oder der Patient sie kompensieren lernt?«* Statt nach körperlichen suchte Freud nun nach seelischen Verletzungen.

Die ungeheure Nützlichkeit dieser Formulierungen für die Entwicklung der Psychotherapie steht ebenso außer Frage wie die Tatsache, daß sie uns eine Methode gegeben haben, mit der wir viele schmerzhafte und behindernde Syndrome behandeln können, deren Hauptsymptome psychologisch oder physisch oder beides waren. Fast alles, was wir heute über die Psychotherapie wissen, stützt sich auf diese Formulierungen Freuds.

Langjährige Erfahrungen, die ich gemeinsam mit anderen, die auf diesem Gebiet gearbeitet haben, machte, haben jedoch gezeigt, *daß diese Fragen nicht sinnvoll anwendbar sind, wenn wir es mit Krebskranken zu tun haben. Sie führen ganz einfach nicht dazu, daß der Patient seine Selbstheilungskräfte mobilisiert und zur Stärkung in das medizinische Behandlungsprogramm einbringt.* Wenn dies aber eins der Ziele des Psychotherapeuten ist, dann muß er einen anderen Komplex von Grundsatzfragen finden. An diesem Punkt unserer Suche nach Wissen handelt es sich nicht um Spekulation, sondern um Verstehen aufgrund langer und harter Erfahrung.

Heutzutage, wo psychotherapeutische Ideen weit verbreitet und bekannt sind, gehen die Patienten eigentlich davon aus, Sinn und Zweck der Psychotherapie sei es, herauszufinden, was ihnen fehlt, wie es dazu kam und was man dagegen tun kann. Sie kommen sehr gut vorbereitet in die Praxis, um gemeinsam mit dem Therapeuten nach der Erklärung für ihre Symptome zu suchen. Sie möchten herausfinden, ob deren Ursachen in der Vergangenheit liegen oder in der Gegenwart, oder vielleicht – und das trifft auf die Gebildeteren zu – in einer Mischung aus diesen beiden, und wie sie auf die Erklärung ihrer Symptome reagieren werden. Psychotherapie in den Medien, Massenverbreitung psychotherapeutischer Literatur und die Berichte von Freunden, die sich einer Analyse unterzogen haben, führten allgemein zu diesen gewöhnlich zutreffenden Erwartungen und Forderungen. Die Therapeuten mit dem gleichen kulturellen Hintergrund, dessen Prägung durch Studium und Berufsausbildung noch besonders verstärkt wurde, haben fast ausnahmslos dieselben Erwartungen.

Wenn sich auch Therapeut und Patient heutzutage intellektuell voneinander unterscheiden mögen, sind sie sich doch meistens sehr nah in ihrer Auffassung über Grundsatzstruktur und Grundsatzfragen des therapeutischen Prozesses. Die Patienten unterliegen immer noch eher dem Einfluß des Gedankens (in Hitchcocks Film *Ich kämpfe um dich* so beeindruckend dargestellt), die verborgenen Verletzungen seien das Ergebnis eines traumatischen Ereignisses; nachdem dieses Ereignis aufgedeckt und man von den entsprechenden Gefühlen befreit sei, würden auch die Symptome verschwinden. Für den Therapeuten ist das traumatische Ereignis eher ein Beispiel dafür, wie der Patient die Beziehung zwischen der Welt und sich sah und wie diese Sichtweise zur gegenwärtigen psychologischen Situation geführt hat; doch ist die grundsätzliche Übereinstimmung über die neurologischen Fragen nach wie vor vorhanden.

Durch diese übereinstimmende, meist unausgesprochene Sicht der Dinge und die gegenseitige Bestärkung der Auffassung von dem, wonach die Therapie suchen und was sie erreichen soll, bewegt sich der Prozeß fast unvermeidlich in die von Freud vorgegebene Richtung. Tatsächlich ist das die herkömmliche Meinung zum Thema, und sie ist durch zahllose Romane, Kurzgeschichten, Fersehpräsentationen und persönliche Unterhaltungen bestärkt worden.

Unter diesen Bedingungen ist es für Therapeuten äußerst schwierig, ihre Vorgehensweie ändern zu wollen. Sie müssen nicht nur ihre Ausbildung, ihren Werdegang und ihre Erfahrungen neu überdenken, sondern sie stellen sich außerdem gegen die kulturellen Überzeugungen ihrer Umgebung und gegen die Erwartungen ihrer Patienten. Wenn aber Therapeuten ihre Krebspatienten in die Lage versetzen wollen, all ihre Fähigkeiten zur Selbstheilung und Selbsthilfe in den medizinischen Behandlungsprozeß einzubringen (im allgemeinen Sprachgebrauch heute »Hilfe zur Mobilisierung des Immunsystems« genannt), dann müssen sie genau das tun.

Wir haben gelernt, daß es einen anderen Fragenkomplex gibt, der als Basis für den psychotherapeutischen Prozeß dienen kann und der den Patienten ihren Widerstand dagegen, Wirt für den Krebs zu sein, mobilisieren *hilft*. Diese neuen Fragen haben sich von dem neurologischen Ansatz weit entfernt, der wenig Interesse an jenen Teilen der Patienten zeigt, die gut funktonieren und keine Symptome verursachen. Es sind Fragen nach dem, was bei den Patienten *stimmt*, nach der für sie natürlichsten Form des Seins, des Schaffens und der Beziehungen zu ihrer Umwelt. Welche Art von Leben und welcher Lebensstil könnten dazu führen, daß sie am Morgen gerne aufstehen und abends gerne schlafen gehen, was würde ihnen ein Maximum an Schwung und Begeisterung bringen? Was würde sie so beanspruchen, daß sie sich auf der körperlichen, seelischen und geistigen Ebene ihrer gesamten Persönlichkeit entsprechend verwirklichen könnten? Welches Leben würden sie führen, wenn sie die Welt an sich anpaßten, statt – wie es unsere Patienten üblicherweise getan haben – sich der Welt anzupassen? »Nehmen wir einmal an«, sagen wir also zu einem Patienten, »daß Ihre gute Fee in einigen Minuten genau durch diese Tür hereinkommt.

Sie wird Ihnen ein Angebot machen. In einem halben Jahr kann Ihr inneres und Ihr äußeres Leben genau so sein, wie Sie es gern hätten; Sie können sich von ganzem Herzen engagieren und die größte Freude an Ihrem Leben haben. Sie können Ihre Gefühle und Ihre Lebensumstände ändern. Was Alter, Geschlecht, Ausbildung und so weiter betrifft, so sind Ihnen keine Grenzen gesetzt. Wir gehen davon aus, daß Sie sich als Basis eine gute Gesundheit wünschen, und machen von da aus weiter. Allerdings ist die Wunscherfüllung an zwei Bedingungen geknüpft: Sie müssen sich in den nächsten fünf Minuten entscheiden, und Sie haben diese Chance nur einmal in Ihrem Leben. Nachdem sie Ihren Wunsch erfüllt hat, kehrt die Fee nie mehr zurück.«

Eine Therapie, die dazu führen soll, daß das Immunsystem eines Krebspatienten mobilisiert wird, zielt darauf ab, die Antwort auf diese Frage zu finden und zu verstehen, was ihre Erkenntnis und/oder ihre konkrete Verwirklichung bisher verhindert hat. Und dann sollte die Therapie den Patienten helfen, ihr Leben entsprechend auszurichten.

Oft antworten Patienten mit »Ich weiß nicht«, wenn man sie fragt, wie sie ihr Leben ändern könnten. Dann müssen sie vom Therapeuten dahin gebracht werden zu akzeptieren, daß dies zum jetzigen Zeitpunkt die wichtigste Frage in ihrem Leben ist. Schon das Akzeptieren der Frage als solcher und das Bemühen, eine Antwort auf sie zu finden, haben oft eine positive Wirkung auf das Immunsystem des Patienten gezeigt. Ich habe Patienten erlebt, die besser und effektiver auf ihr medizinisches Programm ansprachen, nachdem sie sich diese Frage gestellt und sie emotional akzeptiert hatten.

Der Therapeut muß eine klare Vorstellung der neuen Fragen haben und muß sie dem Patienten immer wieder vermitteln, bis Therapeut und Patient einander bestärken in ihrer Suche nach dem, was mit diesem Patienten stimmt, und nicht nach dem, was nicht stimmt.

Eine Brustkrebspatientin, bei der sich Metastasen gebildet hatten, meinte am Ende unserer siebten Sitzung: »Was Sie sagen, ist wohl, daß ich in meinem Leben die Kleider von der

Stange gekauft habe. Sie paßten ganz gut, aber sie waren halt nur Standard. Und wenn ich meinem Immunsystem ein Beispiel sein soll, dann muß ich damit anfangen, mein Leben so zu leben, als ob ich die Modellkleider eines führenden Modeschöpfers trüge, die nur für mich entworfen wurden – Kleider und ein Leben, nur für mich entworfen, nicht für irgend jemanden, der ungefähr meine Größe hat und der überall dazupassen möchte und das trägt, was gerade modern ist. Und wenn ich wirklich von dieser Sache überzeugt bin und mich danach richte, dann wird mein Immunsystem gewissermaßen aufschauen und sagen: ›Oh, diese Dame ist es wert, daß man für sie kämpft. Warum haben Sie das nicht gleich gesagt?‹ Ich muß meinem Körper ein Beispiel geben, indem ich mich um mich kümmere und darauf achte, wer *ich* bin, und nicht bloß darauf, mich an das anzupassen, was momentan auf der Kleiderstange des Lebens hängt.«

Nachdem ich sie gewarnt hatte, daß die Methode keine Garantie in sich berge, daß dem Krebs Einhalt geboten wird, das Risiko den Einsatz aber auf alle Fälle wert sei, erklärte ich mich mit ihrer Metapher einverstanden.

Was wir hier tun, verändert also grundsätzlich die Definition von Psychotherapie. Während Psychotherapie bisher aus dem Prozeß bestand, die spezifischen Beschwerden und Blockierungen eines Patienten zu beseitigen und die Symptome zu reduzieren, entspricht die Definition hier einem Satz der Psychiaterin Karen Horney: Die Psychotherapie sei ein Prozeß, bei dem Einzigartigkeit, Individualität, ja selbst die Neurose des Patienten, die seine Stirn verdunkelt und ihm die Sicht raubt, in den Nacken verlagert werden, wo sie wie ein Außenbordmotor wirken!

Bei dieser Vorgehensweise ist die Suche nach pathologischen Erscheinungen und ihren Wurzeln sekundär. Vorrangig ist die Suche nach dem, was für *diesen* Menschen ein lebendiges und beglückendes Leben bedeuten würde.

Gewiß, oft muß Pathologisches erforscht und durchgearbeitet werden. Doch wird es *im Kontext betrachtet*, und zwar als etwas, das die Aufnahmefähigkeit und Verwirklichung dieses Menschen blockiert, das ihn daran hindert, seine ganz persönliche Melodie zu singen, und der Grund dafür ist, daß er den Kontakt zu Begeisterung und Freude verloren hat. Hier wird Psychotherapie von einer ganz anderen Seite gesehen, und der psychotherapeutische Prozeß hat einen anderen Klang und zeigt andere Ergebnisse.

Es gibt ganz sicher Menschen, die diesen Weg auch ohne die Hilfe eines Psychotherapeuten beschreiten können. Doch in einem alten Sprichwort heißt es, daß man auf dem Weg durchs Gebirge einen erfahrenen Bergführer zur Seite haben sollte. Manche haben ihren Weg mit Hilfe von Gruppenarbeit, Meditation oder Büchern wie dem vorliegenden auch allein gefunden, aber viele von uns brauchen einen guten Führer.

»Nehmen wir einmal an«, sagen wir vielleicht zu einem Patienten, »Gott wäre ein Existentialist! Eines Tages kommt ein Engel zu Ihnen. Er sagt, die Engel hätten vor langer Zeit erfahren, daß jeder Ankömmling einen individuell auf ihn zugeschnittenen Himmel braucht. Zwar sei in Ihrem Falle keine besondere Eile geboten, doch der Computer funktioniert wieder einmal nicht richtig, man wolle aber in der Planung nach wie vor vorn bleiben. Also bäten sie jeden, seinen speziellen Himmel selbst zu entwerfen. Welches Leben würden Sie für sich entwerfen, das Ihnen lange Freude bereiten würde? Ein Leben nach Ihren Bedürfnissen, in dem Sie geben und nehmen, Beziehungen aufbauen und schöpferisch sind, in dem Sie so sein können, wie Sie wirklich sind?«

Offensichtlich werden diese Sätze bei intellektuell geschulten Menschen verwendet. Doch der psychotherapeutische Ansatz ist nicht allein auf diese Zielgruppe ausgerichtet. Wie die im vorliegenden Buch geschilderten Fälle zeigen, habe ich solche Worte bei Menschen völlig unterschiedlicher Herkunft mit großem Erfolg gebraucht.

»Oder nehmen wir an«, könnten wir sagen, »Sie finden plötzlich heraus, daß es eine Reinkarnation *gibt* und Sie sich *jetzt* aussuchen können, als was und wo Sie wiedergeboren werden. Sie haben die Wahl, *Sie* entscheiden von jetzt an über Ihr zukünftiges Leben. Sagen Sie mir, welche Wahl Sie treffen würden. Sie entscheiden sich hier für ein ganzes Leben, also müssen Sie sichergehen, daß es Ihnen auch Freude bereitet.«

Oder: »Betrachten wir einmal Ihr Leben als einen Roman, dessen Autor Sie sind. Der Verleger ruft Sie an und teilt Ihnen mit, eine zweite Auflage sei geplant. Es ist eine merkwürdige und ungewöhnliche Eigenart dieses Verlagshauses, daß Sie das, worüber Sie schreiben, auch durchleben müssen. Man glaubt dort, auf diese Weise die Autoren in Bewegung zu halten! Sie und ich werden dieses Buch jetzt noch einmal überarbeiten. Erstens: Welche Änderungen möchten Sie für die zweite Auflage vornehmen? Und dann unterhalten wir uns über das, was Sie beibehalten wollen.«

Oder vielleicht auch etwas im folgenden Sinne: »Sie und ich stellen uns eine Zeitlang vor, daß Sie wirklich etwas für sich selber tun. Sie sind sich selbst ein guter Freund, kennen sich *sehr* gut und mögen sich sehr. Und daß Sie – als dieser Freund – über die Macht verfügen, sich für ein Jahr ein Geschenk zu machen: nämlich ein Jahr für sich selbst zu organisieren, und zwar so, daß es das schönste Geschenk, das beste Jahr ist, das Sie erhalten können. Erzählen Sie mir, wie dieses Jahr aussehen würde.«

Oder: »Wenn Sie Ihr Leben so betrachten, was waren Ihre besten Momente? Wann hatten Sie das Gefühl, auf einem Gipfel angekommen zu sein?« Nachdem das erforscht ist, hilft der Therapeut dem Patienten herauszufinden, warum und auf welche Weise gerade diese Momente sein Leben bereichert haben und wie es gelingen kann, noch möglichst viele Momente dieser Art zu erleben.

Die Betonung liegt also genauso sehr, wenn nicht sogar noch mehr, auf den guten Momenten im Leben des Patienten wie auf den schlechten. Was hat am meisten Freude bereitet? Welche Kurse in der Schule oder auf der Universität waren die besten? Es wird nach den Gegensätzen zwischen den besten und schlimmsten Momenten gesucht, um sie beide zu verstehen und ihre Beziehung zur Persönlichkeit *dieses* Menschen zu begreifen. Und danach fährt man fort, das Verständnis für ein Leben aufzubauen, das diesem Menschen am meisten Erfüllung bringen würde.

Der Erfolg hängt zum großen Teil von der Fähigkeit des Therapeuten ab, die Ziele nicht aus den Augen zu verlieren und den therapeutischen Prozeß immer auf Kurs zu halten. Entscheidend ist auch die Mitarbeit der Patienten – daß sie diese Ziele ebenfalls erfaßt haben.

In den letzten zwölf Jahren habe ich häufig Briefe oder Telefonanrufe mit folgendem Anliegen erhalten: »Ich habe Krebs, und ich habe Ihr Buch *Psychotherapie gegen den Krebs** gelesen. Ich würde gerne mit einem Therapeuten zusammen in dieser Richtung arbeiten, weil ich überzeugt bin, daß das Gesagte auf mich zutrifft. Wo finde ich einen Therapeuten, der auf dieser Basis mit mir arbeiten kann? Ich lebe in einer kleinen Stadt in Missouri [oder ganz hinten in den Dakotas, oder in Frankreich oder Neuseeland].«

Üblicherweise habe ich auf eine solche Anfrage so oder ähnlich geantwortet: »Suchen Sie sich erfahrene und anerkannte Therapeuten in Ihrer Gegend. Fragen Sie den Ärztebund oder den Psychologenverband. Wir gehen davon aus, daß es sich um Leute mit einer fundierten Ausbildung handelt. Machen Sie einfach eine Art Einkaufstest. Gehen Sie zu einem nach dem anderen, bis Sie jemanden finden, der Ihnen gefällt. Jemand, bei dem die ›Chemie‹ stimmt und den Sie auch gern als Freund hätten. Sie werden möglicherweise viele Therapeuten aufsuchen müssen. Das ist die erste Voraussetzung. Denn wenn man einander nicht mag, sind zwar auch Erfolge erzielbar, aber es dauert neunmal so lange und ist neunmal so schwierig.

Haben Sie jemanden gefunden, der Ihren Vorstellungen entspricht, geben Sie ihm das Buch. Fragen Sie ihn, ob er in der Lage ist, aus dieser Sicht der Dinge heraus zu arbeiten – also herauszufinden, was mit Ihnen stimmt, und nicht, was mit Ihnen nicht stimmt. Ist der Therapeut gewillt, einen Pakt

* Stuttgart (Klett-Cotta) [5]1991

mit Ihnen zu schließen? Wenn *Sie* dann den Faden verlieren und anfangen, nach dem zu suchen, was mit Ihnen nicht stimmt, wird er Sie darauf aufmerksam machen, daß Sie aus der Spur laufen. Und wenn *er* in die alte Methode verfällt, erinnern Sie ihn daran.«

Im allgemeinen beende ich meine Antwort damit, daß ich mich bereit erkläre, spezielle Probleme jederzeit in einem Konferenztelefonat mit beiden zu besprechen. Viele Menschen, denen ich in diesem Sinne geschrieben habe, teilten mir später mit, die Therapie sei für sie sehr bereichernd gewesen. Es hat auch von meiner Seite einige Anrufe sowie einige Supervisionen gegeben. Zur Zeit glaube ich, daß es genügend Therapeuten gibt, die diese Methode verstehen, und daß in Zukunft solche Briefe an mich und die Bitte um meine Mitarbeit gar nicht mehr nötig sein werden.

Die negativen Reaktionen von Menschen mit Krebs, die von dieser Vorgehensweise und Zielsetzung erfahren, kann man häufig in eine oder auch mehrere von drei Kategorien einteilen:

1. »Wenn ich wirklich *meine* Melodie fände, wäre sie so schräg, daß weder ich oder irgend jemand sonst sie ausstehen könnte. Meine ›natürliche Art‹ ist einfach furchtbar, und ich habe schon sehr früh gelernt, sie zu verstecken, wenn ich überhaupt *irgendwelche* Beziehungen haben und mit mir selbst klarkommen will.«

2. »Wenn ich so lebte, wie ich bin und wie ich es mir wünsche, würde ich bald merken, daß es für jemanden wie mich auf der Welt keinen Platz gibt, wo er hinpaßt.« (Hier lautet die Hauptversion: »Ich könnte nicht überleben, wenn ich nach *meiner* Fasson leben wollte.«) »Und es wäre so bitter, meine Melodie genau zu kennen, aber nicht danach leben zu können, also kenne ich sie lieber nicht.«

3. »Meine eigene Melodie wäre so voller Widersprüche – ganz einfach unmöglich!« (Wie ein Patient meinte: »Am liebsten wäre ich ein Einsiedler mit einem Harem!«)

Was die Patienten im wesentlichen aussagen, ist also dies: ihre ganz persönliche Melodie – vorausgesetzt, sie fänden sie – sei entweder so gräßlich, daß weder sie selbst noch andere sie akzeptieren könnten, oder aber sie könne in dieser Gesellschaft einfach nicht gespielt werden und sei schon wegen ihrer Widersprüchlichkeit ganz einfach unmöglich.

In über fünfundzwanzig Jahren Therapieerfahrung habe ich diese Reaktionen viele Male erlebt. Aber es gab nicht *einen* Patienten, der noch so empfand, nachdem er *seine* Melodie und seinen Lebensstil einmal gefunden hatte. Bei allen Betroffenen, mit denen ich gearbeitet habe, war *ihre Melodie* sowohl für sie selbst wie auch für andere durchaus akzeptabel, sie konnte im Rahmen unserer Gesellschaft voll ausgespielt werden (auch wenn man seinen Lebensunterhalt verdienen mußte), und sie verbesserte und vertiefte ihre Beziehungen zu anderen. Jeder, der lernte, nach seiner eigenen Melodie zu leben, erfuhr soziale Akzeptanz und positive Reaktionen. *Von einer Ausnahme zu dieser Regel ist mir bis heute nichts bekannt.* Die nachfolgenden Fallbeispiele sollen meine Ausführungen veranschaulichen. (Wobei natürlich jeder, der Bedenken anmeldete, überzeugt war, daß diese nur auf seinen persönlichen Fall anwendbar seien.)

Ganz gleich, wie die spezielle Melodie *dieses* Menschen auf den ersten Blick beschaffen sein mochte, bei genauerem Hinsehen stellte sie sich stets als positiv, lebbar und sozial akzeptierbar heraus. Ein Beispiel hierfür war Pedro.

Ich begegnete Pedro zum ersten Mal 1960 bei einer Stationsvisite. Er war lateinamerikanischer Herkunft, schlank und gutaussehend, ungefähr neunzehn oder zwanzig Jahre alt. Jeden Tag grüßte er höflich, beantwortete alle Fragen sehr ruhig und ließ gleichzeitig keinen Zweifel daran, daß er für uns Weiße mittleren Alters, die zur Mittelschicht gehörten, nicht den geringsten Respekt empfand und auch nicht das Geringste von uns erwartete. Die Art und Weise, wie er diese Haltung vermittelte, faszinierte mich. Dieser Mann hatte Stil! Ich entschloß mich herauszufinden, ob ich diese Barriere überwinden und mit ihm arbeiten könnte. Bei einer der nächsten Visiten fragte ich ihn schließlich, ob es ihm recht sei, wenn ich am Nachmittag einmal vorbeischaute, um mich eine Weile mit ihm zu unterhalten. Seine Antwort zeichnete sich durch perfekte Höflichkeit aus: »Es ist Ihr Krankenhaus. Selbstverständlich können Sie hier tun, was *Sie* wollen.« Um vier Uhr nachmittags ging ich zu ihm.

Pedro und ich trafen uns dann mehrmals wöchentlich über einige Monate; mit der Zeit lernten wir uns kennen und kamen gut miteinander aus. Nach und nach bekam ich eine Ahnung davon, wie sein Leben verlaufen war.

Er war in der South Bronx mit ihrer schwarz und hispanisch gemischten Bevölkerung aufgewachsen. Seine Mutter hatte drei Kinder; ihr Ehemann, Vater des ersten Kindes, hatte sie verlassen; den Vater oder die Väter der beiden anderen Kinder kannte Pedro nicht. Seine Mutter, eine warmherzige und liebevolle Frau, war so sehr damit beschäftigt gewesen, den Kindern ein Dach über dem Kopf zu bieten und sie zu ernähren, daß keine Zeit mehr geblieben war, sie auch noch zu erziehen.

Mit neun Jahren schloß sich Pedro an eine Jugendbande in der Nachbarschaft an. Wenn man in dieser Gegend überleben wollte, führte kein Weg daran vorbei. In der Bande blühte er auf. Er hatte das Gefühl, genau dort hinzugehören. Oder, wie er es formulierte: »Die ... waren einfach *richtig* für mich.« Er diente sich rasch nach oben und hatte mit sechzehn Jahren den höchsten Posten in der Bandenhierarchie erreicht. Es war die Position des »Kriegsherrn« oder Diktators für jene Zeiten, wenn Prügeleien mit anderen Straßengangs angesagt waren.

Bald erging es seiner Bande so, wie es den meisten ergeht: Einige der Mitglieder wurden verhaftet, einige starben auf der Straße, manche wurden zum Militärdienst eingezogen, andere zogen fort, wieder andere heirateten und verließen die Gang. Pedro war auf einmal allein auf der Straße. Eine Zeitlang lungerte er in den alten Treffpunkten herum, wurde hier und da noch einmal in ähnliche illegale Handlungen verwickelt wie früher, aber im großen und ganzen hatte das

Leben seinen Reiz verloren. Man bot ihm an, Mitglied in einer Vereinigung von erwachsenen Kriminellen seiner Gegend zu werden, doch er lehnte ab. »Es kam mir vor wie eine Sackgasse. Ich hab' mich bei diesen Leuten nicht wohl gefühlt.« Ungefähr ein Jahr, nachdem seine Gang sich aufgelöst hatte, trat bei ihm die Hodgkin-Krankheit (Lymphogranulomatose) auf, die sich sehr rasch verschlimmerte. Nach weiteren sechs Monaten wurde er in das Krankenhaus eingeliefert, in dem ich arbeitete. Damals war dies eine tödliche Krankheit. Das Hodgkin's Institute in New York City konnte keinen einzigen Fall vorweisen, bei dem ein an Hodgkin Erkrankter länger als fünf Jahre mit dieser Krankheit gelebt hätte. Seitdem ist es natürlich zu riesigen Fortschritten gekommen. Aufgrund neuer Erkenntnisse in der Chemotherapie hat jemand, der an Hodgkin leidet, heute die Chance von 85 Prozent, daß die Krankheit langfristig zurückgeht.

Hier war also ein junger Mann, der (aus seiner Sicht) ein für ihn »ideales« Leben geführt hatte. Dieses Leben war nun abgeschnitten. Es war – und ist – meine Überzeugung, daß unsere Kultur für jeden einzelnen genügend Raum bietet, ein ihm gemäßes Leben zu leben, daß ein solches Leben außerdem (1) sozial positiv wäre und (2) die menschlichen Beziehungen des einzelnen in ihm angemessener und entsprechender Form verbessern würde. Wenn es jemand gab, der den zweiten Teil dieser Theorie zu testen schien, dann war es Pedro!

Einmal fragte ich ihn, was an diesem Bandenleben so schön, so richtig gewesen sei. Er erklärte es mir: »Das war eine Gruppe junger Männer, in der sich jeder um den anderen *kümmerte*. Ganz egal, wie sehr wir uns gestritten hatten oder so, du wußtest ganz genau, daß du dich auf die Brüder verlassen konntest. Die waren für dich da, wenn du sie gebraucht hast, und umgekehrt.« Pedro beschrieb mir den Rhythmus des Bandenlebens: Es gab ruhige Zeiten, in denen man sich entspannte, rauchte, wo jeder mit seinen Heldentaten angab und sich gelegentlich lange, lässige Diskussionen über Sport entwickelten. Und dann gab es Zeiten höchster Anspannung und Gefahr, wo jeder für seine Sicherheit und sein Überleben auf den anderen angewiesen war.

Ich fragte mich immer wieder, welche Form einer positiven sozialen Betätigung einen vergleichbaren Lebensstil aufwies. Während wir uns über all dies unterhielten, wurde uns beiden klar, daß das Leben, das er beschrieb, dem Leben eines Feuerwehrmannes gleichkam. Wir diskutierten die Möglichkeiten, und Pedro interessierte sich immer mehr dafür. Es war das erste Mal, daß er überhaupt Interesse an irgendeiner Arbeit zeigte. Wir gingen in die Planungsphase. Als erstes fanden wir heraus, daß ein High-School-Abschluß verlangt wurde. Pedro hatte die Schule inoffiziell nach dem achten Schuljahr verlassen, offiziell nach dem zehnten. Er ließ sich die notwendigen Unterlagen ins Krankenhaus kommen, um in Fernkursen seinen Abschluß nachzuholen. Er arbeitete sehr angestrengt und intensiv.

Ungefähr zur gleichen Zeit zeigte Pedro positive Reaktionen auf die noch als Experiment durchgeführte chemotherapeutische Behandlung, nachdem er bisher gar nicht reagiert hatte und das Programm nur deshalb fortgeführt worden war, weil nichts anderes zur Verfügung stand und wenigstens keine negativen Nebenwirkungen auftraten. Zwei Jahre später wurde die Behandlung als wenig nutzbringend abgebrochen. Kurz darauf verließ er das Krankenhaus und wurde seitdem nur noch ambulant behandelt. Wir sahen uns nach wie vor regelmäßig.

Als nächstes brauchten wir den Nachweis eines beruflichen Werdegangs. Er konnte kaum in eine Bewerbung hineinschreiben, er sei der »Kriegsherr« einer Jugendbande gewesen und anschließend an Hodgkin erkrankt! Ich bat einige Freunde um Empfehlungsschreiben, und schließlich bekam er einen Job im Lager einer kleinen Firma. Dort mochte man ihn, und er war sehr fleißig. Nach einigen Monaten vertraute er sich seinem Chef an und brachte ihn dazu, ihm ein Zeugnis auszustellen, aus dem hervorging, er habe einige Jahre dort gearbeitet. Gemeinsam stellten wir dann den Rest seines Lebenslaufs zusammen.

Inzwischen gehörte auch der Radiologe des Krankenhauses zu unserer Verschwörung. Pedro nahm immer noch Medikamente und mußte einmal im Monat zum Röntgen. Nach einem dieser Termine bat der Radiologe uns beide in sein Sprechzimmer, hängte die Röntgenbilder ans Sichtgerät und sagte: »Sehen Sie dort den kleinen Punkt auf dem Brustbein? Das ist alles, was von der Hodgkin-Krankheit noch übrigblieb, und wenn man nicht genau weiß, wonach man sucht, dann findet man es wahrscheinlich gar nicht. Die sehen das *nie*. Gehen Sie zur Einstellungsuntersuchung.« Pedro ging hin, alle Untersuchungen waren in Ordnung, und sechs Monate später wurde er als Feuerwehrmann eingestellt.

Das war vor über zwanzig Jahren. Seit mehr als achtzehn Jahren nimmt Pedro keinerlei Medikamente mehr. Der Krebs hat sich nie wieder gezeigt. Er hat geheiratet und hat Kinder. Er liebt sein Leben und seine Arbeit.

Eine Zeitlang kam er gelegentlich noch bei mir hereingeschneit. Stets unangemeldet (es ist mir nie gelungen, ihn zu Terminabsprachen zu bewegen). Wenn es ging, habe ich meine Termine immer verschoben, und wir zwei setzten uns dann irgendwo auf einen Kaffee oder ein Bier zusammen. Wenn ich in seiner Nähe war, habe ich manchmal im Feuerwehrhaus vorbeigeschaut. Dann verloren wir uns aus den Augen.

Fünfzehn Jahre später tauchte Pedro wieder bei mir auf. Er habe ein Problem, sagte er mir. Man habe ihm gesagt, daß er die Prüfung für die Beförderung zum Hauptmann ganz sicher bestehen und auch befördert werden würde. Seine Frau, die Kinder und auch die Kollegen wollten, daß er die Prüfung mache. Das würde allerdings einen völlig anderen Lebensstil bedeuten. Er wäre nicht mehr soviel bei den Männern, hätte Papierkram zu erledigen und so weiter. Eigentlich wollte er das nicht. Er wollte seinen Lebensstil nicht aufs Spiel setzen, weil seine somatische Reaktion auf Konflikte zu heftig war, um Risiken eingehen zu können. Wir wußten beide, daß er sich dann ganz sicherlich verändern und einen anderen Weg gehen würde als den, auf dem er sich jetzt befand. Wir suchten und fanden eine Möglichkeit für ihn, die

Prüfung nicht zu machen und sich trotzdem in Zukunft um den Job bewerben zu können, falls er seine Meinung ändern sollte. Danach unterhielten wir uns über sein Leben in den vergangenen fünfzehn Jahren. Er war zufrieden mit seiner Arbeit und seinem Familienleben und bot das Bild eines kompetenten und selbstsicheren Mannes. Wir trennten uns in großer Herzlichkeit, und ich gehe davon aus, daß ich eines Tages erfahren werde, er sei jetzt zum Feuerwehrhauptmann befördert worden.

Pedros Traum war für ihn nicht nur akzeptabel und befriedigend, sondern es war auch möglich – ganz gleich, wie unwahrscheinlich es zunächst ausgesehen haben mochte –, diesen Traum in unserer Gesellschaft zu leben. Pedro konnte also buchstäblich seinen Traum leben *und* sich ernähren. Auch Harold ist ein gutes Beispiel hierfür.

Harold war 62 Jahre alt und litt an einem Krebs des Lymphsystems. Er hatte die High School abgeschlossen und war sein Leben lang Verkäufer in einem Bekleidungsgeschäft gewesen. Er hatte nie geheiratet, aber eine Reihe von langjährigen, mehr oder weniger intensiven Beziehungen zu Frauen gehabt. Er las gerne, und zwar ganz besonders Reiseberichte und Abenteuerbücher. Seinen Urlaub verbrachte er meistens am Strand, lag in der Sonne, sah aufs Meer hinaus oder ging schwimmen.

Als wir uns seiner Geschichte zuwandten, schien es gar keine Frage über seinen Traum zu geben. Als Kind hatte er Arzt werden wollen und selbst als junger Mann diesen Traum noch gehabt; doch er hatte sehr früh arbeiten müssen und, ganz zu schweigen von der teuren medizinischen Spezialausbildung, sich schon das College nicht leisten können.

Oberflächlich betrachtet, schien die Realisierung dieses Traums unmöglich zu sein. Und wenn je ein Traum geeignet war, meine Überzeugung auf eine harte Probe zu stellen, daß es für jeden Menschen die Möglicheit gibt, innerhalb unserer Gesellschaft seinen natürlichen, »richtigen« Lebensweg zu gehen, dann war es dieser.

Heute verbringt Harold seinen Arbeitstag auf einem Posten, der ihm große Freude bereitet. Seine Vorgesetzten halten sehr viel von ihm und versuchen manchmal, ihn zu überzeugen, daß es reiche, von neun bis fünf zu arbeiten, und er nicht unbedingt schon um acht erscheinen und bis sechs Uhr bleiben müsse.

In unserer gemeinsamen Arbeit suchten wir herauszufinden, was der Arztberuf für Harold bedeutete. Wie sah er das Leben eines Arztes? Wie sah die Grundstruktur eines solchen Lebens aus? Für Harold bedeutete es, daß Menschen mit ihren Problemen zu ihm kamen. Manchmal, so schien es ihm, wären sie sich über ihre Probleme nicht im klaren, sie wüßten nur, daß sie etwas brauchten oder daß ihnen irgend etwas fehlte.

Er wäre derjenige mit dem Wissen und den Möglichkeiten, ihnen zu helfen, ihre Probleme zu finden und sie zu lösen. Ich fragte ihn, was ihm lieber sei, länger oder kürzer dauernde Kontakte. Wollte er lieber dauerhaft mit denselben Leuten arbeiten, oder bevorzugte er ständig wechselnde Gesprächspartner? Er entschied sich für letzteres. Mit anderen Worten, als Arzt wäre er Notarzt geworden und nicht Landarzt, Internist oder Kinderarzt.

Wenn Sie über die Nord-Süd-Autobahn an der Atlantikküste entlangfahren, kommen Sie bei der Ausfahrt zu einem der Erholungsorte an einem Schild vorbei, auf dem steht: *Tourist Information. This way*. Hier arbeitet Harold. Vor einiger Zeit habe ich ihn besucht. Als ich dort saß und wartete, hielt ein Auto mit einer Urlauberfamilie an. Der Fahrer stieg aus, kam in den Informationspavillon und fragte: »Können Sie mir sagen, wo wir für eine Woche ein Motel finden? In Strandnähe.« Harold stellte ihm Fragen: Was wollten sie in ihren Ferien gerne machen? Waren die Kinder alt genug, allein am Strand zu spielen, oder brauchten sie ständige Aufsicht? Nach ein paar Minuten war die ganze Familie um ihn geschart und machte sich unter Harolds geschickter Führung zum ersten Mal Gedanken darüber, was sie denn nun eigentlich wollten. Ideal wäre ein Motel, wo die Kinder direkt zu einem bewachten Strand gehen könnten, ohne eine Straße überqueren zu müssen. So konnten die Eltern länger schlafen. Außerdem sollte ein Fast-food-Restaurant in der Nähe sein, damit die Kinder allein zum Mittagessen gehen konnten. Sie hörten gerne Musik und hätten gern ein Tanzlokal in der Nähe. Außerdem wäre es angenehm, wenn eins der Zimmer im Motel eine Einbauküche hätte. Und so weiter. Nach einer halben Stunde hatten sie sich auf ihren idealen Platz geeinigt, Harold hatte telefoniert und Zimmer für sie reserviert. Ich habe selten jemanden erlebt, der so eindeutig den Beruf ausübte, für den er geboren war, und den seine Arbeit so ausfüllte.

Ich habe auch niemals mit jemandem gearbeitet, dessen ganz persönliche Lebensmelodie – vorausgesetzt, er hätte sie wirklich gefunden – nicht stets diese drei Eigenschaften aufgewiesen hätte: Sie brachte dem Betreffenden Freude, sie war gesellschaftlich positiv, und sie verbesserte die Beziehungen zu anderen Menschen. Von allen Patienten, die ich je betreut habe, war Minnie mein härtester Testfall.

Minnie wurde um die Jahrhundertwende in Osteuropa geboren. Damals war es in Auswandererfamilien üblich, daß der Vater als erster über den großen Teich ging und die Familie so lange zurückließ, bis er in Amerika Arbeit und eine Bleibe gefunden hatte, so daß er Frau und Kinder nachkommen lassen konnte.

Minnies Vater wanderte aus, als sie neun Jahre alt war. Sie hatte noch drei jüngere Geschwister. Einige Monate nach der Abreise des Vaters starb plötzlich die Mutter.

Mit Hilfe der Gemeinde (des Schtetl) kümmerte sich Minnie um die Geschwister, und als sie elf oder zwölf Jahre alt war, verließ sie das Land, indem sie einem illegalen Führer durch die Sümpfe folgte, wobei die Geschwister sich an einem Seil festhielten, das sie sich um den Bauch gebunden hatte. In Amerika holte der Vater sie ab. Anscheinend war er ein eher schwacher, untüchtiger Mann, dem es nicht gelang, seine Familie ausreichend zu ernähren. Minnies Leben wird vielleicht am besten durch den Satz charakterisiert, den sie ständig sagen mußte: »Poppa, die Kinder haben Hunger.« Und seine Antwort darauf: »Sag ihnen, sie sollen sich auf die Zunge beißen. Es geht nichts über ein Zungenragout.«

Minnie ging ein Jahr zur Schule und arbeitete dann in einer Textilfabrik. Fast ohne Hilfe des Vaters zog sie die jüngeren Geschwister groß und ermöglichte allen eine College-Ausbildung*. Zu diesem Zeitpunkt war der Vater bereits gestorben und Minnie heiratete – einen schwachen, untüchtigen Mann, der seine Familie nie ausreichend ernähren konnte. Minnie bekam drei Kinder und arbeitete nach wie vor in der Textilfabrik. Ihr Mann starb nach ungefähr fünfzehnjähriger Ehe und Minnie schuftete, um die Kinder durchs College zu bringen. Alle drei haben einen akademischen Beruf. Eine Zeitlang wohnte Minnie mit ihrem jüngsten Sohn zusammen und führte ihm den Haushalt, bis sie erkannte, daß sie unabhängig sein wollte. Sie zog in ein Appartement-Hotel in New York und verbrachte ihre Zeit damit, aus dem Fenster zu sehen, den Broadway entlang zu spazieren, Schaufensterbummel zu machen und Radio zu hören. Nachdem sie knapp ein Jahr so gelebt hatte, wurde sie mit Magenkrebs in das Krankenhaus eingeliefert, in dem ich arbeitete. (Es war ein »Hort der letzten Zuflucht«, ein Ort, an den Menschen verwiesen wurden, wenn die Schulmedizin nichts mehr anzubieten hatte, und wo man eine frühe experimentelle Form der Chemotherapie erprobte.)

Alle liebten Minnie. Sie war stets gut gelaunt und zuvorkommend. Ihr Bett und und ihr Nachttisch waren immer aufgeräumt und sauber. Es gab keinen »pflegeleichteren« Patienten. Wenn sie gefragt wurde, wie es ihr gehe, antwortete sie stets so, wie ein »guter« Patient zu antworten hat: »Mir geht es besser heute.«

Nachdem ich sie auf Visiten kennengelernt hatte, verliebte auch ich mich in Minnie. Wir begannen, miteinander zu arbei-

* Den kostenlosen Besuch von College und Universität gibt es in den Vereinigten Staaten nicht. [A.d.Ü.]

ten. Mir wurde sehr schnell klar, daß ich eine starke, energiegeladene Frau vor mir hatte, die ihr Leben lang äußerst aktiv gewesen war. Wo sollte sie jetzt hin mit all ihrer Energie? Ihr ganzes Leben lang hatte sie sich um andere gekümmert, so daß der Gedanke nahelag, dies auch weiterhin zu tun: In einer Stadt wie New York gab es für eine Frau mit ihren Fähigkeiten genug Beschäftigungsmöglichkeiten. In den Krankenhäusern wurden Menschen gebraucht, die sich mit den Kindern beschäftigten, soziale Einrichtungen brauchten Hilfe, und so weiter. Doch als wir darüber sprachen, erlebte ich Minnie zum ersten (und letzten) Mal wütend. Es hing ihr zum Hals heraus, sich um andere zu kümmern.

Ich suchte weiter. Welches war der verlorene Traum? Wo und wann ging er verloren? Wo lag Minnies Talent zum Schöpferischen, jenes Talent, für das sie – wenn wir es jetzt aufspürten – ihre Energie und Intelligenz einsetzen könnte und all jene Fähigkeiten, die bislang geschlummert hatten? Je intensiver wir suchten, desto klarer wurde uns, daß es da nichts gab.

Meiner Theorie zufolge verfügen alle Menschen über eine natürliche, ihnen gegebene Art zu sein, zu schaffen und mit ihrer Umwelt in Beziehung zu treten; und wenn sie sie finden, nützen sie sich selbst auf die für sie befriedigendste Weise. Meine gesamte Erfahrung hatte gezeigt, daß bei jedem, der einmal entschlossen war, seinen Weg zu finden und sein Leben auf diese neu gefundene Weise zu leben, die Abwehrkräfte stärker wurden und die Patienten häufig positiver auf ihre medizinische Behandlung ansprachen. Bei Minnie konnte ich nicht nur keine Spur dieser anderen Form des Seins und Schaffens entdecken, es ging ihr außerdem täglich schlechter.

Jeder Wissenschaftler weiß, daß die Theorie weichen muß, wenn sie auf harte Fakten stößt, die ihr widersprechen. Meine Theorie war ihrer Ausnahme begegnet und mußte drastisch modifiziert, wenn nicht gar aufgegeben werden. Ich arbeitete nach wie vor mit Minnie, weil man einen Patienten nicht im Stich läßt, wenn sich die eigene Theorie als falsch erwiesen hat. Ich wußte, daß sie sich an unsere Sitzungen gewöhnt hatte und sich darauf freute.

Eines Tages kam das Königlich-Dänische Ballett in die Stadt. Sämtliche Vorstellungen waren ausverkauft. Allerdings hatte mir ein Freund noch in letzter Minute eine Karte für eine Nachmittagsvorstellung besorgen können. Ich rief Minnie an und fragte sie, ob es ihr etwas ausmache, unsere 15-Uhr-Sitzung auf den nächsten Vormittag zu verschieben. Sie war freundlich und zuvorkommend wie immer und erklärte mir ziemlich ausführlich, ihr sei jeder Zeitpunkt recht, es sei ohnehin wunderbar, daß ich sie so häufig aufsuche, und so weiter.

Als ich sie am nächsten Morgen sah, erklärte ich ihr den Grund für die Terminverschiebung. Und da entdeckte ich Minnies Geheimnis!

Als sie dreizehn Jahre alt war und dann noch einmal mit fünfzehn war eine Verwandte gekommen, die bereits vor ihrem Vater nach Amerika ausgewandert war, und hatte dieses so hart arbeitende und mit einer viel zu schweren Bürde belastete Mädchen zu seinem Geburtstag als kleine Belohnung zu einer Ballettvorstellung eingeladen.

Das eine Mal war es *Giselle* gewesen, das andere Mal *Schwanensee*. Nur diese beiden Male hatte sie ein Ballett gesehen, aber sie hatte es vom ersten Moment an geliebt. Obwohl das alles mehr als fünfzig Jahre her war, erinnerte sie sich noch jetzt an die Namen der Tänzerinnen und Tänzer und an jede der von ihnen getanzten Figuren. Seit ihrer Kindheit hatte sie mit niemandem darüber gesprochen, und es gab nur *einen* Menschen, der ihr Geheimnis kannte. In ihrer Mietskaserne hatte ein reicher Mann gewohnt. Er war so reich, daß er sogar *The New York Times* abonnierte! Und dieser Mann schnitt jeden Artikel über das Ballett und jede Ankündigung einer Vorstellung für sie aus den Zeitungen aus. Und wenn sie im Mülleimer noch andere Zeitungen fand, suchte Minnie darin nach allen Neuigkeiten vom Ballett. Dabei freute sie sich immer besonders auf die Kritiken in der *New York World*.

Dies war eine ernste Angelegenheit. Ich hatte eine Freundin, die mir einen Gefallen schuldete. Sie war eine der führenden Tänzerinnen beim Corps de ballet der Metropolitan Opera. Ich rief sie an und bat sie, doch eine Stunde mit einer meiner Freundinnen im Krankenhaus zu verbringen, die sich für das Ballett interessiere.

Am nächsten Tag erschien Nina um ein Uhr. Sie habe Probe um halb fünf, sagte sie, aber sie könne eine Stunde mit Minnie verbringen. Ich machte die beiden miteinander bekannt und ging. Als ich nach einer Stunde wiederkam, waren sie so sehr in ihr Gespräch vertieft, daß sie mich nicht einmal mehr wahrnahmen. Als ich um drei Uhr kam, sprachen sie immer noch miteinander und waren sich offensichtlich sehr nahe gekommen. Um vier Uhr kam ich ins Zimmer und sagte zu Nina, sie sei ohnehin zu spät dran, aber unten warte ein Taxi mit laufendem Motor auf sie. Ich begleitete sie zum Fahrstuhl, und Nina meinte völlig verblüfft: »Sie weiß mehr vom Ballett als ich!« Ich ging zu Minnies Zimmer zurück. Sie sah mich mit leuchtenden Augen an und sagte: »Das war der schönste Nachmittag in meinem ganzen Leben.«

Wie man sich denken kann, unterhielten Minnie und ich uns lange über diesen Nachmittag, über das Ballett und was es ihr bedeutete. Irgendwann im Laufe dieses Gesprächs (ich war mir nie ganz klar, von welcher Seite) kam der Gedanke auf, Minnie sollte ein Buch über die Geschichte des Balletts in New York schreiben. Es ging nicht darum, ein Buch zu *publizieren*; sie wollte es schreiben.

Ich ging in die öffentliche Bücherei und besorgte alle wichtigen Bücher zum Thema. Aus den Beständen des Krankenhauses (und in den Büros sämtlicher Freunde) klaute ich Schreibblocks, Kugelschreiber und Bleistifte. Minnie machte sich fröhlich an die Arbeit.

Und dann brach die Hölle los. Ich hatte plötzlich Riesenärger. Zunächst mit ihrer Verwandtschaft. Die Kinder fielen wütend über mich her. Was hatte ich mit dieser ungebildeten alten Frau vor? Was bildete ich mir eigentlich ein?

Wollte ich ihr etwa »Hoffnung« geben? (Die Bedeutung dieser Frage, die oft an mich herangetragen wurde, habe ich nie verstanden. Ebensowenig verstehe ich, warum Hoffnung und Einsatz für die Zukunft so oft als Sünde betrachtet werden.) Die Kinder wandten sich an den Direktor der Klinik und beschwerten sich über »den Scharlatan, der ...«. Der Direktor hörte ihnen höflich zu und meinte dann: »Ich danke Ihnen, daß Sie damit zu mir gekommen sind. Ich beobachte ihn schon eine ganze Weile. Überlassen Sie das nur mir.« Worauf er die ganze Sache fallenließ, nachdem er mir gesagt hatte, daß ich offenbar sehr erfolgreich sei.

Außerdem bekam ich Schwierigkeiten mit den Schwestern auf der Station. Minnie war keine »gute« Patientin mehr. Auf ihrem Bett, unter ihrem Bett, auf dem Nachttisch türmten sich Bücher und Schreibblöcke. Minnie krakeelte wie ein Fischweib, wenn irgend jemand versuchte, Ordnung zu machen. Sie fand kaum noch Zeit zum Essen und schlang ihre Mahlzeiten gerade noch herunter, bevor die Tabletts weggeräumt wurden. Wenn sie zum Röntgen abgeholt werden sollte, teilte sie mit, sie sei gerade zu sehr beschäftigt und man möge doch, bitte, später wiederkommen. Häufig wachte sie mitten in der Nacht auf, knipste ihre Nachttischlampe an und begann zu schreiben, »weil mir da gerade was eingefallen ist«. Bei den Visiten war sie längst nicht mehr so freundlich und zuvorkommend. Statt »O ja, Herr Doktor, es geht mir schon viel besser heute«, hieß es jetzt: »Wann kann ich denn endlich nach Hause? Ich habe so viel zu erledigen, und ich möchte ins Metropolitan Museum und mir die Sammlung von *Playbills* [Theaterzetteln] anschauen. Warum geben Sie mir nicht irgendwas, damit ich schneller hier rauskomme?« Jeder war wütend auf mich: Was hatte ich aus dieser reizenden alten Dame gemacht.*

* Eines der Anzeichen für meinen Erfolg bei stationären Patienten war immer die Reaktion der Schwestern auf meine Visiten. Solange sie sich anscheinend freuten, mich zu sehen, wußte ich, daß der Patient immer noch ein »guter« Patient war (in der Definition des Pflegepersonals), die Aussichten auf eine Besserung des Zustands also nicht so gut. Wenn die Schwestern

Minnie jedoch nahm zu und wurde kräftiger. Zu dieser Zeit gab es noch keine Computertomographie und Ähnliches, eine genaue Beurteilung dessen, was in ihrem Magen vorging, war deshalb nicht möglich, aber alle Anzeichen sprachen für eine positive Reaktion auf ihre medizinische Behandlung. Sie mußte zwar immer noch im Krankenhaus sein, aber es schien ihr eindeutig besserzugehen. Als ihre Kinder die Fortschritte sahen, begriffen sie, was los war, und suchten in den Bibliotheken nun selbst nach Büchern über das Ballett. Das nahm mir ein gut Teil Arbeit ab.

In jenem Jahr hatten wir einen sehr kalten Juni und Juli. Anfang August kam es dann zu einer großen Hitzewelle. Es war entsetzlich heiß, und das Krankenhaus verfügte über keine Klimaanlage. Außerdem hatte das Krankenhaus Gleichstrom, und die Luftkühler, die man kaufen konnte, liefen auf Wechselstrom. (Ich verbrachte einen Nachmittag in der Stadt auf der Suche nach einem Luftkühler für Minnies Station, der mit Gleichstrom betrieben werden konnte. Ich fand auch einen, aber der wog eineinhalb Tonnen, und als ich ihn schließlich bis zur Klinik transportiert hatte, verweigerte mir der Hausmeister die Installation, weil der Fußboden das Gewicht nicht tragen würde!) Die Durchschnittstemperatur betrug auf sämtlichen Fluren den ganzen Tag lang über dreißig Grad und ging nachts nur um wenige Grade zurück. Wir packten unsere Patienten in Eis, entließen so viele wie möglich nach Hause, verlegten andere, wobei wir das Problem hatten, daß viele von ihnen auch zu Hause keine besseren Bedingungen vorfinden würden. Die Patienten auf der Krebsstation starben wie die Fliegen. In

keinen Zweifel daran ließen, daß sie meine Visiten keinesfalls begrüßten, wußte ich, daß der Patient angefangen hatte, sich weniger um die Meinung und Ansprüche anderer zu kümmern und sich mehr für sein persönliches inneres Wachstum interessierte. Also machte ich Fortschritte! Und der Patient oder die Patientin kämpften für ihr Leben. Die neuesten Studienergebnisse von Greer und anderen zeigen eindeutig, daß, statistisch gesehen, »lebhafte« Patienten eine Krebserkrankung und die medizinische Behandlung länger überleben als »akzeptierende« oder »apathische« Patienten.

diesem Sterbehaus, zu dem das Krankenhaus geworden war, starb auch Minnie.

Bei der Beerdigung verglich Minnies ältester Sohn die Mutter mit einem Ahornbaum. Ihr ganzes Leben, sagte er, sei von gedeckten Farben bestimmt gewesen, erst kurz vor ihrem Tod habe es ein flammendes Rot, Gelb und Orange gegeben. Seine Worte bewegten uns alle sehr, für mich allerdings war es das Bewegendste, bei der Rückkehr in mein Büro einen Strauß Ahornzweige an meiner Tür vorzufinden, den eins ihrer Kinder dort angebracht hatte.

Bei dieser Methode, und das ist sehr wichtig, wird größter Wert auf individuelles Vorgehen und individuelle Lösungen gelegt. Wenn die Therapeuten alle Krebskranken dazu ermutigen, ihren ureigenen Lebensstil zu finden, dann *müssen die Therapeuten ihre Patienten als Individuen betrachten und als solche behandeln.* Es gibt keinen einzig und allein richtigen Weg für die Gestaltung der Beziehung zu einem anderen Menschen (außer der Grundregel, niemanden anders zu behandeln, als man selbst behandelt werden möchte), und jede Beziehung ist einzigartig.

Außerdem gibt es kein einheitliches System, das auf alle Patienten anwendbar wäre. Ich gehöre zu den Glücklichen, die das schon zu Anfang ihrer Laufbahn lernten. Ich hatte einen wunderbaren Psychologieprofessor, Richard Henneman, der uns lehrte, daß man Menschen nicht nur aus einem Blickwinkel heraus betrachten darf, daß alle Systeme hinken und es viele Blickwinkel braucht, um zu begreifen, was Menschsein bedeutet. Wittgenstein hat uns gesagt, daß es die eine definitive Fotografie nicht gibt. Aber wir können uns ein Album mit vielen Fotos einer Landschaft anlegen, welches uns hilft, das Gelände zu erkennen. Hennemans Seminar über Systeme und Theorien der Psychologie war eine Pflichtveranstaltung für alle Psychologiestudenten am William and Mary College, wo ich studiert habe. Henneman begann das Seminar mit einer Einführung in den Behaviorismus und verhielt sich dabei so, als wäre er ein überzeugter Behaviorist.

Mit Schwung und Elan lehrte er die ersten sechs Wochen, und schließlich waren wir alle überzeugte und engagierte Behavioristen. Dann wechselte er abrupt das Thema und unterrichtete die folgenden sechs Wochen als überzeugter Gestaltpsychologe. Danach folgte die Psychoanalyse, dann Sterns Personalismus, und so weiter. Am Ende des Semesters *wußten* wir, daß sämtliche Systeme wichtige und wahre Erkenntnisse aufweisen, *daß kein System den ausschließlichen Anspruch auf die wahre Lehre erheben konnte* und kein theoretisches Modell jemals dazu in der Lage wäre, etwas so Komplexes und Wunderbares wie ein menschliches Wesen umfassend zu begreifen. Je weiter unser Blickwinkel wurde, je mehr theoretische Auffassungen wir lernten, je mehr Bilder sich in unserem Album befanden, desto mehr konnten wir in unsere Arbeit als Psychologen einbringen.

Viele Jahre später erkannte ich, daß die gleiche Lektion auf die Psychotherapie zutraf: Unterschiedliche Patienten müssen unterschiedlich behandelt werden, und nicht jeder therapeutische Ansatz ist auf jeden anwendbar, der mich aufsucht. Damals hörte ich einen Vortrag in der Westchester Child Guidance Clinic. Die Vortragende hieß Annina Brandt, war Fachärztin für Kinderpsychiatrie und eine wunderbare, energiesprühende Dame, die sich zu dem Zeitpunkt ihrem achtzigsten Lebensjahr näherte. Sie sprach einfühlsam und liebevoll darüber, was es heißt, ein Kind zu sein, von den vielen Gedanken, den plötzlichen Stimmungsumschwüngen, dem Bedürfnis nach Liebe, und daß es die Handlungen der Erwachsenen oft als unbegreiflich wahrnimmt. Die Kollegen, von denen die meisten eine orthodoxe Psychoanalyse vertraten, wurden immer unruhiger. Schließlich unterbrach einer den Vortrag und fragte: »Frau Doktor Brandt, welcher *Schule* rechnen Sie sich zu?« Annina Brandt war etwas verblüfft und dachte nach. Schließlich antwortete sie: »Aber das kann ich doch erst sagen, wenn ich das Kind gesehen habe.«

Ich erinnere mich an die Worte von Dr. Joseph Michaels, eines klugen und erfahrenen Psychoanalytikers, bei einer Ärztebesprechung im Krankenhaus. Der behandelnde Arzt erläuterte den zu besprechenden Fall, anschließend kam der Patient selbst ins Besprechungszimmer und wurde in Gegenwart der Kollegen noch einmal befragt. Nachdem er gegangen war und einige Kollegen ihre Meinung geäußert hatten, gab Michaels, damals Chefarzt, seine Entscheidung bekannt. Er sagte: »Dieser Patient braucht eine Gevernub-Behandlung, und ich möchte, daß umgehend damit begonnen wird.« Daraufhin verließ er das Zimmer. Da niemand von uns jemals von dieser Behandlungsmethode gehört hatte, marschierten wir geschlossen zur Bibliothek. Doch unser intensives Suchen förderte nichts zutage, wir fanden keinerlei Hinweis auf die Methode, einen Dr. Gevernub oder sonst etwas. Wir gingen dann gemeinsam zu Dr. Michaels' Büro, und einer von uns klopfte an die Tür. Er öffnete sie, bat uns herein und erklärte:

»Ich habe zu dieser Methode gegriffen, damit Sie alle diese Lektion nicht vergessen.« (Das liegt nun mehr als vierzig Jahre zurück, und ich erinnere mich immer noch daran.) »Gevernub ist ein Akronym. Es bedeutet ›*Ge*schicktes *Vern*achlässigen *u*nd *B*ettruhe‹. Das ist genau das, was *dieser* Patient braucht. *Und er ist ein absolut typischer Patient, weil er einzigartig ist, und das, was er braucht, ist auch einzigartig.* Wann immer es Ihnen passiert, daß Sie zwei Patienten haben, die Ihrer Ansicht nach genau die gleiche Behandlung brauchen, denken Sie bitte daran, daß diese Vergleichbarkeit in Ihrer Wahrnehmung begründet ist, nicht aber in den Patienten. Und wenn mehr als zwei Patienten genau die gleiche Behandlung zu benötigen scheinen, dann liegt das vermutlich daran, daß Sie Ihre eigenen Probleme sehen, nicht die der Patienten, und daß Sie ihnen Behandlungen verschreiben, die Sie selber brauchen würden.«

Seitdem weiß ich aus Erfahrung, daß es freudianische Patienten gibt, jungianische, existentialistische und alle anderen Varianten. Es gibt Patienten, mit denen man sich nach der ersten Sitzung beim Vornamen nennt und es »Joe« und »Larry« heißt, und es gibt Patienten, wo es auch nach dreijähriger Behandlung noch »Mister Jones« und »Doktor LeShan« heißt und jede Sitzung mit einem offiziellen Händedruck begonnen und beendet wird. Ich bin sogar davon überzeugt, daß aufrichtige Psychotherapeuten mindestens ein Drittel der Patienten, die zu ihnen kommen, an Kollegen verweisen, weil nämlich der Therapeut dafür bezahlt wird, dem Patienten zu helfen, das Beste für sich herauszufinden, und das Beste ist oft ein anderer Therapeut mit einer anderen Persönlichkeitsstruktur.

Ich habe herausgefunden, wie es ja auch bei Carol der Fall war, daß es wichtig ist, in bezug auf die Sitzungszeit flexibel zu sein. Für mich gibt es zum Beispiel Grenzen für eine Sitzungsdauer: Mehr als zwei Stunden empfinde ich als zu anstrengend. Es gab allerdings Patienten, für die eine solche Sitzung ideal war. Ich habe auch Leute erlebt, für die fünfundzwanzig Minuten oder eine halbe Stunde die beste Zeit waren. Innerhalb dieses Rahmens habe ich die Länge der Sitzungen variiert. Wenn man diese Frage gleich zu Anfang mit den Patienten bespricht, und dann immer wieder einmal während der gesamten Therapiedauer, kann man besser miteinander arbeiten. Außerdem gehört das zur Grundlektion der Patienten, die ja ihren eigenen Rhythmus und Lebensstil finden sollen. Therapeuten, die nicht flexibel reagieren und sich mit ihren Patienten nicht über die Dauer der Sitzung unterhalten, erteilen die andere Lektion: Der Patient muß sich an die Welt anpassen und nicht umgekehrt. Es kommt oft vor, daß wir in unserer Arbeit widersprüchliche Botschaften vermitteln. Wenn wir dazu gezwungen sind, ist es unerläßlich, daß der Therapeut dies erkennt und es dem Patienten mitteilt.

In einem 1987 erschienenen Artikel der *New York Times* über das Memorial Sloan-Kettering Cancer Center schrieb der Verfasser, daß Forscher dort »immer noch nach Agenzien [suchen], die das Immunsystem des Körpers gegen den Krebs zu stärken vermögen«.*

* »Dr. Mark's Crusade« in: *The New York Times Magazine*, 26. April 1987, S. 27.

Auf der Ebene, auf der hier geforscht wird – molekulare Interaktionen innerhalb der biologischen Systeme –, weiß bis heute niemand eine Antwort. Doch auf der Ebene der *menschlichen* Interaktionen – was ein Krebskranker tun sollte, um sein Immunsystem zu mobilisieren und damit zur Unterstützung des medizinischen Behandlungsprogramms beizutragen – *wissen* wir eine Antwort. Leider bringt sie nicht immer den ganzen gewünschten Erfolg, doch hat sie im allgemeinen eine sehr positive Wirkung auf den Krebsabwehrmechanismus, also auf einen Aspekt des Immunsystems. Und diese Antwort beeinflußt zudem die Lebensqualität des Betroffenen auf positive Weise, was für Menschen mit Krebs ebenso gilt wie für andere.

Die Methode gilt für Menschen, die ihr Leben selbst in die Hand nehmen, indem sie nach der Lebensform suchen, welche ihnen ganz persönlich entspricht, und die sich dann bemühen, dieses Leben auch aktiv zu leben.

Für viele erfordert dies eine völlige Umstrukturierung ihrer Sicht von sich selbst. Die meisten von uns sind damit großgeworden, uns darüber Gedanken zu machen, was wir tun *sollten*, statt was wir tun wollten; was wir für unser Leben zu wünschen *hätten*, statt was wir uns wirklich wünschen. Üblicherweise richten wir unser Handeln nach diesem »Sollen«, statt daß wir fragen: »Was würde mein Leben mit Sinn erfüllen, welche Art des Seins, des Schaffens, der Beziehungen zu meinen Mitmenschen würde mir Schwung und Freude bringen?« Dieses Leben und die Suche danach sind es, was das Immunsystem mehr gegen den Krebs mobilisiert als alles andere, von dem wir bis heute wissen.

Schwung und Begeisterung müssen sich nicht laut und überschwenglich äußern. Sie ergeben sich daraus, daß wir so leben, wie es uns entspricht, und nicht, wie es irgendwelchen Standards entspräche. Einer der begeisterungsfähigsten Menschen, die ich je kannte, führte ein Leben, das sich in sehr geordneten Bahnen bewegte. Er war der Rechnungsprüfer einer Privatklinik, liebte sein Leben und die ruhige, schon fast einsame Regelmäßigkeit, die es ihm brachte. Die schönste

Zeit für ihn war die am Ende eines Finanzjahres, wenn in den Büchern bei einem Budget von vielen Millionen Dollar siebzehn Cent oder ein vergleichbarer Betrag fehlten. Hank erschien jeden Morgen in Anzug und Weste, mit weißem Hemd und unifarbener Krawatte zum Dienst. Er ging in sein Büro, hängte sein Jackett auf und verbrachte den Tag damit, Posten für Posten in den Büchern durchzugehen. Mittags ließ er sich ein Sandwich und Kaffee bringen. Seine Sekretärin stellte nur die wichtigsten Telefonate durch, damit er in Ruhe arbeiten konnte. Zum Feierabend kam er frisch und ruhig aus seinem Büro, entspannt und lächelnd, setzte sich in sein Auto, fuhr achtzig Kilometer nach Hause zum Essen mit seiner Frau, verbrachte dann noch eine Stunde vor dem Radio und eine mit dem Studium alter Sprachen. An zwei Abenden der Woche arbeitete er unentgeltlich als kaufmännischer Berater für eine ökologische Organisation. Er stand früh auf, machte eine Stunde lang Übungen im Gewichtheben und fuhr zur Arbeit. Am Wochenende kümmerte er sich um seinen Garten, unternahm lange Spaziergänge und beschäftigte sich mit seinen alten Sprachen. (Als wir miteinander zu tun hatten, sprach er fließend Latein, Griechisch, das Italienisch des Mittelalters und lernte gerade Mittelenglisch.) Ein solches Leben hätte viele von uns (auch mich) binnen kürzester Frist in den Wahnsinn getrieben, für ihn aber war es das Höchste. Er hatte sein Leben so gestaltet, daß es seinen Bedürfnissen und seiner Struktur entsprach. Er führte ein ruhiges, erfülltes Leben voll Schwung und Begeisterung, die sich nicht äußerlich zeigten, sondern gelebt wurden.

Dieser Gedanke, unser Leben aus den Bedürfnissen unserer persönlichen Strukturierung heraus zu gestalten, statt aus dem, was wir glauben, sein und tun zu müssen, ist für viele von uns dermaßen fremd, daß Therapeuten ganz klein anfangen müssen, um sich und ihren Patienten wieder beizubringen, auf diese Weise zu denken und zu handeln. Was wir als Therapeuten eigentlich sagen wollen, ist dies: »Machen Sie sich keine Gedanken darüber, was die Welt von Ihnen verlangt. Machen Sie sich lieber Gedanken darüber, was Sie lebendig macht, denn was die Welt *braucht*, sind lebendigere Leute.« Häufig jedoch müssen wir diese Botschaft in viele Formen kleiden.

»Schau'n Sie«, sagen wir vielleicht zu einem Patienten oder einer Patientin, »Sie haben einen Tag in der Woche, an dem Sie sich nicht um Ihren Lebensunterhalt oder Ihren Job kümmern müssen. Ich möchte, daß Sie diesen Tag sorgfältig *planen*. Das Ziel liegt darin, Ihnen einen unvergeßlichen Tag zu bringen, den *besten*, der überhaupt möglich ist. Planen Sie diesen Tag und folgen Sie Ihrem Plan.«

Wenn der oder die Betreffende psychologisch nicht dazu in der Lage ist, wird der Widerstand nach der alten Therapiemethode analysiert. Welches ist der unbewußte Grund, der es unmöglich macht? (Wenn Therapeuten feststellen, daß auch sie selbst nicht dazu fähig sind, sollten sie dies mit ihrem Kontrollanalytiker besprechen und analysieren, die Rollen tauschen und wieder zum Patienten werden, während sie ihre eigenen neurotischen Blockierungen auf diesem Gebiet analysieren. Zu jemand anderem zu sagen: »Richte dich nach meinen Worten, nicht nach meinen Taten«, ist ein fruchtloses Unterfangen.)

Die auftretenden Ängste und der Widerstand gegen die geplante Vorgehensweise werden analysiert, und zwar stets im *Kontext* und als Teil jener blockierenden Kräfte, die die Menschen davon abhalten, ein eigenes, erfülltes Leben zu erlangen.

Vielleicht sagen wir auch folgendes: »Sie haben derzeit zwei freie Abende in der Woche, die Sie bis jetzt eigentlich nur vertrödeln. Sie bringen Ihnen weder Freude noch Erbauung oder Erholung. Stellen wir uns einmal vor, wir würden in fünf Jahren zurückblicken. Was würden Sie sich *wünschen*, an diesen Abenden getan zu haben? Ich bitte Sie dringend, an dieser Frage zu arbeiten, die Antwort zu finden und sich danach zu richten. Das wäre jetzt Ihre Hausaufgabe für die nächsten Monate, und ich hoffe, Sie nehmen sie an.« Die Tatsache, daß dies den meisten derart schwerfällt, wird wieder nach Anhaltspunkten untersucht, die Aufschluß darüber geben könnten, warum wir dem für uns besten Leben so fern bleiben.

Oft ist dem Patienten das Grundkonzept so völlig fremd, daß wir noch bescheidener anfangen müssen. »Ich bitte Sie«, sagen wir vielleicht, »daß Sie ungefähr ein dutzend Mal am Tag mit dem innehalten, was Sie gerade tun. Stellen Sie sich einfach eine Frage: ›Wie fühle ich mich bei dem, was ich da gerade mache?‹ Fragen Sie ernsthaft, hören Sie in sich hinein, suchen Sie nach einer Antwort, und fahren Sie dann mit Ihrer Tätigkeit fort. Das wird eine zweifache Wirkung haben: Sie werden etwas über sich selbst lernen, und es wird Sie *umerziehen*, so daß Sie anfangen können, diese Frage ernst zu nehmen.«

Manchmal haben die Leute das Gefühl, daß sie für die für sie richtige Lebensform die intensive Beziehung zu einem anderen Menschen brauchen. Ohne den *anderen* – ohne Herrn oder Frau Richtig – glauben sie, nicht voll funktionsfähig zu sein. Und da sie den anderen, den zu brauchen sie glauben, bisher nicht finden konnten, erscheint ihnen die ganze Anstrengung sinnlos, das Ziel unerreichbar.

Ich habe dieses Problem häufig auf die folgende oder eine ähnliche Weise angesprochen: »Viele Menschen, mit denen ich bei meiner Arbeit hier zu tun hatte, haben mich gefragt: ›Wo finde ich den Menschen, den ich brauche? Die Single-Szene ist ganz einfach nichts für mich.‹ Im allgemeinen wollen sie dann einen Hinweis von mir, einen *technischen* Rat, wie sie den Mann oder die Frau ihrer Träume finden können – ich soll ihnen sagen, *wo* man hingeht, *welchem* Verein man beitreten könnte oder zu *welcher* kulturellen Veranstaltung man gehen muß.

Manchmal funktionieren solche Techniken sogar, aber auch wenn sie es nicht tun, folgen die meisten Leute diesem Schema, bis sie entweder (hin und wieder) erfolgreich sind oder es einfach aufgeben. Es gibt aber eine noch viel bessere Methode. Sie führt viel öfter dazu, daß Sie einen Menschen finden, und selbst wenn das nicht der Fall ist, löst sie das Problem.

Diese andere Methode besteht nicht darin, nach jemandem zu suchen, sondern darin, selbst so interessant zu werden, daß andere Sie suchen. Man muß das Problem also von einer ganz anderen Seite her aufrollen. Sie müssen fragen: ›Was kann ich tun, damit mein Leben *für mich* so interessant wird, daß andere es mit mir teilen wollen? Wie kann ich *mir selbst* ein solch faszinierender Gefährte sein, daß andere nicht nur bei mir sein wollen, sondern es mir so gutgeht, daß es mir egal ist, ob sie da sind oder nicht? (Schließlich wissen wir alle, daß man immer dann einen neuen Job oder irgend etwas anderes angeboten bekommt, wenn man es gar nicht braucht!) Wie kann ich innerlich wachsen und gedeihen, damit mein Leben mir soviel Spaß macht, daß andere den Spaß mit mir teilen möchten, und selbst wenn das nicht der Fall sein sollte, ich viel zu sehr beschäftigt wäre, um mich darum zu kümmern?

Wie kann ich mehr und mehr *ich selbst* sein, so daß andere mich wirklich gern hätten, wenn sie mich kennenlernten, wüßten, wer und wie ich bin, und sich zu mir hingezogen fühlten? Wie kann ich wachsen als interessanter, einzigartiger und vor allem *echter* Mensch, damit andere mich erkennen und auf mich zugehen können?‹

Dieses ›echt‹ ist wichtig, sonst wird es nicht recht gelingen. Menschen, die Ihnen näherkommen, werden nämlich bald merken, daß Sie ein falsches Gesicht aufgesetzt haben und bei weitem nicht das sind, was Sie zu scheinen versuchen. Beziehungen, die auf falschen Voraussetzungen aufgebaut sind, zerbrechen schnell wieder. Plato hatte hierfür einen Lebensgrundsatz, der auch heute noch gilt: ›Mehr sein als scheinen.‹«

Kein Therapeut sollte implizit oder explizit versprechen, daß jeder, der versucht, sein wahres Selbst zu leben und zu sein – sich also mehr und mehr danach richtet, wie er oder sie wirklich ist, und nicht nach einem gesellschaftlich vorgegebenen »Man sollte« –, einen Popularitätsschub erleben werde. Wirklich man selbst zu sein wird dazu führen, daß *nicht* jeder einen gern hat; es wird, im Gegenteil, zu Polarisierungen kommen, zu extremen Reaktionen. Da sind dann jene – im allgemeinen die, welche einem am nächsten stehen –, die begeistert mitziehen und sagen: »Ja, mach' das, setz' dich durch!« Und wenn sie sehen, wie Sie mehr und mehr Sie selber werden, werden sie ihre Beziehung zu Ihnen vertiefen wollen. Bei anderen wird jedoch genau das Gegenteil der Fall sein: sie werden die speziellen Ecken und Kanten nicht mögen, die sich in Ihrer Persönlichkeit zeigen. Und je schärfer diese hervortreten, desto weniger wird es jenen anderen gefallen.

Damit einen jeder gern haben kann, muß man so fad sein, so homogenisiert, daß es nichts gibt, was irgend jemandem mißfallen könnte. Niemand ist für oder gegen einen Wackelpudding. Der wackelt halt so vor sich hin. Je mehr Sie sich selbst leben, desto geteilter werden die Meinungen der anderen über Sie sein. Das schließt auch jene ein, die sich zu Ihnen hingezogen fühlen.

Franklin Roosevelt (der viermal zum Präsidenten gewählt wurde) hat dies sehr gut verstanden. Seine Lieblingsanekdote handelte von dem Mann aus Westchester, der als Pendler jeden Morgen zum Bahnhof kam, dort zum Zeitungsstand ging, das Geld hinlegte, die *New York Times* nahm, kurz die erste Seite überflog, die Zeitung dann zurücklegte und davonging. Der Zeitungsverkäufer wunderte sich schon lange darüber. Eines Tages hatte der Vorortzug Verspätung, und der Zeitungsverkäufer fragte den Mann nach dem Grund für dieses merkwürdige Verhalten. »Oh«, sagte der, »ich interessiere mich eigentlich nur für die Todesanzeigen.« »Aber Sie sehen sich doch bloß die erste Seite an, die Todesanzeigen stehen auf der letzten Seite.« »Der Hurensohn«, antwortete der Mann, »den *ich* meine – dessen Todesanzeige wird auf der ersten Seite stehen!«

Es gibt keine Lebensform, die von jedem positiv beurteilt wird. Je klarer und deutlicher jemand sein Leben lebt, desto mehr werden sich die Geister in bezug auf ihn und seine Art zu leben scheiden. Doch je mehr Menschen jenes Leben leben, welches das für sie persönlich richtige ist, desto mehr

Freude werden sie an ihrem Leben haben, und in der Regel werden immer mehr Menschen, zu denen sie sich hingezogen fühlen, sich umgekehrt auch zu ihnen hingezogen fühlen.

»Es ist äußerst schwierig«, sagen wir manchmal zu unseren Patienten, »sich von der vorherrschenden Doktrin zu lösen. Der ›gesunde Menschenverstand‹, den Einstein einmal als die Sammlung sämtlicher Vorurteile bezeichnete, die man im Alter von achtzehn Jahren in sich aufgenommen hat, scheint sehr großen Einfluß zu haben, denn er sagt uns, was wir zu wünschen haben und wonach wir streben sollten. Er schreibt uns vor, was wir sein sollten, welche Art von Persönlichkeit wir sein ›müssen‹, und das Ganze wird ständig und immer wieder von unserer Peer-group* bestätigt und bestärkt, die ja mit den gleichen Vorurteilen aufwuchs wie wir.

Um diese überkommenen Weisheiten genauer zu prüfen, ist es vielleicht nicht schlecht, wenn Sie sich einmal ansehen, was die anderen eigentlich von ihrem Leben wollen. Sie kennen sie ja gut. Machen Sie sich eine Liste ihrer Wünsche. Welche Art Leben führen sie, während sie ihren Zielen zustreben, und was für ein Leben werden sie führen, wenn sie diese Ziele erreicht haben?

Diese Übung funktioniert nicht im Kopf. Man muß sich tatsächlich mit Bleistift und Papier hinsetzen und alles aufschreiben. Wenn Sie das getan haben, gehen Sie die Liste und die Beschreibungen noch einmal durch. Dann stellen Sie eine andere Frage: Sind das tatsächlich auch *Ihre* Ziele? Ganz ehrlich, nur das Stück Papier mit der Liste ist Zeuge: Verfolgen Sie wirklich jedes dieser Ziele? Wünschen Sie sich das Leben, zu dem sie führen? Wollen Sie das? Wenn Sie ein solches Leben erreicht hätten, würden Sie am Abend gerne zu Bett gehen und am Morgen fröhlich aufstehen? Markieren Sie mit einer Farbe jene Dinge, die Sie wirklich wollen, und mit einer

* Bezugsgruppe mit ähnlichem oder gleichem sozialen und wirtschaftlichen Hintergrund sowie fast identischen Wertvorstellungen und Zielen; von großer sozialer und psychologischer Bedeutung in der amerikanischen Gesellschaft [A.d.Ü.]

anderen jene, die Sie nicht wollen. Schauen Sie sich das Farbmuster an. Was haben Sie über sich gelernt? Schreiben Sie es auf. Welches sind wirklich *Ihre* Ziele? Wie führen *Sie* am besten *Ihr* Leben?«

Wenn sich dieser Prozeß der Selbsbefragung und des inneren Wachsens, von dem ich hier gesprochen habe, im Rahmen einer Psychotherapie vollzieht, dann könnte die Vergangenheit genauso intensiv erforscht werden müssen, wie dies bei der konventionelleren Therapie der Fall ist. Dies geschieht allerdings deshalb, damit jene Blockierungen analysiert werden, welche die Patienten abhalten, ihr wahres Wesen zu verwirklichen.

Wer allein an sich arbeitet, wird vermutlich nicht im selben Ausmaß zu Einsichten gelangen, aber es *können* große Fortschritte erzielt werden, das Leben kann sich sehr stark ändern, und es kann zu eindeutig positiven Einwirkungen auf das Immunsystem kommen. Die vielen anekdotisch belegten Fälle in der entsprechenden Literatur beweisen es.

Oft haben diese Einwirkungen ausgereicht, die Ausbreitung einer bösartigen Wucherung zum Stillstand zu bringen oder sogar zu einer Rückbildung geführt. Inneres Wachstum und Veränderung sind jedoch, genau wie die Politik, die Kunst des Machbaren. Zur Arbeit an uns selbst setzen wir jene Mittel und Materialien ein, die verfügbar und angemessen sind. Einer der Hauptfaktoren – der, wie die Philosophen sagen, »notwendig ist, aber nicht hinreichend«* – ist der überzeugte *Einsatz* für Wachstum und Veränderung. Das ist die Voraussetzung, selbst angesichts all unserer Angst und Furcht. Es hängt auch noch von anderen Faktoren ab, von denen viele völlig außerhalb jeder persönlichen Einflußnahme liegen – wie zum Beispiel genetisches Erbe, Erfahrungen der frühen Kindheit und so weiter –, doch ist es möglich, effektiv an unserem Aufblühen zu arbeiten. Manchmal gelingt es einem ganz allein. Manchmal braucht man die Hilfe eines Psychotherapeuten.

* Das heißt, er ist wichtig, aber es werden auch noch andere Dinge benötigt.

Ich habe das Problem der Krebspersönlichkeit oft mit einem befreundeten Kollegen aus Holland, Dr. Joost A.M. Meerloo, besprochen. Er hat mir geholfen, das Problem besser verstehen zu lernen. Eines Tages, Mitte der fünfziger Jahre, saß ich mit ihm in seinem Büro, als die Türglocke läutete. Er bat mich zu bleiben und machte mich mit der Frau bekannt, die hereinkam. Gemeinsam erzählten sie mir die folgende Geschichte:

In den späten vierziger Jahren war Ethel als Patientin zu ihm gekommen. Sie litt an Brustkrebs, es hatten sich Metastasen gebildet, und man hatte ihr mitgeteilt, daß aus medizinischer Sicht nichts mehr für sie getan werden könne. Natürlich war sie fassungslos, fürchtete sich und suchte Rat und Hilfe, wie sie von jetzt an bis zu ihrem Ende leben sollte. Sie erzählte mir dann, sie habe in einigen Sitzungen bei Dr. Meerloo von sich selbst berichtet, und daß es immer ihr Wunsch gewesen sei, auf einem Ozeandampfer zu reisen und die Welt zu sehen, doch die Umstände hätten es nie erlaubt. Ethel hatte immer das Gefühl gehabt, ein Leben auf See wäre ideal für sie, und sie meinte lachend, in einem früheren Leben sei sie vermutlich ein Seemann gewesen.

Die schönste Zeit ihres Lebens war die vor ihrer Ehe und während der zehn ersten Ehejahre, als sie in einem Modesalon in Chicago als Verkäuferin gearbeitet hatte, was ihr viel Freude bereitete. Aber auch damals schon hatte Ethel Reiseprospekte durchgeblättert und von Schiffen, Kreuzfahrten und fernen Ländern geträumt. Dann waren die Kinder auf die Welt gekommen und ihr Leben von ihrem Dasein als Hausfrau und Mutter voll erfüllt gewesen. Doch ihre glücklichsten Erinnerungen betrafen die frühen Jahre.

Meerloo sagte mir dann, sie sei damals bereits verwitwet gewesen, ihre Kinder lebten am anderen Ende des Kontinents und brauchten sie zu dem Zeitpunkt nicht (ein Thema, über das sie intensiv gesprochen hatten), und es gab nichts, was sie zurückhalten konnte, keinerlei Verpflichtung oder irgend jemand, auf den sie Rücksicht nehmen mußte. Ihre körperliche Verfassung war zufriedenstellend. Warum reiste sie dann nicht *jetzt*? »Aber ich bin doch krank. Was könnte mir nicht alles auf dem Schiff passieren?«

Meerloo antwortete: »Bei Ihrer Krankheit, was könnte Ihnen denn auf dem Schiff passieren, was nicht auch an Land passieren würde?«

Damals machte die *Queen Mary* ausgedehnte Kreuzfahrten um die Welt. Ethel kratzte ihr ganzes Geld zusammen (ihr Onkologe hatte ihr gesagt, sie habe noch maximal zwei Monate zu leben) und leistete sich eine Kabine erster Klasse. Nach vier Monaten stürmte sie in Meerloos Büro, schalt ihn aus und sagte: »Also, jetzt habe ich mein ganzes Geld ausgegeben. Nun bin ich pleite und lebe immer noch!«

»Hätten Sie es vielleicht vorgezogen...?« fragte Meerloo, und beide brachen in Gelächter aus. Sie unterhielten sich eine Weile darüber, wie sehr sie sich auf dem Schiff *zu Hause* gefühlt hatte, wie selbstverständlich und *richtig* es ihr vorgekommen war, auf See zu sein. Meerloo hatte Freunde bei der Holland-Amerika-Schiffahrtsgesellschaft und besorgte ihr einen Job in einer Boutique auf einem der Schiffe. Seit der Zeit, also seit acht Jahren, meldete sie sich häufig bei Meerloo, wenn ihr Schiff im Hafen lag. Sie liebte ihr Leben und war gänzlich davon erfüllt. Der Brustkrebs sei seit ihrer ersten Reise nicht fortgeschritten, habe sich in den folgenden Jahren sogar um die Hälfte zurückgebildet, erzählte sie uns. Sie war auch nicht mehr ärztlich behandelt worden. Jedes Jahr schickte Ethel Meerloo (und ihrem Onkologen) eine Weihnachtskarte, und als Meerloo einige Jahre später starb, schickte sie mehrere Jahre lang eine an mich. Was dann aus ihr geworden ist, weiß ich nicht.

3 Krebs und Familie

Harriet und Walter lernten sich im College kennen, wo sie Musik und Komposition, er Malerei studierte, und sie verliebten sich ineinander. Nach vier Wochen bezweifelte keiner von beiden, daß sie heiraten würden. Sie heirateten ein Jahr vor ihrem Examen, und kurz nach Beendigung des Studiums kam ihr erstes Kind zur Welt. Sie hatten sich beide eine Familie gewünscht und beschlossen, daß Harriet Klavierstunden geben und als Musiklehrerin an der Schule in ihrem Ort tätig sein sollte, während Walter an seiner Malerkarriere arbeitete. Zehn Jahre später hatten sie drei Kinder, und er verkaufte seine Bilder regelmäßig in einem halben Dutzend kleiner Galerien in Tucson, Phoenix und Albuquerque. Zu diesem Zeitpunkt wurde bei ihr ein Lymphsarkom festgestellt, das sich rasch ausbreitete und trotz aller medizinischen Anstrengungen Metastasen bildete.

Als ich zum ersten Mal mit Harriet sprach, schien in ihrem Leben alles in Ordnung zu sein; es war zufriedenstellend, es füllte sie aus, und ich fand keine Spur eines psychologischen Faktors. Sie erzählte mir immer wieder, wie beglückend ihre Arbeit und ihre Kinder für sie seien und welch wunderbare Beziehung sie zu ihrem Mann habe. Bald darauf jedoch zeigten sich gewisse Ungereimtheiten und Risse. Sie war eine sehr erfolgreiche Lehrerin, hatte mehr Klavierschüler, als sie annehmen konnte, und mußte viele Anwärter aus Zeitmangel abweisen. Mehrere Schulen aus angrenzenden Orten hatten sie gebeten, auch dort zu unterrichten. Sie hatte einige Stücke für das lokale Kammermusikorchester geschrieben, man bat sie ständig um neue Stücke und bot ihr an, die Partituren an große Orchester zu schicken oder sie auf Band aufzunehmen, damit sie sie an ein Orchester senden könne, aber sie »war einfach viel zu beschäftigt und kam nie dazu«. Als ich sie fragte, warum sie zu beschäftigt sei, zu gestatten, daß man die Partituren verschickte, schien sie etwas verwirrt und fragte mich dann wütend: »Haben *Sie* eine Ahnung, was es heißt, drei Kinder großzuziehen und außerdem die Familie zu ernähren?«

Sie war wirklich sehr verärgert, nachdem ich ihr diese Frage gestellt hatte. Ich schlug vor, sie solle sich ihren Ärger für die kurze Zeit aufsparen, die sie brauchen würde, um die Frage zu *ihrer* Zufriedenheit zu beantworten: »Warum kostet es Sie mehr Zeit und Energie, dem Kammermusikorchester zu gestatten, Ihre Partituren zu versenden, als es den Leuten nicht zu gestatten?«

Sie starrte mich einige Minuten an, dann wurde sie sehr nachdenklich und gab mir die Antwort, die sie schon lange wußte, worüber sie aber noch nie mit jemandem gesprochen hatte. Seit über fünf Jahren wußte sie, daß sie über ein erstklassiges Talent verfügte, nur: »Walter ist ein wunderbarer Mann, und ich liebe ihn über alles, aber als Maler ist er absolut durchschnittlich. Er wird immer genug verdienen, um sich seine Farben, seine Pinsel und seine Leinwand leisten zu können, aber mehr auch nicht. Doch seine Malerei ist so wichtig für ihn, daß er dabei bleibt und sein ganzes Leben lang Freude daran haben wird. Und ich werde *niemals* zulassen, daß ihm das genommen wird.«

Sie hatte sich dafür entschieden, ihr eigenes Talent verborgen zu halten – »unter dem Scheffel«, wie sie sich ausdrückte. Harriet war überzeugt, es würde Walter zerstören, wenn sie große Anerkennung fände und er nicht, »und dann wäre unsere Ehe sicherlich am Ende. Er könnte niemals mit jemandem zusammenleben, der großen Erfolg hätte und er nicht. Er würde ja ständig daran erinnert.«

Als ich ihr sagte, der Dichter Auden habe den Krebs »ein vereiteltes kreatives Feuer« genannt, lächelte sie traurig. Ich wußte nicht, wie ich an ihrer Einschätzung der Situation rütteln sollte. Und vielleicht hatte sie ja recht. Nach ihrem Tod sammelte das Kammerorchester alle Stücke, die sie geschrieben hatte, kopierte die Partituren und war bereit, sie an alle großen Orchester zu schicken. Ihr Mann sagte, er würde das gerne selbst tun, und man gab ihm die Unterlagen. Als ich mich neun Jahre später danach erkundigte, waren sie noch nicht abgeschickt worden.

Wir als Angehörige der helfenden Künste wissen inzwischen sehr genau, daß niemand auf einer Insel lebt, unbeeinflußt von der Gegenwart um sich herum, sondern daß jeder ein sehr reales und dynamisches Umfeld hat, entweder in seiner Familie oder in einer anderen Gruppe, zu der er intensive Beziehungen pflegt. Die Zeiten, in denen Psychotherapeuten diese Tatsache großzügig ignorieren konnten, sind Gott sei Dank längst vorüber. Wir wissen heute, daß nur wenig Zeit und Energie im Therapiezimmer aufgebracht wird im Vergleich zu dem Aufwand an Zeit und Energie in der Interaktion mit wichtigen anderen Menschen. Wenn jemand an Krebs erkrankt, ist es deshalb von größter Wichtigkeit, daß die Familie so rasch wie möglich und so positiv wie möglich in das innere Wachsen des Patienten eingebunden wird.

In Zukunft könnte es sein, daß eine oder mehrere Formen der Familientherapie auch auf dem Gebiet der Krebsbehandlung Anwendung finden. Da ich hierin über keine ausreichende Erfahrung verfüge, kann ich auch keine definitiven Schlußfolgerungen ziehen oder Empfehlungen abgeben. Aber ich kann von meinen eigenen Versuchen berichten, in die positive Stimulation für das innere Wachsen des Patienten die Familie miteinzubeziehen.

Ich habe mich stets bemüht, den für den Patienten wichtigsten »anderen« als Verbündeten für meine Arbeit zu gewinnen. Meistens empfing ich die entsprechende Person allein, erklärte meine Vorgehensweise sowie was ich zu erreichen versuchte und warum, beantwortete Fragen und versuchte dann, ihn oder sie zur Mitarbeit zu gewinnen. Dabei habe ich auch das folgende Argument vorgebracht:

»Im Augenblick sind wir in einer Notsituation. Joe ist derjenige, der so schnell wie möglich innerlich wachsen und sich ändern muß. Er hat das Problem. Doch wenn diese Ehe halten soll, müssen Sie sich wahrscheinlich *beide* ändern. Es ist für eine Beziehung eine absolute Zerreißprobe, wenn der eine wächst und der andere nicht. *Nach Joe sind Sie an der Reihe.* Eins, was Sie jetzt schon tun müssen, ist, darüber nachzudenken, wie *Sie* wachsen und sich ändern möchten. Was erwarten

Sie von sich selbst, und wie können Sie das am besten erreichen? Sie sollten jetzt schon ernsthaft darüber nachdenken, damit Sie dann sofort anfangen können, wenn es soweit ist und Sie an der Reihe sind.«

Natürlich kommt es auch vor, daß beide Partner gleichzeitig an sich arbeiten; wo dies möglich ist, ist es sicherlich das Beste. Wo dies nicht möglich ist, ist es immer noch eine interessante und stimulierende Zeit.

Meistens sind beide mit der Idee einverstanden, daß der Ehepartner (oder eine andere wichtige Bezugsperson) als Verbündeter dem oder der Krebskranken hilft, seinen/ihren Weg zu finden. Wenn es das Ziel ist, daß *beide* innerlich wachsen sollen, dann wird die Idee in noch viel größerem Maß akzeptiert. Es kommt nur selten vor, daß ein Ehepartner nicht damit einverstanden ist. Dann ist die Ehe aber bereits so zerrüttet, daß beide wissen, eine Trennung wäre das Beste für sie. In den meisten Fällen habe ich jedoch Reaktionen wie die folgende zu hören bekommen:

»Seit Jahren sage ich zu Joe, er soll kündigen, wenn er seinen Job so sehr verabscheut. Mach' was anderes. Wir verzichten auf das Hausmädchen, und ich suche mir wieder Arbeit. Mir ist ein zufriedener Mann, der weniger verdient, viel lieber als ein reicher und unzufriedener. Aber er hat mir nie zuhören wollen, wenn ich das gesagt habe.«

Und derselbe Joe sagte zu mir:

»Ich würde meinen Job so gerne an den Nagel hängen und ein Immobilienbüro aufmachen. Aber das gibt eine lange Durststrecke, bevor ich mal anfange, Geld zu verdienen. Mary war von Kindheit an nur die guten Dinge des Lebens gewöhnt und braucht sie auch. Ich könnte ihr das nicht nehmen.«

Oder in einer vergleichbaren Situation sagt die krebskranke Jane:

»Ich würde so schrecklich gerne wieder arbeiten. Ich konnte es noch nie ausstehen, bloß Hausfrau zu sein. Immer nur das gleiche, und nichts ändert sich. Aber Tom möchte ein sauberes Haus und ›Essen auf dem Tisch‹, wenn er von der

Arbeit kommt. Diese Dinge sind ihm wichtig, und es ist meine Aufgabe, dafür zu sorgen, daß er sie hat.«

Zur selben Zeit erzählte mir Tom: »Wenn Jane wirklich wieder arbeiten will – in Ordnung! Es wäre sicherlich für uns beide ein ganz neues und interessantes Leben. Wir können Fertigmenüs essen, inzwischen gibt es ja schon recht gute, und die sind in zwanzig Minuten gar. Ich werde auch einkaufen gehen. Mir ist eine zufriedene Frau, die Spaß hat an ihrem Leben und Interessantes zu berichten weiß, doch viel lieber als ein sauberes Haus, das jeden Tag staubgewischt und geputzt wird.«

Oft ist es von Vorteil, wenn auch der Ehepartner des Krebspatienten eine Psychotherapie macht, sofern das möglich ist. Der Therapeut sollte jemand sein, der die Art der therapeutischen Behandlung, der sich der Krebspatient unterzieht, *versteht und an ihr Anteil nimmt.* Es kann eine große Belastung für die Partner sein, wenn sie bei völlig unterschiedlich orientierten Therapeuten sind. Die Therapeuten sollten, mit Einverständnis und Wissen der Ehepartner, in engem Kontakt stehen.

Ein Aspekt, der auf keinen Fall außer acht gelassen werden darf, wenn man mit Krebspatienten arbeitet, sind die Kinder. Wenn es eine Verallgemeinerung gibt, die auf fast alle Kinder zutrifft, dann ist es die, daß Kinder glauben, wichtige Ereignisse in der Familie seien durch etwas, das sie sind oder haben, verursacht worden. Außerdem glauben Kinder, Erwachsene könnten über alles frei entscheiden (schließlich dürfen sie so lange aufbleiben, wie sie wollen, und essen, was ihnen schmeckt). Wenn nun Vater oder Mutter krank werden oder sterben, dann meint das Kind, das habe auch etwas mit ihm zu tun. Auf der bewußten oder vorbewußten Ebene fast eines jeden Kindes, dem die Mutter oder der Vater stirbt, findet der Arzt die Überzeugung: »Wenn ich nicht so böse gewesen wäre, hätte die Mami mich viel lieber und würde mich nie verlassen.«

Von dieser Auffassung des Kindes bis zu seiner Empfindung, es sei seine *Schuld*, daß die Mutter oder der Vater starb, ist es nur ein kleiner und fast zwingender Schritt.

Die Allgemeingültigkeit dieser Erkenntnis und ihre Bedeutung für die Entwicklung eines Kindes kann nicht überschätzt werden. Man *muß* sie berücksichtigen. In dieser Situation ist rechtzeitiges Eingreifen unerläßlich, um große spätere Schäden zu verhindern. Man sollte im frühestmöglichen Stadium der Krankheit damit beginnen. Die beiden in der Fußnote genannten Bücher sollten auf dem Schreibtisch jedes Onkologen und jedes Therapeuten stehen, der mit Krebskranken arbeitet.* Und zumindest das erstgenannte Buch sollte auch von allen Vätern und Müttern gelesen werden, die Krebs haben, oder von ihren Ehepartnern.

Auch mit Kindern, die solche Gedanken nicht zugeben, sollte man präventiv arbeiten. Bei einer meiner Patientinnen, bei der Metastasen aufgetreten waren, hatte ein Bein amputiert werden müssen. Ich besuchte sie in ihrem Haus. Ich mußte zwischen fünfzehn und siebzehn Uhr erscheinen. Vorher war niemand zu Hause, und für sie war es schwierig, auf ihren Krücken zur Tür zu kommen. Später waren noch andere Familienmitglieder da, und wir hatten nicht die nötige Ruhe. Ab drei Uhr jedoch war ihr achtjähriger Sohn aus der Schule zurück. Er öffnete mir die Tür und brachte mich in ihr Zimmer. Nach der Sitzung ging ich zu seinem Zimmer, klopfte an, und er brachte mich nach unten zur Haustür.

Die Mutter war sehr krank, und ihr Zustand verschlechterte sich zusehends. Es war ihr unmöglich, mit ihrem Sohn darüber zu sprechen. Der Vater hatte es einige Male versucht, aber die unterdrückten Tränen hatten ihn jedes Mal daran gehindert, weiterzusprechen. Niemand anders schien dazu willens oder in der Lage zu sein. Also fragte ich den Jungen eines Tages, als er mich zum Zimmer seiner Mutter brachte, ob ich mich nachher ein wenig mit ihm unterhalten

* E. LeShan, *When a Parent is Very Sick*. Boston: Little, Brown, 1986; und E. LeShan, *Learning to Say Goodbye When a Parent Dies*. New York (The Macmillan Company) 1976.

dürfte. »Ja«, sagte er, »ich zeige Ihnen meine Eisenbahn.« Nachdem ich die Eisenbahn gebührend bewundert hatte, sprach ich mit ihm darüber, wie sich Kinder manchmal fühlen, wenn die Mutter so krank ist wie seine Mutter; wie sie sich selbst die Schuld geben, und so weiter. Er hörte mir zu und teilte mir dann mit, das seien doch wirklich dumme Kinder, und er würde sich nie so fühlen. Ich sagte ihm, ich verstünde, daß *er* sich nicht so fühle, aber vielen Kindern ginge es so. Auf diese Weise sprachen wir eine Weile miteinander. Schließlich sagte ich ihm, daß ich nun gehen müsse, und schlug vor, daß wir uns bei meinem nächsten Besuch weiter unterhalten sollten. »O ja«, meinte er, »und dann können Sie mir mehr von diesen komischen Kindern erzählen, und wie die sich fühlen.«

Wenn möglich, sollten Vater oder Mutter, ein Verwandter, der Pfarrer, der Schulberater oder der Arzt mit den Kindern arbeiten. Manchmal ist aber niemand von ihnen bereit oder fähig, das zu tun. Dann ist häufig der Psychotherapeut gefragt. Oft muß die Arbeit über den Tod von Vater oder Mutter hinaus weitergeführt werden. Ich hatte Kinder als Patienten, die als Erwachsene wiederkamen, nach fünfzehn oder zwanzig Jahren, und nochmals über den Elternteil sprechen wollten, der damals gestorben war.

Hat die psychotherapeutische Beziehung einmal begonnen, dann ist es – und das versteht sich hoffentlich von selbst – dem Therapeuten *auf keinen Fall gestattet*, die Sitzungen mit dem Patienten oder den Hinterbliebenen abzubrechen, solange er noch gebraucht wird. Häufig erschöpft eine Krebserkrankung die finanziellen Mittel einer Familie. Es ist aber kein Grund, die Arbeit abzubrechen, nur weil jemand sie nicht mehr bezahlen kann. Nach vielen Jahren psychotherapeutischer Forschungsarbeit im stationären oder ambulanten Bereich, die den Patienten und ihren Familien keine zusätzlichen Kosten verursachte, darf ich behaupten, daß die alte Leier, der Patient müsse für die Therapie bezahlen, wenn sie ihm helfen soll, blanker Unsinn ist. Die Bezahlung nutzt dem Therapeuten. Dem Patienten nutzt sie nicht.

Wenn es möglich ist, sollte die Psychotherapie im Behandlungszimmer des Therapeuten stattfinden. Da sich dies bei Menschen mit Krebs sehr oft nicht durchführen läßt, sucht man sie zu Hause oder in ihrem Krankenhauszimmer auf. Unter solchen Bedingungen erhält ein bemerkenswerter und wenig diskutierter Aspekt der Psychotherapie einige Bedeutung.

Die Praxis eines Psychotherapeuten ist etwas ganz Besonderes. Alles, was dort gesprochen oder erfahren wird, ist ganz sicher vertraulich. Das Behandlungszimmer gleicht ein wenig einem »magischen Kreis«. Man kann seine Gefühle in der verhältnismäßigen Sicherheit dieser vier Wände prüfen und erfahren und hat es dann in der Hand, abzuwägen und zu *messen*, was und wieviel von diesen Gefühlen man nach außen zeigen will.

In einer anderen Umgebung ist die Situation eine andere. Es gibt keinen magischen Kreis in dem Raum, in welchem Patienten an sich arbeiten, um sich zu befreien. Die Erforschung ihrer Gefühle geht deshalb mühsamer und langsamer vor sich.

Unter diesen Bedingungen kann es sehr hilfreich sein, wenn man die Sitzung in einen zeitlichen statt in einen räumlichen Rahmen einspannt, indem man ein kurzes, unaufdringliches *Ritual* zu Beginn und am Ende jeder Sitzung anwendet, um sie vom Rest des Tages abzugrenzen. Häufig besteht es in nichts anderem, als immer in demselben Sessel zu sitzen, ein Notizbuch, eine Tasche oder einen Aktenkoffer stets an denselben Platz zu legen und sofort mit der Arbeit zu beginnen. Die Sitzung wird dann auf ähnliche Weise beendet.

Bei streng meditativer Erforschung der Gefühle ist die Situation vergleichbar, hier wird das Ritual jedoch üblicherweise vom Patienten vorgenommen. Eine »zentrierende« Meditation (vgl. Kapitel 9) zu Beginn und am Ende jeder Sitzung kann als Markierung dienen. Wichtig ist jedoch in jedem Fall, regelmäßig und möglichst ohne Ausnahme das gleiche Ritual anzuwenden.

Auch wer ohne Psychotherapie oder ein regelmäßiges

Meditationsprogramm arbeitet, sollte ähnlichen Regeln folgen. Mindestens einmal pro Tag sollte man sich Zeit nur für sich selbst nehmen. Der Grundsatz lautet: »Diese Zeit gehört mir. In dieser Zeit spielen die Bedürfnisse und Anforderungen anderer für mich keine Rolle. Ich versuche herauszufinden, was *ich* brauche, wer *ich* bin und was ich in *meinem* Leben will.« Diese Zeit sollte mit einem bestimmten Ritual begonnen und beendet werden.

Wenn man in einem Krankenzimmer arbeitet, hat man ganz spezielle Schwierigkeiten zu überwinden. Sofern der Patient kein Einzelzimmer hat, kann Privatheit zu einem großen Problem werden. Manchmal findet sich mit viel Phantasie und einer guten Beziehung zu den Schwestern eine Lösung. Oft kennen sie eine ruhige Ecke, wo man sich auch mit einem Kranken im Rollstuhl mal eine Stunde aufhalten kann. Doch manchmal ist noch nicht einmal das möglich. Ich habe viele Wochen regelmäßiger Therapiesitzungen flüsternd hinter dem Vorhang zugebracht, damit der Patient im nächsten Bett die Unterhaltung nicht verstehen konnte.* Das bedeutet zwar eine große Anstrengung, aber wenn es sein muß, geht es.

Manchmal braucht man ganz ungewöhnliche Lösungen. Marthe war ambulante Patientin des Krankenhauses, in dem ich arbeitete, und hatte ihre Therapie in meinem Büro begonnen. Da sie mit der von diesem Krankenhaus vertretenen therapeutischen Linie nicht zufrieden war, entschloß sie sich nach einem Jahr, das Haus zu wechseln, und meldete sich in einem mehr traditionell ausgerichteten Behandlungszentrum an. Sie wollte ihre Therapie mit mir fortsetzen, sich aber in dem Krankenhaus nicht mehr blicken lassen, weil es sie verlegen machte, dem Personal dort begegnen zu müssen. Sie konnte ein Auto lenken, ansonsten war sie aber auf den Rollstuhl angewiesen. Sie wohnte weit draußen in einem Vorort,

* In amerikanischen Krankenhäusern sind in den Mehrbettzimmern die einzelnen Betten durch Vorhänge, die von der Decke bis zum Boden reichen, abgetrennt, wodurch die Schamhaftigkeit respektiert wird. [A.d.Ü.]

und ich konnte sie nicht sehr oft besuchen. Also trafen wir uns zweimal wöchentlich um elf Uhr vormittags auf dem Parkplatz des Metropolitan Museum of Art. Marthe parkte ihr Auto; ich holte ihren Rollstuhl heraus und setzte sie hinein. Dann stellten wir uns an die Spitze der Schlange, die darauf wartete, daß das herrliche Café mit seinen Tischen am Brunnen öffnete. (Leider existiert es nicht mehr!) Sobald die Türen aufgingen, begab sie sich zu unserem ganz speziellen Tisch, den wir wegen seines schönen Blicks auf den Brunnen gewählt hatten und weil wir dort ungestört sein konnten. Ich ging zum Büfett und brachte beide Tabletts. Wir aßen, tranken unseren Kaffee aus (der letzte Schluck war unser Eröffnungsritual) und hatten unsere psychotherapeutische Sitzung. Nach dieser Stunde rief ich den Ober, damit er die Tabletts abräumte (das Ritual für das Ende unserer Sitzung), und danach schob ich ihren Rollstuhl für eine halbe Stunde durch die von uns besonders bevorzugten Galerieräume. Für uns beide war dies eine gute Arbeitsweise, die noch dazu den Vorteil hatte, daß wir uns am Ende durch den Kunstgenuß erfrischt fühlten.

Es war ein außergewöhnliches Vorgehen, das aber sowohl der Situation als auch unseren beiden Persönlichkeiten entsprach. Letzteres ist wichtig. Hätte uns diese Form des Arbeitens nicht zugesagt, wäre die ganze Prozedur nicht lebensfähig gewesen. Es wird berichtet, Freud habe Gustav Mahler bei gemeinsamen Ausritten erfolgreich behandelt. Offenbar stand das im Einklang mit ihren beiden Charakteren. Marthes und meiner Persönlichkeit hätte es ganz sicher nicht entsprochen.

Die Belastung, die eine Krebserkrankung mit sich bringt, kann bei manchen Familien zu einem besonders engen Zusammenhalt führen, bei anderen genau das Gegenteil bewirken. Es ist eine wichtige Aufgabe für die Familienmitglieder, sorgfältig darauf zu achten, welche Wirkung Diagnose und Krankheit auf ihre Fähigkeit haben, miteinander zu kommunizieren. Wo keine tiefere Kommunikation entstanden ist, sollten sie bewußte Anstrengungen unternehmen, diese herbeizuführen, und für alle kritischen Fragen offen sein. Der Kernbegriff ist hier oft das Wort *Respekt*. Familienmitglieder müssen sich gegenseitig respektieren. In den meisten Fällen schützen wir jemanden vor der Wahrheit, weil wir seine Kraft und Fähigkeit, die Wahrheit zu akzeptieren, eben *nicht* respektieren. Erwachsene Familienmitglieder wie Kinder zu behandeln, fördert weder ihre noch die Fähigkeiten der Familie, mit einer Krise umzugehen.

Wenn es den Familienmitgliedern nicht gelingt, die Kommunikation untereinander aufrechtzuerhalten, sollten gute Freunde, Ärzte, Pfarrer oder Therapeuten diese Aufgabe übernehmen. Glücklicherweise ist es heute nicht mehr so weit verbreitet wie früher, daß Ärzte ihren Patienten nicht die Wahrheit über ihre Krankheit sagen. Manchmal allerdings wird die Diagnose nicht verschwiegen, sondern beschönigt. Vor kurzem wurde ein Mann, den ich kannte, gründlich untersucht. Die Diagnose lautete Krebs, die Ehefrau wurde informiert und auch darüber, daß die Harnröhre, eine Niere und ein Teil der Blase operativ entfernt werden müßten. Dem Mann selber sagte man hingegen, er habe einen harmlosen Tumor und man wolle die Operation aus prophylaktischen Gründen vornehmen. Die Frau wandte sich an ihren Hausarzt, der sich mit dem Onkologen in Verbindung setzte und ihr das, was sie gehört hatte, bestätigte. Daraufhin redete sie mit ihrem Mann, damit er den Verlauf der Behandlung auf der Basis korrekter Information selbst bestimmen konnte. Als ich am folgenden Tag mit ihm sprach, wirkte er ruhig und entschlossen. Er sagte mir, er sei viele Jahre lang Marineoffizier gewesen und habe dabei eines mit Sicherheit gelernt, daß es nämlich viel gefährlicher ist, über eine Situation nicht genau Bescheid zu wissen, ganz gleich, wie schlimm sie auch sein mag. »Wenn ich weiß, was los ist, habe ich eigentlich keine Angst. Ich kann Entscheidungen treffen und mein Bestes tun. Die Dinge, die ich nicht verstehe, die machen mir Angst. Ich weiß dann nicht, wie ich mich verhalten und was ich tun soll.« Er war ein starker Mann, der das akzeptieren konnte, was er zu akzeptieren hatte, wenn er ausreichend informiert war.

Als er am gleichen Nachmittag jedoch zu seinem Arzt kam, sagte dieser, seine Frau habe ihm etwas Falsches gesagt, und meinte: »Wir nehmen nur den Tumor heraus, damit wir in dieser Gegend keinen Ärger mehr bekommen.« Der Mann war furchtbar wütend auf seine Frau, weil sie ihm einen solchen Schrecken eingejagt hatte. Auch die Kinder machten ihr Vorwürfe. Nachdem der Führer der religiösen Gemeinschaft, der dieser Mann angehörte, mit dem Onkologen gesprochen hatte, übernahm er es, die ganze Familie zusammenzurufen und den Sachverhalt klarzustellen. Danach nahm der Patient die Situation in die Hand, ließ sich von einem weiteren Chirurgen beraten, erkundigte sich nach unterschiedlichen Chemotherapien und Bestrahlungsmethoden und nach ihren Erfolgsstatistiken. Schließlich entschied er sich für eine rein chemotherapeutische Behandlung und blieb dabei. Es sieht so aus, als sei bisher alles erfolgreich verlaufen, bei der Computertomographie ist der Krebs nicht mehr sichtbar.

Im Umgang mit Familien müssen Psychotherapeuten und andere Helfer berücksichtigen, daß es zwei unterschiedliche Formen des Leugnens gibt. Die gesunde Art ist damit vergleichbar, wie der Körper mit einer Fleischwunde umgeht. Bis fast zum Abschluß des Heilungsprozesses bildet er einen schützenden Schorf über der Wunde; wenn sie verheilt ist, fällt der Schorf ab. Oft ist ein Kranker, nachdem er die Diagnose gehört hat, vom Schock wie gelähmt und noch nicht in der Lage, mit der Situation umzugehen. Hier kann Leugnen der schützende Schorf sein, der sich über die Wunde legt.

Die zweite Form des Leugnens zieht sich über eine lange Zeit hin, schwächt die Beziehungen der Patienten (und damit ihre Fähigkeit, mit dem Problem fertigzuwerden) und hindert sie daran, konstruktiv zu handeln. Das ist die ungesunde Art des Leugnens.

Das Leugnen geschieht entweder bewußt (üblicherweise um jemand zu schützen) oder unbewußt. In beiden Fällen wird es akzeptiert und ohne guten Grund nicht aufgegeben. Unter diesen Voraussetzungen hat niemand das Recht, in die Abwehr eines Menschen einzugreifen, der nicht wirklich mit dem Leben des Patienten befaßt ist oder ihn psychologisch betreut.

Einmal sagte ein Mann zu mir: »Das ist ein gutes Krankenhaus hier. Nicht wie das, in dem ich vorher war.« Als ich ihn nach dem Unterschied fragte, meinte er: »In dem anderen haben sie mir gesagt, ich hätte Krebs. Hier behandeln sie mein Rheuma, und es geht mir besser.« Selbstverständlich habe ich in diesem Fall das Leugnen ebenso ohne Widerspruch akzeptiert wie bei dem Chirurgen, der in der onkologischen Abteilung jenes Hospitals lag, in dem er jahrelang selbst operiert hatte. Nun war er operiert worden, erhielt Bestrahlungen und erzählte mir von seinem »Rheuma«, das sich so weit »ausgebreitet« habe und ihm solch starke Schmerzen bereite. Die Botschaft war eindeutig, und es gab keinen Grund, seine Diagnose in Zweifel zu ziehen.

Eine ganz andere Sache ist es, wenn das Leugnen beibehalten wird, um andere zu schonen, und/oder wenn es den Zugang des Betroffenen zu den Quellen seiner Kraft blockiert oder zu seiner Fähigkeit, sich den Problemen seines Lebens zu stellen. Ich erinnere mich an einen Nachmittag, der typisch war für die vielen Nachmittage in all den Jahren, in denen ich in der Krebsabteilung des Trafalgar Hospitals in New York arbeitete. Im Krankenbett lag ein siebenundsechzigjähriger Mann mit schwerem Darmkrebs. Neben dem Bett saß seine Frau, mit der er einundvierzig Jahre lang verheiratet war, und hielt seine Hand. Beide sprachen von einem »Darmverschluß«, der mit Bestrahlungen behandelt werde. Sie kannten die wahre Diagnose (wie ich aus Einzelgesprächen mit ihnen wußte), die sie aber öffentlich leugneten. Sie tat es auf Empfehlung des Arztes, er hatte den Wink verstanden, und nun leugneten sie es gegenseitig, um den anderen zu »schonen.« Die beiden hatten eine sehr gute Ehe geführt, stets war einer für den anderen dagewesen. Und jetzt konnten sie über das größte Problem im Raum und auf der ganzen Welt nicht miteinander reden, und auch kaum über etwas anderes, aus lauter Angst, wohin das führen mochte (wenn man über den Urlaub vom letzten Jahr sprach, könnte man ja plötzlich anfangen, über den vom nächsten Jahr zu reden, und so weiter); also reduzierten sich ihre Unterhaltungen schon recht bald auf Triviales: das Wetter, das Fernsehprogramm und die Sportberichte. Sie konnten nur über Dinge reden, die keine Konsequenzen nach sich zogen. Sie saßen ganz nah beieinander, gingen sehr liebevoll miteinander um und brauchten einander, aber sie waren dennoch voneinander getrennt durch eine Glaswand aus Lüge, Angst und Schmerz, die sich von Wand zu Wand und vom Fußboden zur Decke erstreckte. Die Hauptquelle seiner Kraft war ebenso abgeschnitten wie ihre gemeinsame Fähigkeit, realistisch mit ihren Problemen umzugehen.

Da niemand sonst da war, das Notwendige zu tun, ging ich in ihr Zimmer und sagte ungefähr folgendes: »Seien wir ehrlich zueinander. Ihr zwei liebt und braucht euch, aber ihr seid voneinander getrennt, weil ihr versucht, den anderen zu schonen. Doch damit erreicht ihr genau das Gegenteil; ihr seid dadurch beide viel schwächer, sehr allein und habt viel mehr Angst. Wir wissen alle, daß es Krebs ist, und wir haben alle Angst. Keiner kann uns Hoffnung geben. Es gibt Mittel und Methoden, und die wenden wir an; wenn sie versagen – obwohl wir sie nicht einsetzen würden, wenn wir nicht der Ansicht wären, es bestünde die gute Chance, daß sie auch wirken –, dann gibt es andere, die wir anwenden können, und jeden Tag werden neue gefunden. Aber es *ist* eine schlimme Situation, und ihr zwei kommt besser damit zurecht, wenn ihr sie gemeinsam angeht, statt jeder für sich allein. Ich bin draußen, falls ihr mich braucht.«

Ich verließ das Zimmer und wartete im Flur (naßgeschwitzt von *meinem* Mitleid und meiner Angst, wie ich mit dieser zutiefst menschlichen und bewegenden Krise fertigwerden würde), weil ich wußte, daß sie mich nach einer Weile des Alleinseins miteinander brauchen würden, um ihre Fragen zu beantworten oder um herauszufinden, wie sie sie selbst beantworten könnten.

Wenn das Schicksal wirklich zugeschlagen hat, werden viele Menschen mit der Situation viel besser fertig, wenn sie mit denen, die ihnen am nächsten sind, im intensiven und ehrlichen Gespräch bleiben. Wo diese Kommunikation geschwächt ist oder abbricht, ist es die Aufgabe der am meisten Betroffenen – des Patienten, des Ehegatten oder des wichtigsten »anderen«, des Arztes oder Therapeuten –, alles daran zu setzen, daß die Beziehung wieder gefestigt und gestärkt wird. Die meisten Menschen können die ungeheure Belastung, den Schmerz und die Verwirrung nach einer Krebsdiagnose besser bewältigen, wenn sie gemeinsam daran arbeiten und miteinander weinen, als wenn jeder das für sich allein tut.

4 Überleben im Krankenhaus

Gespräche in einem Krankenhausflur:

Erste Frau: Der Arzt sagt, sie soll die Medizin regelmäßig nehmen.
Zweite Frau: Ärzte – was interessiert *die* das denn!

Besucher: Wie sind denn die Leute hier in dem Krankenhaus?
Patient: Hier gibt es keine Leute. Hier gibt es nur Ärzte, Schwestern und Patienten.

Diese beiden wahren Begebenheiten enthalten jede für sich ein Körnchen Wahrheit. Wenn Sie ein Krankenhaus betreten, kommen Sie in eine neue Welt. Wenn Sie das wissen und verstehen, ist es leichter, sich so zu verhalten, daß der Aufenthalt im Krankenhaus* auch wirklich Ihrem eigenen Besten dient. Sie werden außerdem die typischen Gefahren und Fallgruben für den Krankenhauspatienten zu vermeiden wissen.

Als erstes müssen Sie verstehen, was ein Krankenhaus überhaupt *ist*. Es ist im Grunde ein Wirtschaftsunternehmen, von Kaufleuten und Buchhaltern geführt, die bestimmte Tests, Mittel und Methoden verkaufen, welche mit Krankheit zu tun haben. Die Ärzte, Schwestern und Pfleger eines Krankenhauses haben ihren Beruf im allgemeinen aus besten Motiven heraus gewählt. Sie haben eine medizinische Ausbildung absolviert und arbeiten in einem medizinischen System, das den Patienten nicht als Person, sondern als kaputte Maschine betrachtet. Sie arbeiten in einem Milieu, das diese Betrachtungsweise verstärkt, indem die Patienten gettoisiert werden, separiert nach Krankheit oder Dysfunktion des Organsystems. Da nur die Patienten ständig wechseln, die Angestellten aber bleiben, betrachten sie mit der Zeit die Abläufe in ihrem Krankenhaus als etwas, das sich nach ihren Wünschen und Vorstellungen zu richten hat, statt nach den

* Das amerikanische Gesundheitswesen ist dem westeuropäischen nicht vergleichbar. Krankenhäuser (wie Universitäten) sind reine Wirtschaftsunternehmen und werden ausschließlich nach marktwirtschaftlichen Gesichtspunkten geführt. [A.d.Ü.]

Bedürfnissen der Patienten. Leidende, ängstliche Patienten setzen die Mitarbeiter dem permanenten Druck aus, stets allwissend und omnipotent sein zu müssen. Nach und nach verhalten sie sich so, als könnten sie diesen Part ausfüllen, und bringen ihn den jungen Kollegen auch gleich bei. Schließlich halten sie ihn dann für ihre wahre Rolle und geraten außer Fassung, wenn diese in Frage gestellt wird.

Viele Ärzte sind so sehr damit beschäftigt, die Krankheit zu bekämpfen und den Kranken dabei zu ignorieren, daß man oft das Gefühl hat, sie würden sich fragen: »Wie viele großartige Maßnahmen und verstümmelnde Operationen kann ich dem Patienten (oder seiner Krankenversicherung) noch in Rechnung stellen, bevor der Tod – der letzte Widerstand des Konsumenten – dazwischenfunken darf?«

Für sie ist ein *guter* Patient derjenige, der ihre Angaben akzeptiert und ihre Anordnungen unkritisch und ohne Fragen zu stellen befolgt. Ein *schlechter* Patient stellt Fragen, auf die sie keine Antwort wissen, spricht Probleme an, die ihnen unangenehm sind, und betrachtet die Maßnahmen des Krankenhauses nicht unbedingt als weise, nützlich oder intelligent. Menschen, die in Krankenhäusern arbeiten, sind einem ungeheuren Druck ausgesetzt, die Regeln, Maßnahmen und Vorgaben des Hauses als korrekt zu betrachten und den Patienten, der dagegen aufbegehrt, als Querulanten. All diesem Druck zum Trotz gibt es eine erstaunlich große Minderheit beim Krankenhauspersonal, die sich um ihre Patienten kümmert und sie als Menschen sieht. Die Mehrheit jedoch gibt dem Druck mehr oder weniger nach und fühlt sich eher der Institution als den Patienten verpflichtet.

Die hohen Kosten der medizinischen Versorgung kommen zum großen Teil aus der Duplizierung des Dienstleistungsangebots benachbarter Krankenhäuser, was wiederum hauptsächlich am Wettbewerb um Prestige (und Profite) liegt. Wenn es tatsächlich und in der Hauptsache um die Patienten ginge, wäre es für die Direktoren benachbarter Hospitäler ein leichtes, sich darüber zu einigen, welches Haus welche Dienstleistung anbietet. Da Spezialgeräte und -apparaturen immer teurer werden, könnte eine solche Vereinbarung sehr viel Geld sparen helfen. Realistisch gesehen wäre dies jedoch dasselbe, als würde man von General Motors und Ford erwarten, sich darüber zu einigen, wer von ihnen kleine Autos baut und wer die Kombiwagen.

Selbst für die, welche mit Leib und Seele Ärzte oder Schwestern sind, ist es sehr schwierig, diese Einstellung beizubehalten, wenn man in einer ausschließlich profitorientierten Institution arbeitet. Sehr bald wird es sämtlichen Mitarbeitern klar, daß das Produkt ihrer Firma aus Tests und medizinischen Verfahren besteht, nicht aber aus der Sorge um den Patienten und sein Wohlergehen. Die Einstellung »Zuerst kommt der Patient« ist sehr schwierig beizubehalten, wenn im ganzen Krankenhaus eine andere Auffassung vorherrscht. Man muß sich wundern, daß es in den modernen Krankenhäusern trotzdem so viele Leute gibt, denen ihre Patienten am Herzen liegen, und daß die Versorgung der Patienten so gut ist, wie sie ist.

Wenn Sie wissen, daß Krankenhäuser Wirtschaftsunternehmen sind, die ein Produkt verkaufen, und daß sie (gemeinsam mit den Versicherungen und der pharmazeutischen Industrie) einer der größten und lukrativsten Wirtschaftszweige der Vereinigten Staaten sind, werden Sie sich über Begebenheiten, bei denen sich niemand um die Patienten zu kümmern scheint – und die Sie bei einem längeren Krankenhausaufenthalt vermutlich selbst erleben werden –, kaum noch wundern. Innerhalb weniger Wochen habe ich zum Beispiel folgendes miterlebt:

1. Ein Patient wurde nach der Operation in sein Zimmer zurückverlegt, ohne daß man ihm den Rufknopf gab. Er war der einzige Patient in einem Mehrbettzimmer. Sechs Stunden lang betrat niemand den Raum. Der Mann hatte zeitweilig sehr starke Schmerzen und war nicht in der Lage, Hilfe herbeizurufen.

2. Ein Patient, der sich allein nicht bewegen konnte, saß zweieinhalb Stunden lang hilflos auf der Bettpfanne. Zwar drückte er den Rufknopf, aber niemand kam. Seine Rücken-

muskeln verkrampften sich völlig. Schließlich hörte ein anderer Patient auf dem Flur sein Weinen, ging ins Zimmer, fragte ihn nach seinem Problem und ging dann zur Schwesternstation am Ende des Flurs, wo es ihm gelang, eine Hilfsschwester davon zu überzeugen, den Patienten aus seiner quälenden Lage zu befreien.

3. Einer Patientin war zwei Tage nach einer schweren Unterleibsoperation der Katheter entfernt worden, nachdem sie große Mengen Wasser gelassen hatte. Nach einer Stunde hatte sie starke Schmerzen, ihre Muskeln verkrampften sich, und die Wunde drohte aufzureißen. Die Patientin sagte, sie müsse erneut Wasser lassen. Über eine Stunde lange hörte sie von drei verschiedenen Schwestern, sie sei hysterisch. Man gab ihr Beruhigungsmittel, sagte ihr, sie solle nicht so lästig sein, schließlich gäbe es andere, die *wirklich* Schmerzen hätten und die Schwestern brauchten. Plötzlich wurde es offenkundig, daß sie unter ihrem Weinen ihr Bett näßte. Die Schwestern sahen die nassen Laken und entschlossen sich, den Katheter wieder einzuführen, wonach die Patientin noch einmal 700 Kubikzentimeter Wasser ließ (und das ist sehr viel). Keine der Schwestern entschuldigte sich bei der Patientin oder ließ irgendwie durchblicken, daß man sie schlecht behandelt hätte.

Ich könnte noch von vielen anderen solcher Begebenheiten berichten, bei denen ich Zeuge war, aber die genannten Beispiele sollen genügen, um zu zeigen, was bei jedem Krankenhausaufenthalt vorkommen kann. Ich sollte hinzufügen, daß diese Dinge intelligenten Patienten aus der Mittelschicht passierten, und zwar in großen Hospitälern von internationalem Ruf. Wegen solcher Ereignisse und wegen anderer Fehler, die sehr viel ernstere Langzeitfolgen nach sich ziehen können, ist es für Sie wichtig zu wissen, wie Sie sich in einem Krankenhaus verteidigen können.

In der gleichen Zeit, in der ich diese Dinge beobachtete, sah ich allerdings noch viel mehr Beispiele für schützendes, besorgtes und lebensrettendes Verhalten.

Wenn Sie aus irgendeinem Grund ins Krankenhaus kommen, werden Sie sofort einer Routine unterzogen, deren Wirkung darin besteht, Sie all der Zeichen und Symbole zu berauben, die Sie als selbständigen Erwachsenen auszeichnen, und Sie in ein passives, abhängiges, kind-ähnliches Wesen zu verwandeln, das keine Fragen stellt und nicht widerspricht. Sie entscheiden nicht länger über das, was Sie anziehen oder essen [Bettkleidung ist vorgeschrieben und wird gestellt. A.d.Ü.]. Sie können nirgendwo mehr allein hingehen (manchmal noch nicht einmal auf die Toilette). Fremde entscheiden plötzlich absolut über Ihr Leben und Ihr Schicksal, befehlen Ihnen, aufzuwachen, einzuschlafen, sich umzudrehen, um gewaschen oder untersucht zu werden, und verhalten sich im allgemeinen so, als seien Sie ein nicht gerade kluges Kind und sie die Erwachsenen.

Krankenhauspatienten werden gezwungen, passiv einer Routine zu folgen, die sie aufgrund einer fremden und esoterischen Sprache und aufgrund der Überzeugung des Personals, daß sie ganz einfach nicht über das Wissen und die Ausbildung verfügen, um überhaupt zu begreifen, was da vor sich geht, gar nicht verstehen können. Es wird ihnen sehr schnell beigebracht, daß ein »guter Patient« sich so verhält wie ein braves Kind, das tut, wie ihm geheißen, nie komplizierte Fragen stellt und mit allem einverstanden ist, solange die Erwachsenen dafür zuständig sind (ganz gleich, welches die tatsächliche Situation auch sein mag).

Eine Freundin von mir, die ich sehr schätze, kam nach ihrem Herzinfarkt ins Krankenhaus. In der kardiologischen Abteilung war sie an einen Herzmonitor angeschlossen. Plötzlich hörte die Maschine auf zu ticken. Eine Schwester kam ins Zimmer gerast und wollte gerade mit allen möglichen dramatischen Maßnahmen beginnen, um das Herz wieder zum Schlagen zu bringen, als meine Freundin sie scharf darauf aufmerksam machte, daß sie aufrecht im Bett saß, Orangensaft trank und sehr lebendig war. Die Schwester schrie: »Aber das ist unmöglich! Ihr Herz hat zu schlagen aufgehört!« Meine Freundin gab zu bedenken, daß vielleicht die *Maschine* das Problem sei, ein Gedanke, den die Schwester völlig albern zu finden schien. Allerdings erschien kurz darauf der Elektriker.

Ich glaube, die Geschichte meiner Freundin ist eine realistische Metapher für das Leben in vielen Hospitälern heutzutage. Gott sei Dank gibt es auch eine ganze Reihe von Ausnahmen, doch das technologische Zeitalter hat aus vielen Krankenhäusern Maschinenfabriken gemacht, wo man bewundernd zu den fortschrittlichen und lebensrettenden Geräten aufschaut und die Menschen eine unangenehme Begleiterscheinung sind.

Wenn Sie sehr krank sind und wissen, daß Ärzte, Maschinen und die Versorgung durch das Krankenhaus den Unterschied zwischen Leben und Tod ausmachen können, sind Ihr Urteilsvermögen und das Empfinden für Ihre eigene Identität oft gestört. Stellen Sie sich einmal vor, wie viele schwache, kranke und verängstigte Patienten es gibt, die vermutlich davon überzeugt gewesen wären, daß sie tot *sind*, wenn die Maschine nicht mehr tickt!

In seinem ausgezeichneten Buch *Coping With the Crises of Your Life* hat Edgar Jackson, der vermutlich auf der ganzen Welt beste Spezialist auf dem Gebiet des Krisenmanagements, sehr genau beschrieben, was mit einem geschieht, wenn man in ein Krankenhaus eingewiesen wird. Selbst jemand, der sich in Krankenhäusern auskennt, wird rasch und kompetent von einem unabhängigen Erwachsenen in ein passives Kind verwandelt:

> Von dem Moment an war ich nicht länger der Mensch, der ich gewesen war. Statt dessen war ich der fügsame, unterwürfige Bewohner einer Welt vager Empfindungen und begrenzter Einsichten. Ich war mit Leib, Seele und Geist den Händen meiner Ärzte ausgeliefert. Ich war eine völlig abhängige und hilflose Kreatur, umgeben von denen, die Macht über mich hatten.

Die Ärzte verteidigen den Prozeß der Infantilisierung der Patienten mit dem Argument, er sei für den reibungslosen Ablauf des Krankenhauses notwendig, werde von den Patienten gewünscht und sei außerdem gut für sie. Natürlich dient die Infantilisierung lediglich der Bequemlichkeit und dem sauberen Gewissen des Personals und nicht den Patienten und ist ein Produkt jener Überzeugung, daß kranke Menschen etwas Ähnliches sind wie eine kaputte Maschine. Sie funktionieren nicht (wie es ein brauchbarer Erwachsener tun sollte) und müssen deshalb zur Reparatur. Und natürlich steht die Maschine völlig passiv in der Werkstatt, während der Mechaniker sie wieder richtet. Das Personal hat gelernt, mit Krankheiten umzugehen, nicht aber mit Kranken. Und genau das geschieht auch.

Max Parrott, Präsident der American Medical Association, schrieb einmal:

> Es ist schon oft gesagt worden, daß die technischen Aspekte der Medizin einfach sind. Die Schwierigkeit liegt im Umgang mit der Persönlichkeit des Patienten, im sogenannten psychologischen oder menschlichen Faktor, der einen großen Teil der Zeit des Arztes beansprucht. Und das kostet ihn mehr Kraft als alle Technik in der Medizin. Es kann sogar zum Tod eines Arztes oder einer Ärztin führen, deren vegetatives Nervensystem einer solchen Belastung nicht standzuhalten vermag.*

Vor einigen Jahren startete ich ein Krankenhausprogramm mit Patienten, die einen langen Spitalsaufenthalt vor sich hatten. Eine Stunde, nachdem sie eingewiesen wurden und auf ihren Zimmern waren, kam eine freiwillige Helferin mit einem Wagen, auf dem ungefähr hundert verschiedene Drucke von berühmten Gemälden lagen. Die Drucke waren professionell auf Karton aufgezogen, und die Patienten konnten sich welche aussuchen, um ihr Zimmer damit zu dekorieren. Einmal pro Woche kam die Helferin wieder vorbei und fragte, ob jemand seine Bilder auszutauschen wünschte. Das Programm kostete die Krankenhausverwaltung gar nichts, außer der Zeit der freiwilligen Helferin. (Die Drucke waren die Spende eines Kunstverlags, dem ich ihre Verwendung erklärt

* Zitiert in Irving Oyle, *The New American Medical Show*. Santa Cruz, California (Unity Press) 1979, S. 25.

hatte.) Dennoch wurde das Programm nur gegen den erbitterten Widerstand des Personals durchgesetzt. Der einzige offiziell genannte Grund war der, das Programm würde »Verwirrung stiften«. Der wahre Grund war jedoch der, daß den Patienten auf diese Weise Individualität verliehen wurde, sie bekamen das Gefühl, ein Mensch mit einer Krankheit zu sein statt eine Krankheit, an der irgendwo ein Mensch hing, und sie wurden wie Erwachsene behandelt. Die Reaktion der Patienten auf dieses Programm war sehr positiv, und es wurde zwei Jahre lang erfolgreich durchgeführt. Drei Monate, nachdem ich den Arbeitsplatz gewechselt hatte und nicht mehr in dem Krankenhaus tätig war, wurde das Programm abgesetzt.

Ein weiteres Beispiel ist die Erfahrung eines jeden, der einmal versucht hat, den Kampf mit dem Krankenhauspersonal aufzunehmen, um die folgende schlichte Regel durchzusetzen: Personal, das nicht medizinisch auf der Station tätig ist, wie Putzfrauen, Zeitungsverkäufer und so weiter, sollte an jeder geschlossenen Zimmertür anklopfen müssen (es könnte ja schließlich jemand auf der Bettpfanne sitzen), bevor das Zimmer betreten wird. Der wütende und emotionsgeladene Widerstand des Stationspersonals gegen einen solchen Vorschlag zeigt die grundsätzliche Einstellung gegenüber dem Patienten, wonach er aufgehört habe, ein individueller Mensch zu sein, der Respekt verdient.

Unsere langjährige Erfahrung hat jedoch gezeigt, daß bei Patienten, die als individuelle Persönlichkeiten behandelt werden und deren Gefühl, ein verantwortungsvoller Erwachsener zu sein, bestärkt wird, ihre Selbstheilungskräfte viel eher mobilisiert und zur Unterstützung der medizinischen Behandlung eingesetzt werden können. (Jeder erfahrene Onkologe weiß zum Beispiel, daß »schlimme Patienten« oft länger überleben und besser auf medizinische Eingriffe reagieren, als es »gute Patienten« tun.) Im Rahmen der vorherrschenden Doktrin jedoch, nach der die Kranken nur in bezug auf ihre Krankheit zu sehen und sämtliche Erfolge das Produkt medizinischer Eingriffe sind und mit den Selbstheilungskräften des einzelnen nichts zu tun haben, wird dieses Wissen ignoriert; die in Krankenhäusern allgemein übliche antitherapeutische Routine schwächt die Fähigkeit der Patienten, für ihren Heilungsprozeß zu kämpfen.

Selbstabwehr und Selbstheilung sind zentrale Gedanken der Ganzheitsmedizin. Die Grundidee dabei lautet – und die ist ja nicht neu in der Medizin, hat aber in unserem Jahrhundert nur eine völlig untergeordnete Rolle gespielt –, daß unter der Voraussetzung einer im sozialen, emotionalen und geistigen Sinne positiven Umgebung sowie bei einer guten körperlichen Versorgung die Selbstheilungskräfte des Körpers sehr viel erreichen können. Dem entspricht auch der berühmte Ausspruch des großen Arztes Harvey Cushing: »Es ist die Aufgabe des Arztes, den Patienten vor seinen Verwandten zu schützen, damit die Natur ihn heilen kann.« Wir fangen gerade erst an, die Weisheit hinter der Scherzhaftigkeit dieser Aussage zu erkennen und all die Dinge herauszufinden, vor denen wir die Patienten beschützen müssen. Leider sind das oftmals sogar unsere eigenen medizinischen Techniken.

Wenn Sie in ein Krankenhaus eingewiesen werden, ist es wichtig, daß Sie – oder jemand, der bei Ihnen ist – die medizinische Situation verstehen. Sie sind aus der privaten Beziehung zu Ihrem Arzt ausgetreten und befinden sich innerhalb einer großen Organisation, deren Aufgabe es ist, ein Produkt zu verkaufen und Gewinn zu erwirtschaften. Auch wenn viele Leute dort arbeiten, von denen die meisten sich um Ihr Wohlergehen sorgen, ist es der Hauptzweck des Unternehmens – wie aller Unternehmen –, seine Existenz zu festigen und sein wirtschaftliches Wachstum zu mehren.

Und für diese neue Situation brauchen Sie einen Plan.

Wenn der Aufenthalt für Sie sehr anstrengend sein wird, oder wenn eine Operation geplant ist, sollten Sie wenn möglich eine Person Ihres Vertrauens haben, die sich für Sie einsetzen kann und Ihr Fürsprecher wird. Hier ist jemand vorzuziehen, der sich nicht leicht einschüchtern läßt und sich nicht davor fürchtet, Krach zu schlagen und unangenehme Fragen zu stellen. Diese Person ist eben nicht von der

Außenwelt abgeschlossen, muß nicht gegen Schmerzen und Krankheit ankämpfen oder sich einer Operation unterziehen und kann Sie und Ihre Interessen deshalb sehr gut vertreten, wenn Sie selbst hierzu nicht in der Lage sind. Im allgemeinen entspricht die Qualität Ihrer Versorgung dem Ausmaß an Einsatz, den die Person Ihres Vertrauens für diese Sache aufbringt.

Vor einigen Jahren besuchte ich eine nahe Verwandte in einem von Manhattans teuersten Krankenhäusern; sie lag in einem Zweibettzimmer. Ihre Bettnachbarin war eine Frau Ende siebzig, sehr schwach und offensichtlich sehr schlecht ernährt. Jedesmal, wenn ich kam, war sie dünner geworden und sah aus wie jemand, der aus einem Konzentrationslager der Nazis entkommen war. Eines Tages beobachtete ich, daß ihr Tablett mit dem Mittagessen wieder auf den Wagen zurückgeräumt wurde. Das Essen war nicht angerührt worden. Sie hatte keinen Bissen zu sich genommen. Ich sorgte dafür, daß ich am folgenden Tag beim Austeilen des Abendessens dort war. Die Szene wiederholte sich. Man brachte das Tablett, setzte es auf dem Serviertisch vor ihr ab, und eine Stunde später wurde es wieder weggeräumt. Die Frau war zu schwach und unterernährt, um essen zu können.

Ich entschloß mich, ihr Fürsprecher zu sein, und ging zur Stationsschwester mit meinem Bericht. Sie versprach mir, sich darum zu kümmern. Zu Mittag des folgenden Tages hatte sich jedoch noch nichts geändert. Ich ging in das Büro der Oberschwester und berichtete die ganze Geschichte von neuem. Am gleichen Abend kam es zu einer dramatischen Verbesserung: Eine Hilfsschwester war beauftragt worden, die Frau bei jeder Mahlzeit zu füttern. Sie nahm rasch zu, gewann ihre Kräfte langsam zurück, und als meine Verwandte entlassen wurde, aß sie allein, ging den Flur auf und ab und hatte mindestens zehn Pfund zugenommen.

Wenn ich ihren Arzt gekannt hätte, hätte ich das Problem sicherlich zuerst mit ihm besprochen, bevor ich zur Stationsschwester gegangen wäre. Wenn die Beschwerde bei der Oberschwester nichts genutzt hätte, wäre ich zum Verwaltungsdirektor gegangen. Die Reihenfolge der Beschwerdeführung bei einer Klage über die Versorgung des Patienten sollte sein: Arzt, Stationsschwester, Oberschwester, Verwaltungsdirektor, Krankenhausdirektor.

Wenn Sie einen Fürsprecher gefunden haben, sollte Ihre zweite Priorität die Information sein. Es gibt gewisse Fakten, die Ihnen bekannt sein sollten, bevor Sie das Krankenhaus betreten, und bestimmte Fragen, die Sie stellen sollten:

1. Wer ist der für mich zuständige Arzt? Überzeugen Sie sich, daß das jemand ist, der sich auskennt und auch über Sie und Ihr persönliches Problem, das Sie ins Krankenhaus gebracht hat, genau Bescheid weiß. Im Idealfall ist dies Ihr eigener Arzt, der Sie eingewiesen hat. Aber kümmern Sie sich, bevor Sie ins Krankenhaus gehen, um diese Frage und darum, wie oft der für Sie zuständige Arzt oder die Ärztin Sie sehen und Ihren Fall bearbeiten wird.

Wenn es keinen Koordinationsarzt gibt, dann entspricht in modernen Krankenhäusern die Aufnahmediagnose sehr oft dem Fachgebiet desjenigen, der sie stellt, statt der Erkrankung des Patienten. Bei einem Patienten, der zum Beispiel zu einem Psychiater kommt, lautet die Diagnose vielleicht »psychosomatische gastrointestinale Störung«; kommt er zu einem Internisten, könnte es »Pylorospasmus« [Verkrampfung des Magenschließmuskels] heißen. Einmal ist es also ein seelisches Problem, das andere Mal eins des Verdauungsapparats. Doch ist beide Male kaum davon auszugehen, daß es zu einem umfassenderen Versuch zur Behandlung des gesamten Menschen gekommen wäre und zu einer Erforschung der vielen Faktoren, die zu seiner Krankheit beitragen.

2. Wie lautet die Diagnose, und wie sicher ist Ihr Arzt, daß sie richtig ist?

3. Welches ist der übliche Verlauf einer solchen Krankheit, mit und ohne Behandlung?

4. Welches sind die Nebenwirkungen der Behandlung?

5. Welche Alternativen gibt es?

Wenn Untersuchungen zur Absicherung der Diagnose verschrieben werden, sollten Sie wissen, wie schmerzhaft das sein wird, welche Nebenwirkungen zu erwarten sind und – am allerwichtigsten – ob wirklich entscheidende Ergebnisse zu erwarten sind. (Denn *wirklich entscheidende* Ergebnisse führen zu entscheidenden *Veränderungen.*) Wird der Arzt aufgrund der Resultate dieser Untersuchung seine Behandlung ändern oder nicht? *Wenn nicht, dann gibt es keinen Grund, die Untersuchung durchzuführen.* Es werden nämlich ständig mehr Tests und Untersuchungen angeordnet. Zwischen 1967 und 1972 zum Beispiel ist die Anzahl der Laboruntersuchungen pro stationärer Aufnahme um 33 Prozent gestiegen. Es gab aber in diesem Zeitraum kein vergleichbares Wachstum der medizinischen Erkenntnisse.

Vergessen Sie nicht, daß es die Aufgabe des Krankenhauses ist, Dienstleistungen zu verkaufen, und dazu gehören auch Diagnosetests. Außerdem ist es noch nie vorgekommen, daß ein Arzt oder ein Krankenhaus auf Schadensersatz verklagt worden wäre, weil zu viele Tests gemacht wurden oder weil *zu* gründlich untersucht wurde.

Einige Medizinstudenten wurden gefragt, warum sie an ihrem Patienten eine ganz besonders anstrengende Untersuchung vornehmen wollten. Einer erklärte, der Assistenzarzt habe ihnen gesagt, daß in der Medizin nur drei Dinge zählten: »Die Diagnose, die Diagnose und die Diagnose.« Selbst wenn diese Geschichte vielleicht nicht ganz stimmt, so zeigt sie doch eine weitverbreitete medizinische Haltung, die besonders für das idealisierte Setting in den Ausbildungskrankenhäusern an den Universitäten typisch ist. Die Suche nach der Diagnose kann durchaus ein Eigenleben entwickeln, und darüber kann dann das Leiden des Patienten, können seine Bedürfnisse, Ängste und sein eigenes Potential unwichtig werden. Die Regie bei diesem Stück wird von der heute leichter zu handhabenden Technologie geführt, von den Interessen des Krankenhauspersonals, den Abläufen der gesamten Institution und, vor allem, von der verborgenen Krankheit, die gefunden werden muß, weil sie ja »da ist«.

Je mehr Labortests gemacht werden, desto wahrscheinlicher wird zumindest eines der Ergebnisse auffallend sein. Tests führen zu weiteren Tests, und Testergebnisse führen häufig zu unerwünschten und unnötigen Behandlungen. Wir als Patienten müssen uns plötzlich auf ein Behandlungsschema einlassen, das wir gar nicht brauchen.

Die berühmte Wassermannsche Reaktion zum Beispiel, also die Blutuntersuchung auf Syphilis, wird seit über vierzig Jahren angewendet. Erst vor kurzem haben wir entdeckt, daß es sich hier um einen äußerst empfindlichen Test handelt, und daß ungefähr die Hälfte der Leute, bei denen eine Syphilis diagnostiziert wurde, *die Krankheit überhaupt nicht hatten!* Bei noch vielen anderen medizinischen Vorgehensweisen steht deren Popularität in keiner Relation zu ihrer Nützlichkeit.

Oft gibt es ein großes Kommunikationsdefizit zwischen Patient und Arzt. Es hat vielleicht den Anschein, als ob sie gut miteinander kommunizierten, und sie glauben es möglicherweise auch beide; tatsächlich aber gehen sie von ganz unterschiedlichen Voraussetzungen und Erwartungen aus und werden sich vermutlich gegenseitig enttäuschen und verärgern.

Häufig sagt der Patient sinngemäß etwa folgendes zu seinem Arzt: »Bitte sorgen Sie dafür, daß es mir besser geht, daß ich mich besser fühle. Bringen Sie mein Leben in Ordnung, es funktioniert nicht richtig. Dafür bezahle ich Sie.«

Und der Arzt sagt sinngemäß etwa folgendes zu seinem Patienten: »Bitte respektieren Sie, daß ich das Beste, was die moderne Wissenschaft zu bieten hat, zur Behandlung Ihrer Krankheit einbringe. Dafür bezahlen Sie mich.«

Keinem von beiden ist diese Haltung jedoch wirklich bewußt. Und keiner von beiden wird mit dem erzielten Ergebnis wirklich zufrieden sein.

Wie eine Studie gezeigt hat, glaubten die meisten Patienten zum Beispiel, daß es noch ein oder zwei Tage dauern würde, wenn der Arzt zu ihnen sagt: »In ein paar Tagen können Sie nach Hause.« Für die meisten Ärzte hieß »ein paar Tage«

aber drei bis vier Tage. Kommunikation ist eine äußerst empfindliche Angelegenheit. Wenn Sie sich mit einem Arzt über eine Krankheit unterhalten, versichern Sie sich immer wieder, daß Sie beide von derselben Sache sprechen!. Viele Probleme können vermieden werden, wenn Sie sich von Anfang an um eine klare Kommunikation bemühen. Auch Ihr Fürsprecher kann hier helfend eingreifen.

Lassen Sie nicht zu, daß man Sie ignoriert, wenn es etwas gibt, das der Arzt wissen oder berücksichtigen sollte. »Nein« ist ein mächtiges Wort. Benutzen Sie es, und wiederholen Sie es stur so lange, bis Sie überzeugt sind, daß man auf Ihre Einwendungen ausreichend Rücksicht nimmt. Kürzlich war eine Patientin zur Untersuchung in einem großen New Yorker Krankenhaus. Obwohl kein konkreter Anlaß vorlag und es für die gewünschte Untersuchung von nur geringer Bedeutung war, entschloß sich der Arzt für die Überprüfung der Nierenfunktion zu einem Färbe-Test (IVP) [intravenöses Pyelogramm]. Die Patientin erklärte dem Arzt, sie sei gegen den Farbstoff allergisch, sie habe bei einer früheren Untersuchung in einer anderen Stadt diesen Test machen lassen und sehr negativ darauf reagiert. Der Arzt hatte von dieser Reaktion noch nie etwas gehört, maß den Aussagen der Patientin keine Bedeutung bei und veranlaßte die Untersuchung. Die Patientin starb. Ein schlichtes, stures »Nein, diesen Test mache ich nicht« hätte ihr Leben gerettet. Gelegentlich werden Sie auch schreien und vielleicht sogar mit Dingen um sich werfen müssen, wenn Sie wollen, daß das Krankenhauspersonal Ihnen zuhört und Sie als Individuum betrachtet. Natürlich werden Sie sich mit Ihrer Nein-Sagerei nicht gerade beliebt machen, aber Sie könnten damit durchaus Ihr Leben retten.

Bitte achten Sie auch darauf, wie viele Leute Sie untersuchen sollen. Der Stationsarzt muß Sie untersuchen, da er Sie kennen muß, falls es zu einer Situation kommen sollte, in der von ihm rasche Entscheidungen verlangt werden. Fragen Sie Ihren Arzt, ob es noch andere Ärzte gibt, die Sie wirklich untersuchen *müssen*. Wenn dies der Fall ist, machen Sie sich eine Liste, legen Sie sie auf Ihren Nachttisch und verweigern Sie die Untersuchung durch irgend jemand anderen. Sie haben das Recht, nein zu sagen. Wenn Sie krank sind, gibt es keinen Grund dafür, daß Sie bei einem Forschungsprojekt des Krankenhauses mitmachen oder einem angehenden Arzt helfen sollten, seine vorgeschriebene Quote an Untersuchungen zu erfüllen, indem er eine an Ihnen vornimmt.

Bei Frauen sollte es nur einen Zuständigen für Brustuntersuchungen geben. Wenn Sie nicht auf der gynäkologischen Station sind, brauchen Sie sich auch keine gynäkologische Untersuchung gefallen zu lassen, und einen Pap-Test brauchen Sie auch nicht. Falls Ihr Arzt oder Ihre Ärztin eine Ausnahme machen möchte, sollten Sie sich den Grund hierfür sehr genau erklären lassen. »Hausübliches Verfahren« ist keiner.

Bitten Sie Ihren Arzt, daß er auf der Liste auf Ihrem Nachttisch alle Medikamente aufführt, die Sie erhalten sollen, um wieviel Uhr Sie welches Medikament bekommen und *wie jedes der Medikamente aussieht.* Wenn eine Schwester oder jemand vom Hilfspersonal Ihnen etwas gibt, das anders aussieht, dann nehmen Sie es nicht! Selbst in den besten Krankenhäusern werden die Medikamente oft verwechselt.

Erkundigen Sie sich nach Ihren Diätvorschriften, und ob Sie Dinge essen dürfen, die man Ihnen mitbringt. Schon Hippokrates sagte, daß Speise und Trank, die zwar nicht so gehaltvoll sind, dafür aber angenehm schmecken, den gehaltvolleren, jedoch weniger schmackhaften vorzuziehen seien.

Natürlich kann man es in dieser Richtung auch übertreiben. Einige Ernährungswissenschaftler bestehen darauf, daß Speisen nur nach ihrem Nährwert zu beurteilen sind und absolut rein zu sein haben, selbst wenn sie schmecken wie Pastinakensprossen in Tapetenkleister. Das andere Extrem ist, die appetitanregenden Eigenschaften der Speisen – also wie sie aussehen und schmecken – allem voranzustellen, wobei es dann wenig ausmacht, ob die Nahrung all jene Stoffe enthält, die ansonsten in Teerprodukten verwendet werden. Beide Male geht man davon aus, daß einige Aspekte des Menschen wichtig sind und andere nicht. Vom Standpunkt der seriösen Ganzheitsmedizin aus gesehen sind jedoch *alle* Aspekte wichtig, wenn es gelegentlich auch nötig sein kann, zunächst mit einem Aspekt zu arbeiten und dann mit den anderen. Was Nahrung betrifft, so hat Hippokrates zweifellos einen Mittelweg vorgeschlagen, der durchaus unseren heutigen Ansichten entspricht, wobei der Genuß einer Speise etwas mehr betont wird.

Das Essen im Krankenhaus ist üblicherweise weder appetitanregend noch nahrhaft. Meistens gelingt es den Spitälern, eine »von Haus aus minderwertige« Kost zuzubereiten und anzubieten – fast immer gibt es Weißbrot mit allen möglichen chemisch durchsetzten Beilagen –, die auch noch lieblos und unappetitlich serviert wird. Man hat es geschafft, die schlechteste Qualität herkömmlichen Essens mit Fast food zu kombinieren. Trotzdem haben einige Hospitäler bewiesen, daß es auch anders geht, indem sie Meisterköche und Diätfachleute in die Küche stellten und inzwischen eine ebenso nahrhafte wie ansprechende Kost servieren.

Die Menschen, die bei Ihrer Versorgung im Krankenhaus die wichtigste Rolle spielen, sind Schwestern und Pfleger. Die Stationsschwester aller drei Schichten wird sich Ihnen am ersten Tag Ihres Aufenthalts vorstellen. Wenn sie das nicht tut, lassen Sie ihr ausrichten, daß Sie sie gern kennenlernen würden. Auch eine der leitenden Schwestern aus der Verwaltung wird sich einmal täglich blicken lassen. An diese beiden sollten Sie sich wenden, wenn Sie eine Beschwerde über Ihre Versorgung vorzubringen haben. Scheuen Sie sich nicht davor! Sie brauchen kein braves Kind zu sein. Eine Beschwerde *wird* zu Verbesserungen führen.

1972 stellte die American Hospital Association einige Regeln zum Schutz der Patienten auf, die unter dem Namen *Patients' Bill of Rights* bekannt wurden. Diese wird inzwischen von allen Krankenhäusern akzeptiert, die ihre Akkreditierung von der Joint Commission of Accreditation of Hospitals (JCAH) zugesprochen bekommen haben. Zu den Regeln gehören unter anderen die folgenden:

Jeder zurechnungsfähige Erwachsene hat das absolute Recht, eine Behandlung zu verweigern. Jeder zurechnungsfähige Erwachsene hat das absolute Recht, eine Untersuchung durch eine bestimmte Person zu verweigern. Jeder zurechnungsfähige Erwachsene hat das absolute Recht, sich für Lehrzwecke nicht zur Verfügung zu stellen.

Außerdem haben Sie das Recht auf Information über sämtliche Untersuchungsergebnisse, das betrifft auch Ihren Blutdruck und Ihren Puls. Es erleichtert Ihren Aufenthalt, und Sie ersparen sich viele Streitereien, wenn Sie Ihren Arzt bitten, in Ihrem Krankenblatt einen Vermerk anzubringen und in der Schwesternstation Bescheid zu geben, daß sämtliche Ihrer Fragen zu beantworten sind. Das Personal findet zwar alle möglichen Erklärungen, aber der wahre Grund, den Patienten sowenig wie möglich mitzuteilen (»Nur ruhig, meine Liebe, alles ist in Ordnung«) ist der, daß Patienten brave Kinder sein sollen, die keine Fragen stellen, sondern tun, was man ihnen sagt.

Außerdem haben Sie das Recht, jederzeit Einblick in Ihr Krankenblatt zu nehmen. (Meistens regt sich das Krankenhauspersonal schrecklich auf, wenn Sie das möchten, doch ein Anwalt wird Ihrem Wunsch schon Nachdruck verleihen und wenn nötig daran erinnern, daß Sie ein erwachsener, zurechnungsfähiger Mensch sind, der sich einen Anwalt leisten kann.) Allerdings gibt es dabei ein Problem. Möglicherweise ist es *nicht* klug, wenn Sie Ihr Krankenblatt lesen. Oft nämlich bedeuten bestimmte Formulierungen für den Laien etwas ganz anderes als für den medizinisch geschulten Fachmann. Vielleicht stoßen Sie auf Bemerkungen, die Sie äußerst beunruhigen, die für einen Arzt aber gar nicht beunruhigend sind. Deshalb rate ich Ihnen, daß Sie Ihren Arzt bitten, Sie intensiv zu informieren, aber versuchen Sie nicht, Ihr Krankenblatt selbst zu lesen. Wenn es Ihnen jedoch nicht gelingt, sich befriedigende Informationen zu verschaffen, dann sollten Sie es lesen.

Sie haben das Recht, das Krankenhaus jederzeit zu verlassen. Wenn man Sie nicht gehen läßt, können Sie wegen Freiheitsberaubung klagen. Möglicherweise verlangt man von

Ihnen, ein Formblatt zu unterzeichnen, auf dem steht, daß Sie das Haus gegen den ärztlichen Rat und auf eigene Verantwortung verlassen. Eine solche Unterschrift ist freiwillig, man kann Sie nicht zurückhalten, wenn Sie sie verweigern. Im übrigen haben Untersuchungen an Patienten, die ein Krankenhaus gegen den ärztlichen Rat verließen, gezeigt, daß nur wenige diesen Schritt später bereuten und negative Erfahrungen damit machten (ungefähr 5 Prozent). Wirklichen Schaden nimmt dabei nämlich im allgemeinen nur das Omnipotenzgefühl des Krankenhauspersonals.

Medizinische Behandlungen ohne Vollmacht (mit Ausnahme des eindeutigen Notfalls) stellen einen Angriff auf Ihre Persönlichkeit und eine Körperverletzung dar. Es geht nicht darum, ob eine Behandlung anzuraten war oder nicht, ob sie erfolgreich war oder nicht. Konsens ist der Schlüssel des Problems.

Bei chirurgischen Eingriffen lautet die Faustregel: Je weniger, desto besser. Gestatten Sie keinem Chirurgen, Organe nur deshalb zu entfernen, »weil sie später Ärger machen könnten. Und wenn wir schon einmal dabei sind, nehmen wir dieses [oder jenes] gleich mit heraus. Dann gibt es damit keine Probleme mehr…« Vielen Frauen mit Myomen der Gebärmutter sind mit diesem Argument Uterus und Eierstöcke entfernt worden. Die Ärzte verschrieben ihnen anschließend die Einnahme von Hormonen. Dann stellte sich heraus, daß synthetische Hormone krebsfördernd sein können. Heute ist diese Vorgehensweise nicht mehr üblich. Mir ist allerdings kein einziger Arzt bekannt, der sein Bedauern über die Falschbehandlung dieser Frauen geäußert oder sich bei einer von ihnen entschuldigt hätte.

Wenn Sie über die operative Entfernung eines oder mehrerer Ihrer Organe zu entscheiden haben, bedenken Sie bitte, daß die Natur keinen Luxus kennt. Schon Galen [römischer Arzt um 200 n.Chr.] schrieb, daß die Natur nichts Unnötiges tue. Wenn etwas da ist, dann hat das seinen guten Grund. Und Mutter Natur ist durch nichts ersetzbar. Ein Organ sollte erst dann entfernt werden, *wenn es keine andere Möglich-*

keit mehr gibt. Andernfalls sollte man warten. Ein Organ ist leicht entnommen; es wieder einfügen kann man nicht mehr.

Es scheint niemandem sonderlich aufgefallen zu sein, daß es nach einem kürzlich erfolgten Streik der Ärzte und des Krankenhauspersonals (bei dem zum Teil nur 15 Prozent der Betten in der Stadt belegt waren) zu keinem bemerkenswerten Anstieg der Leiden und ganz sicher zu keiner erhöhten Todesrate kam. In einer Fabrik, in der aufgrund eines Streiks die Produktion auf 15 Prozent gedrosselt wäre, kämen sicherlich erheblich weniger fertige Güter auf den Markt. Wenn das Produkt des Krankenhauses eine Verringerung menschlicher Leiden und eine Senkung der Todesrate sein soll, warum finden wir dann keine Beweise dafür? Vielleicht verfügen wir über keinen brauchbaren Maßstab für die Leiden; aber wir wissen, wie viele Menschen jeden Monat sterben und woran sie sterben. Könnte es sein, daß bei unserem gesamten medizinischen Versorgungssystem viel mehr im argen liegt, als wir uns träumen lassen? Hat vielleicht deshalb niemand gefragt, ob wir die anderen 85 Prozent an Krankenhausbetten wirklich brauchen, oder ob sie nur Teil eines sehr großen Wirtschaftsunternehmens sind, das einige seiner ursprünglichen Aufgaben – wie zum Beispiel, sich um die Leidenden zu kümmern – aus den Augen verloren hat und inzwischen nur noch auf der Basis von Gewinn und Verlust arbeitet? Fragen wir aus demselben Grund nicht nach diesen 85 Prozent der Krankenhausbetten, wie wir ja auch von General Motors nicht erwarten würden, weniger Autos pro Jahr zu produzieren?

1934 untersuchte die American Child Health Association 1000 Arztberichte im Zusammenhang mit der Ratsamkeit von Mandeloperationen. Bei 611 Kindern waren die Mandeln bereits entfernt worden; die verbleibenden 389 Kinder wurden noch einmal von anderen Ärzten untersucht, und bei weiteren 174 wurde zur Operation geraten; also blieben 215 Kinder mit anscheinend gesunden Mandeln übrig. Eine weitere Gruppe Ärzte untersuchte diese Kinder noch einmal und kam zu dem Ergebnis, daß 99 operiert werden sollten. Die übriggebliebenen 116 Kinder wurden wieder von einer neuen Ärztegruppe untersucht, die bei ungefähr der Hälfte von ihnen dann auch zur operativen Entfernung der Mandeln riet.

Zu den Dingen, die Sie ins Krankenhaus mitnehmen sollten, gehören die Medikamente, die Sie regelmäßig oder auch gelegentlich nehmen (wie z.B. bei Kopfschmerzen oder gegen eine Allergie). Fragen Sie Ihren Arzt, *bevor Sie ins Krankenhaus gehen*, ob die weitere Einnahme dieser Medikamente aus irgendeinem Grund vielleicht nicht anzuraten wäre. Bewahren Sie dann Ihre Medikamente in Ihrer Tasche oder Nachttischschublade auf. Sollte jemand versuchen, sie Ihnen wegzunehmen, verbieten Sie das (oder lassen es durch Ihren Fürsprecher verbieten). Sie müssen den sogenannten »Krankenhausvorschriften« nicht schon deshalb Folge leisten, weil es sie gibt. Nehmen Sie sich außerdem einige Glyzerinzäpfchen ins Krankenhaus mit, und zwar besonders dann, wenn Sie operiert werden sollen; gerade nach Operationen, aber auch aufgrund der vielen Untersuchungen und der Einnahme von Schmerzmitteln kommt es oft zu starker Verstopfung. Aus mir unbegreiflichen Gründen werden in vielen Krankenhäusern solche Zäpfchen nämlich erst dann verabreicht, wenn die Patienten kurz vor dem Platzen sind.

Fügen Sie der Liste, von der ich vorher gesprochen habe, die Telefonnummern Ihres Hausarztes hinzu (Praxis und privat) sowie die Nummern aller Ärzte, die viel mit Ihnen zu tun haben werden, während Sie im Krankenhaus sind – Chirurg, Anästhesist und so weiter. Und benutzen Sie diese Telefonnummern, wenn Sie sie brauchen.

Wenn Sie sehr krank sind, gibt es leider noch etwas, das Sie wissen müssen. In vielen Krankenhäusern werden Psychiater und Psychologen als Disziplinarorgane des Hauses eingesetzt. Wenn Sie zu viele Fragen stellen oder – Gott bewahre! – sich gegen eine Maßnahme entscheiden sollten, die man im Krankenhaus für angemessen hält, wird man sich vermutlich dazu entschließen, Ihnen einen Psychiater zu schicken. Dabei geht man davon aus, daß Sie, wenn Sie mit der Entscheidung für eine bestimmte Chemotherapie oder besondere

Bestrahlungen nicht einverstanden sind oder sich zu sorgfältig nach Nebenwirkungen und Erfolgsaussichten der Behandlungsmethoden erkundigen und sich Bedenkzeit ausbitten, offensichtlich etwas gestört sind, dementsprechend neurotisch reagieren und die Psychiatrie deshalb zu Hilfe gerufen werden muß, um Sie zu »adjustieren«.

Diese Vorgehensweise ist in manchen Hospitälern verbreiteter als in anderen. Wenn also unter diesen Voraussetzungen ein Psychiater Sie aufsucht, sollten Sie ihn höflich abweisen: »Ich habe nicht um Ihren Besuch gebeten. Ich werde mich auch nicht mit Ihnen unterhalten. Falls Sie mir eine Rechnung stellen sollten, werde ich sie nicht bezahlen. Bitte gehen Sie wieder.« Die meisten Psychiater werden sich danach richten. Falls sie zu aufdringlich sind, rufen Sie die Krankenhausverwaltung an und teilen Sie mit, daß sich ein Unbefugter bei Ihnen aufhält, der sich weigert, Ihr Zimmer verlassen. Das funktioniert meistens.

Allerdings gibt es auch viele Situationen, in denen Sie froh sein werden, einen Psychiater oder Psychologen zur Verfügung zu haben. Wenn Sie das Gefühl haben, daß Ihre Ängste überhandnehmen und Sie kaum noch einen klaren Gedanken fassen und richtige Entscheidungen treffen können, wenn Sie sehr depressiv sind, keine Zukunft mehr für sich selbst sehen und einfach nicht mehr wissen, was Sie als nächstes tun sollen – dann kann ein Krankenhauspsychiater, der über genügend Reife, Menschlichkeit und fachliche Qualifikation verfügt, sehr hilfreich sein. Sie sollten sich weder fürchten noch schämen, ihn zu konsultieren. Keiner wird Sie für verrückt halten, und eine solche Konsultation kann sehr nützlich sein. Wenn Sie sich allerdings in einer derartigen Situation befinden, und es stellt sich heraus, daß der Psychiater zu jung, zu unerfahren oder auch zu dumm ist, dann sollten Sie sich an die Krankenhauspfarrer wenden – in erstaunlich vielen Hospitälern werden Sie die von Ihnen gewünschte umfassende Kompetenz bei erfahrenen Krankenhauspfarrern finden.

Wenn Sie zu viele Fragen stellen und man von Ihnen den Eindruck hat, daß Sie nicht der Ansicht sind, alle Entscheidungen der Mediziner seien vom Heiligen Geist beflügelt und absolut korrekt, wird der Arzt Ihnen Beruhigungsmittel verschreiben. Diese sollen dazu dienen, Ihr kritisches Denken auszuschalten und Sie gefügiger zu machen; auf diese Weise hilft man Ihnen, ein guter Patient zu werden, der niemandem Kummer bereitet. Hier macht sich dann ein starker Fürsprecher bezahlt. Niemand darf den Verstand eines Patienten per Rezept ausschalten. Sie oder Ihr Fürsprecher *müssen* sich nach dem Namen und dem Zweck jeder verschriebenen Arznei erkundigen (ebenso danach, wie sie aussieht und wann sie gegeben wird); danach entscheiden Sie, ob Sie sie nehmen wollen oder nicht. Fragen Sie nach der beabsichtigten Wirkung, nach Nebenwirkungen und nach der Effektivität. Und dann entscheiden Sie sich. In vielen Situationen können Beruhigungsmittel sehr hilfreich sein. Eine schwere Krankheit kann eine entsetzliche Erfahrung sein, die oft noch durch schreckliche Erfahrungen aus unserer Vergangenheit verschlimmert wird und dazu führt, daß wir große Schwierigkeiten haben, damit fertigzuwerden. In einer solchen Situation (oder in jeder anderen, wo es angebracht ist) sollten Sie unbedingt ein Beruhigungsmittel nehmen. Aber Sie sollten die Kontrolle über alle Medikamente behalten, die Ihre Denkfähigkeit beeinflussen können. Im großen und ganzen gilt die Regel: Je mehr Sie über Ihr eigenes Schicksal gebieten, desto besser wird es Ihnen ergehen. Möglicherweise wird dadurch das Omnipotenzgefühl des Krankenhauspersonals beleidigt, aber bevor Sie irgend jemandem gestatten, bei Ihnen den lieben Gott zu spielen, versichern Sie sich seiner Qualifikationen!

Fürchten Sie sich vor allem nicht davor, ein schwieriger Patient zu sein, wenn etwas nicht in Ordnung ist. Wenn die Laken nicht gewechselt werden oder Sie Ihre Medizin nicht einigermaßen pünktlich erhalten, drücken Sie auf den Rufknopf und beschweren Sie sich. Wenn Sie bluten sollten und niemand reagiert – brüllen Sie. Kurzum, wenn Sie für die Bequemlichkeit des Personals im Krankenhaus sind, dann seien Sie ein guter Patient. Wenn Sie dort sind, weil Ihnen etwas fehlt und Sie das Beste aus Ihrem Aufenthalt herausholen möchten, dann tun Sie alles, um Ihren Status als Erwachsener und die größtmögliche Kontrolle über Ihr Schicksal beizubehalten.

Wenn Sie Schmerzen haben, führen Sie sich nicht auf wie ein Held. Alle Zahlen beweisen, daß Leute, die gleich zu Beginn ihrer Schmerzen ein Schmerzmittel erhalten, viel weniger davon brauchen und weniger oft darum bitten als andere, die so lange warten, bis sie es nicht mehr aushalten können. Je länger Sie warten, desto mehr wird es zu lokalen Muskelverspannungen kommen, die wiederum die Schmerzen verstärken. Und wenn dann aufgrund der Muskelverspannungen alles um den Schmerzpol herum anfängt weh zu tun, dann wirkt das Schmerzmittel längst nicht so gut und ist der Schmerz schon bald wieder da. Für Heldentum ist im Krankenhaus kein Platz.

Auch wenn Sie nicht stationär im Krankenhaus sind, sich aber aus irgendeinem Grund in die Notaufnahme begeben müssen, ist es gut, wenn Sie jemanden bei sich haben. Von großem Vorteil wäre es, wenn es sich bei dieser Person um jemanden handelt, der bei Ihnen bleiben kann, bis man herausgefunden hat, was Ihnen fehlt und welche Maßnahmen zu treffen sind.

Nehmen wir einmal an, es ist drei Uhr morgens, Sie haben starke Schmerzen und möchten ins Krankenhaus. Wenn niemand bei Ihnen ist, um mit Ihnen auf die Ambulanz zu warten und Sie zu begleiten, versuchen Sie, jemanden am Telefon zu erreichen, der sofort ins Krankenhaus fährt und in der Notaufnahme auf Sie wartet. Wenn Sie dort eintreffen, sollten Sie oder Ihr Fürsprecher einen ziemlichen Wirbel veranstalten. Sagen Sie den zuständigen Leuten unmißverständlich, daß Sie sehr starke Schmerzen haben und fürchten, jeden Moment umzukippen. Es heißt zwar, die Sanftmütigen werden das Erdreich besitzen; falls Sie aber keine Eile damit haben, Ihre paar Schaufeln Erde in Besitz zu nehmen, sollten Sie auch nicht sanftmütig sein. Wenn Schwestern oder Ärzte behaupten, zu beschäftigt zu sein, um sich sofort um Sie zu kümmern, oder wenn der diensthabende Arzt Sie zu lange warten läßt, rufen Sie den diensthabenden Verwaltungsdirektor an (der Posten ist rund um die Uhr besetzt). Oder gehen Sie bzw. Ihr Fürsprecher in das entsprechende Büro und schlagen Sie dort Krach.

Wenn der diensthabende Arzt Sie untersucht, sollten Sie oder Ihr Fürsprecher seinen Namen wissen. (Auch Ärzte geben sich mehr Mühe, wenn man ihnen auf die Finger schaut und weiß, wer sie sind.) Außerdem sollten Sie oder Ihr Fürsprecher sich darüber informieren (entweder sofort oder am nächsten Morgen), welche Untersuchungen gemacht wurden und wie die Diagnose lautete.

Richten Sie sich auch in der Notaufnahme nach den allgemeinen Regeln eines Krankenhausaufenthalts: Gestatten Sie keine anstrengenden Untersuchungen und Maßnahmen, bis man Ihnen erklärt hat, warum das sein muß und welches die Alternativen dazu wären. Bleiben Sie stur. Auf diese Weise sparen Sie sich Unannehmlichkeiten und Geld; und vielleicht retten Sie Ihr Leben.

Ein letztes Wort über die Notaufnahme: Lassen Sie Ihren Schmuck zu Hause und nehmen Sie nur soviel Geld mit, um die verlangten Untersuchungsgebühren zu bezahlen. Manche Dinge pflegen nämlich dort zu verschwinden.

Auf den letzten Seiten habe ich die negativen Aspekte vieler moderner Krankenhäuser beschrieben und dabei ein sehr einseitiges und unfaires Bild präsentiert. Aber ich habe diese Aspekte bewußt hervorgehoben, um Menschen zu helfen, sich zu schützen. Ein schärferes Bild würde berücksichtigen, daß das moderne Krankenhaus besser ist als alles, was wir jemals hatten. Hospitäler retten unzählige Menschenleben und verhindern unendlich viele Schmerzen und Leiden. Man braucht nur einmal sehr krank zu sein oder ein krankes Kind zu haben, um auch die positiven Seiten zu erleben. Es ist absolut legitim, das moderne Krankenhaussystem zu kritisieren, um es zu verbessern und den Patienten zu helfen, daß sie sich besser darin zurechtfinden. Noch legitimer ist es jedoch, unserem Schöpfer zu danken, daß das moderne Krankenhaus da ist, wenn wir es brauchen.

5 Das Problem der Verzweiflung

»Mir kommt es so vor, als würde ich mein ganzes Leben lang versuchen, einen sehr steilen Berg zu ersteigen. Es gibt immer mal Felsvorsprünge, auf denen ich mich ausruhen, etwas Freude erleben kann. Aber ich muß immer weiter klettern, und mein Berg hat einfach keinen Gipfel, bei dem ich jemals ankommen würde.«

»Ich konnte meine Arbeit bei der Gewerkschaft nicht ausstehen. Aber um zur Musik zurückzukehren, war ich zu alt, obwohl ich es versucht habe. Ich wußte, daß ich da bleiben mußte, wo ich war. Es gab keinen Ausweg, egal wie ich es drehte und wendete.«

»Je mehr ich mich bemühte, sie niederzureißen, desto höher und dichter wurde die Wand aus Dornen, die ich um mich herum aufgebaut hatte. Ich kam nicht durch, ich konnte keinen Mitmenschen erreichen. Ich komme mir vor wie Dornröschen, doch der Wald ist inzwischen so undurchdringlich geworden, daß niemand mich finden wird. Der Pfad ist vom Dickicht völlig überwuchert, man kann ihn nie mehr benutzen.«

»Was ich auch anfing, nichts hat funktioniert. Ich konnte nicht mehr [schreiben], und Tom auch nicht mehr. Und je krampfhafter wir uns bemühten, desto schlimmer wurde es. Ich habe alles für ihn aufgegeben, und heute weiß ich, daß uns das zerstört hat. Wir haben uns gegenseitig erstickt. Es schien einfach keinen Ausweg zu geben. … Ich habe mir oft gedacht: Hier komm' ich erst raus, wenn ich tot bin.«

»Ich bin wie ›Rappacinis Tochter‹ [eine Erzählung von Nathaniel Hawthorne]. Ich brauche Liebe und kann Liebe geben, aber ich vergifte sie [jeden, den sie liebt], denn sie sind gegen mein Gift nicht immun. … Ich glaube, weder Sie noch sonst jemand haben eine Ahnung, was es heißt, völlig ohne Hoffnung zu sein.«

Das von diesen Menschen zum Ausdruck gebrachte Empfinden habe ich »Verzweiflung« genannt. Eine Gruppe von

Wissenschaftlern unter Leitung von William Greene und Arthur Schmale hat von »Hoffnungslosigkeit« gesprochen. Es handelt sich um die tiefe und grundsätzliche Überzeugung, daß es nichts gibt, ganz gleich was man tut oder was mit einem geschieht, das dem Leben jemals Sinn und Freude verleihen könnte.

Ein mir bekannter erfahrener Internist, der seinen Patienten sehr sorgfältig zuhörte, hat es einmal so ausgedrückt: »Menschen mit Krebs sterben nach meiner Ansicht gewissermaßen am Negativ-Streß. Sie sterben, wenn sie von einem Gefühl der Sinnlosigkeit und Hoffnungslosigkeit überwältigt werden.«

Seit ihrer Kindheit hatte Mary immer nur Gedichte schreiben wollen. Ihr ganzes Leben war von diesem Wunsch erfüllt. Sie schrieb sehr gute Gedichte, die sie ohne weiteres hätte veröffentlichen können, doch sie brachte es nicht über sich, ihre Arbeiten jemandem zu zeigen oder einem Verleger zu schicken, da ja aus ihnen hervorging, wie anders sie war, und dann würden die Menschen sie ablehnen. Nach einigen Monaten in Therapie zeigte sie mit großer Ängstlichkeit dem Therapeuten einige ihrer Verse, der sich dann privat um ein Expertenurteil bemühte und seine eigene Einschätzung bestätigt fand, daß es sich hier um ausgezeichnete, ja beinahe erstrangige Arbeiten handelte.

Mary hatte einen Schriftsteller geheiratet, und für eine kurze Zeit war es eine sehr innige Beziehung gewesen, die beiden liebten sich und waren füreinander da. Er stand am Anfang seiner Karriere und hatte großes Vertrauen in seinen zukünftigen beruflichen Erfolg. Als dann offenkundig wurde, daß *ihre* Fähigkeiten seine bei weitem überragten, wurde ihre Dichtung für ihn zu einer Bedrohung, und er zog sich innerlich von ihr zurück. Mit der scharfen Wahrnehmungsfähigkeit der Künstlerin begriff Mary, daß ihre frühen Ängste – entweder sie würde Dichterin *oder* sie würde geliebt – von der Realität bestätigt zu werden schienen. Sie versuchte, ihr Dichten für ihn aufzugeben, sie versuchte sogar, sich selbst für ihn aufzugeben. Doch das änderte nichts an ihrer Beziehung zueinander, und bald darauf war sie nicht mehr fähig zu schreiben, aber geliebt wurde sie auch nicht, und schließlich verzweifelte sie an ihrem Leben, weil es niemals erfüllt sein würde.

Anfang der vierziger Jahre, als ich mit meiner psychologischen Ausbildung begann, gehörte es zum herkömmlichen Fachwissen, daß jedes körperliche Syndrom mit einem bestimmten Persönlichkeitsmuster verbunden war: Magengeschwüre fanden sich bei Menschen, die ihre Bedürfnisse zu stark verdrängten, Rheumatiker wiederum unterdrückten ihre Aggressionen zu sehr, und so weiter und so fort. Psychiater und Psychologen vom Range eines Flanders Dunbar und Franz Alexander waren nach intensiven Forschungen zu diesen Ansichten gekommen.

Inzwischen haben wir uns ziemlich weit davon entfernt. Heute wissen wir, daß bei großen Feldstudien mit vielen Beteiligten derartige Ergebnisse aufscheinen können; allerdings haben wir erkannt, daß sich an Hand der Resultate solcher Forschungen keine Voraussagen für den einzelnen treffen lassen. Selbst wenn etwas statistisch erwiesen ist, ändert das nichts an der Tatsache, daß jeder Mensch einmalig ist und nur im Zusammenhang mit seinem besonderen genetischen Erbe, seinem gelebten Leben und wie beides einander beeinflußt hat, verstanden werden kann. Es gibt kein Standardmodell des Menschen. In dem Augenblick, in dem wir auf die Welt kommen, zerbricht die Form. Heute wissen wir: Wenn wir einen Menschen kennen, dessen physische Erscheinung und Reaktionen genau dem psychologischen Muster der Lehrbücher entsprechen, dann heißt das eigentlich nur, daß wir diesen Menschen nicht sehr gut kennen.

Einer der großen Irrtümer in der modernen Psychologie und Psychiatrie war der, zu glauben, daß wir mit wachsenden Erkenntnissen immer besser in der Lage sein würden, Kategorien und mathematische Formeln zur Beschreibung und zum Verständnis bestimmer Abläufe zu verwenden; daß es ein Zeichen unseres enormen Wissens wäre, Menschen Kategorien und numerisch bezeichneten Werten zuordnen zu können. Tatsächlich trifft das Gegenteil zu. Einen Menschen als »dieses« oder »jenes« zu bezeichnen (in der Sprache der dritten Ausgabe von *Diagnostic and Statistical Manual of Mental Disorder** würde er dann zum Beispiel als 309.28 oder 309.29 diagnostiziert), zeigt eigentlich nur, daß wir fast nichts von ihm wissen. Wir wissen nämlich so wenig von ihm, daß wir lediglich in Begriffen sprechen können, die auch auf tausende andere Menschen zutreffen.

Dieser Irrtum ist in Psychologie und Psychiatrie am weitesten verbreitet, aber nicht auf diese beiden Gebiete beschränkt. Bertrand Russell hat in diesem Zusammenhang geschrieben: »Das Physische ist nicht deshalb mathematisch, weil wir so viel darüber wissen, sondern weil wir so wenig wissen: nur seine mathematischen Eigenschaften können wir erforschen.«

Soviel wissen wir inzwischen: Solange Sie in einem Menschen, mit dem Sie arbeiten, nicht einen ganzen Roman von Dostojewski oder eine komplette Shakespeare-Tragödie sehen können, kennen Sie ihn nur flüchtig. Jeder von uns – und mir ist nie jemand begegnet, auf den das nicht zutraf – lebt in seinem eigenen Universum aus Schmerz und Freude, Hoffnung, Angst und Traurigkeit, aus Reue, Stolz, Einsamkeit, Beziehungen und Alleinsein, aus Haß und Liebe und aus allem anderen, was uns die Künstler und Schriftsteller als Teil der menschlichen Natur gezeigt haben. Selbst wenn wir jemandem gut kennen, wird uns doch ein großer Teil der Lebendigkeit und Buntheit seines oder ihres Lebens verborgen bleiben. Goethe sagte es so: »Grau, teurer Freund, ist alle Theorie, / Und grün des Lebens goldner Baum.«

Das Universum eines jeden von uns ist einzigartig, es gibt auf der ganzen Welt kein zweites, das annähernd so wäre. Verallgemeinerungen über Menschen hinken immer; meist sind sie bei ihrer ersten Aufstellung schon falsch. Und trotz-

* Diagnostisches und statistisches Handbuch psychischer Krankheiten

dem sind sie nützlich. Wie andere Konzeptionen ermöglichen Sie uns, Dinge zu sehen und zu begreifen, die uns sonst oft entgehen würden. So wie die impressionistischen Maler Monet, Cézanne, van Gogh und Derain uns halfen, die Welt auf eine ganz neue Weise zu betrachten – und damit ganz wesentlich zur Entwicklung der Revolution der modernen Wissenschaft beitrugen –, so helfen uns Konzeptionen, mehr Möglichkeiten zu erkennen als vorher. Man kann sie als Werkzeuge sinnvoll einsetzen oder auch nicht. Ohne sie sind unsere Möglichkeiten begrenzt. Wenn wir nur einen Hammer haben, dann müssen wir alles, wie der Psychologe Abraham Maslow einmal meinte, wie einen Nagel behandeln. Doch wenn wir noch andere Werkzeuge in unserem Werkzeugkasten oder unserer geistigen Ausrüstung haben – altmodisch ausgedrückt: die Gesamtheit unserer Apperzeption –, dann können wir Menschen und Dinge sehr viel genauer wahrnehmen und behandeln. Aus diesem Grunde sind Konzeptionen so wichtig für uns, und aus diesem Grunde möchte ich hier über das Konzept der *Verzweiflung* sprechen.

Es ist die Verzweiflung, die sich bei den meisten Krebspatienten in der Therapie als bestimmende Lebensausdrucksform herausstellte. Sie zu verbalisieren war oft für die Patienten selbst eine Überraschung, der dann rasch die Erkenntnis folgte: »So habe ich mich eigentlich immer gefühlt.« Alle Erkenntnisse aus vielen Jahren therapeutischer Behandlung der einzelnen Patienten wiesen darauf hin, daß die Verzweiflung schon viele Jahre vor Ausbruch der Krebserkrankung das Leben dieser Menschen beherrscht hatte. Fast ihr ganzes Leben lang war sie die Grundlage ihres *Lebensgefühls** gewesen. Manchmal war diese Art Hintergrundmusik sehr laut gewesen, manchmal für eine eine Weile gedämpft, aber sie war immer da.

Wenn dieses Gefühl einmal in ihr kognitives Bewußtsein gedrungen war, wurden die Patienten oft für eine lange Zeit völlig davon »überflutet«. Es nahm alle möglichen Formen in

* Der Begriff wird vom Autor im Original verwendet. [A.d.Ü.]

allen möglichen Zusammenhängen an, bis es endlich durchgearbeitet werden konnte. Diese Zeit war für die Patienten äußerst schmerzhaft. Nachdem allerdings die Verzweiflung durch eine mehr realistische Sicht der Dinge ersetzt worden war, kam es zu konstruktiven und sinnvollen Veränderungen und Bewegungen in der Persönlichkeit und im Leben des Patienten.

Wie die Zitate zu Anfang dieses Kapitels belegen, sahen die Patienten nur einen oberflächlichen Zusammenhang zwischen ihrer Verzweiflung und ihrer Krebserkrankung. Die tödliche Krankheit – all diese Patienten kannten ihre Diagnose und die üblichen Prognosen – wurde lediglich als »ein weiteres Beispiel« für die grundsätzliche Hoffnungslosigkeit ihres Lebens betrachtet. Sie waren der Ansicht, die Verzweiflung sei schon lange vor den Wucherungen dagewesen, und die Krankheit sei lediglich eine Bestätigung dessen, was sie ohnehin bereits wußten. Das Problem ihrer unerträglichen Existenz wurde für sie durch den Krebs gelöst, der dafür sorgte, daß sie selbst sich unweigerlich loswurden. Das war buchstäblich die Lösung, vor der sie sich konkret immer gefürchtet hatten und die sie dennoch für unausweichlich hielten.

Für fast alle Krebspatienten, mit denen ich in den ersten fünfzehn Jahren dieses Forschungsprogramms gearbeitet habe, gab es aus medizinischer Sicht nur sehr wenig Hoffnung. Entweder waren die bekannten Behandlungsmethoden bereits angewandt worden und hatten versagt, oder die Erfahrung hatte gezeigt, daß für die Rettung des Lebens dieser Menschen einfach sehr wenig Aussicht bestand. Es handelte sich also um eine besondere Gruppe von Menschen auch unter den Krebskranken, und möglicherweise trifft das, was ich beschreiben werde, hauptsächlich auf diese besondere Gruppe zu. Ich habe das gleiche auch bei Krebspatienten gefunden, die auf dem Weg der Besserung waren, und bei anderen, die überhaupt keinen Krebs hatten. Allerdings fand es sich bei fast allen Krebspatienten, denen die moderne

Medizin nicht mehr helfen konnte, und es ist für diese Gruppe typischer als für irgendeine andere. Die Tatsache, daß ich eine ähnliche Beschreibung nur in Kierkegaards Werk *Die Krankheit zum Tode* gefunden habe, ist möglicherweise kein Zufall.

Verzweifelte Menschen glauben oft, daß es in ihrem Leben nur zwei Wege für sie gibt. Sie können versuchen, ganz und gar sie selbst zu sein. Wenn sie das tun, werden sie allein sein, denn »ihr Weg« ist so, daß niemand anders ihn akzeptieren könnte. Und diese Einsamkeit wäre unerträglich. Oder sie wählen den zweiten Weg: sie richten sich nach den Wünschen anderer, sie begraben ihre eigene Persönlichkeit, verleugnen ihre Individualität, dann werden sie akzeptiert und »kriegen ein paar Krümel Liebe ab, daß man gerade noch überleben kann«. Doch auch wenn sie diesen zweiten Weg wählen, werden sie sich im Grunde allein fühlen. Denn die anderen akzeptieren sie nur für das, was sie tun, und nicht für das, was sie sind. Außerdem werden sie sich ablehnen, so wie alle andern es tun, und das bedeutet eine weitere grausame und schwere Last. Wenn man also nur diese beiden Möglichkeiten sieht, dann sind das in der Tat trübe Aussichten und die Verzweiflung ist gerechtfertigt. Eine Patientin erzählte mir einmal, sie habe ein Lebensmotto gehabt, in dem all ihre Möglichkeiten zum Ausdruck gekommen seien: »Wenn der Stein auf das Ei fällt – armes Ei. Wenn das Ei auf den Stein fällt – armes Ei.« Uns war beiden klar, daß sie sich mit dem Ei und nicht mit dem Stein identifizierte. Was immer sie tun und was immer geschehen mochte, das Ergebnis würde immer dasselbe sein – »armes Ei«.

Eine Patientin sah das Problem in der Spannung zwischen ihrer »Individualität« und »Popularität« – entweder sie selbst zu sein oder nicht geliebt zu werden. »Und das ist genauso, wie wenn man Wasser und Brot zum Leben braucht, aber nur eins davon haben kann.« Ihre »Individualität« aufzugeben, ihre Art, die Dinge zu sehen und mit der Welt umzugehen, bedeutete den Verlust ihrer selbst; sie zu behalten bedeutete, allein zu sein.

Zu Beginn der Therapie hatte diese Patientin – eine sehr begabte Frau mit einer ausgezeichneten Ausbildung – die große Befürchtung geäußert, sie sei lediglich »mittelmäßig«, eine ganz alltägliche Frau ohne herausragende Eigenschaften, die ohne weiteres gut in den Vorort paßte, in dem sie lebte. Wir fanden heraus, daß sie genau wußte, wie außergewöhnlich sie war, daß sie sich aber vor ihrem eigenen Drang zur »Mittelmäßigkeit« fürchtete, daß sie Angst davor hatte, ihre Eigenart zugunsten von Liebe und Anerkennung aufzugeben. Aber sie ließ sich auf keinen faustischen Pakt ein: sie war unfähig, ihre Seele (die für sie der Preis war) für Liebe zu verkaufen, andererseits konnte sie ohne Liebe auch nicht leben. Nachdem sie nur diese Alternative sah, verzweifelte sie völlig und hatte jede Hoffnung verloren, jemals ein Leben finden zu können, das zu leben sich lohnte.

Ein anderer Patient erzählte mir während der ersten Sitzung, wie unabhängig er stets gewesen sei und daß er niemals jemanden gebraucht habe, der ihm als Stütze diente. Das Stahlgerüst seiner Persönlichkeit, wie er sie sah, bestand aus Stärke, Kompentenz, Dominanz und Unabhängigkeit. Er war immer schon so gewesen, und jetzt war er es erst recht. Im Verlauf der Therapie stellte sich allerdings heraus, daß er den Eindruck hatte, nicht um seiner selbst willen geliebt werden zu können, sondern daß man ihm nur mit Angst und Respekt begegnete; wenn er aber die Liebe erringen wollte, nach der er sich so sehnte, dann würde er passiv, abhängig und schwach werden müssen. Dazu war er nicht fähig, aber wie sollte er sonst das bekommen, was er so dringend brauchte? Hektisch bemüht, Liebe zu erringen, verwendete er immer mehr Energie darauf, dies durch Dominanz und Kontrolle zu erreichen, obwohl er wußte, daß solche Versuche fehlschlagen mußten. Aber er blieb dabei, weil er keinen anderen Weg sah, und wünschte sich schließlich zu sterben, damit dieser Kampf ein Ende hätte.

Menschen, die nicht verzweifeln, haben immer die Hoffnung, daß sich ihre Situation eines Tages ändern werde: vielleicht durch eigene Anstrengungen, vielleicht durch irgendein unvorhergesehenes Ereignis oder vielleicht auch einfach, weil die Zeit vergeht. Verzweifelte Menschen haben diese Hoffnung aufgegeben: sie glauben nicht mehr daran, daß sie selbst etwas verändern könnten, daß irgend etwas geschehen oder die Zeit ihre Probleme lösen werde. Der »Berg«, den sie erklimmen müssen, hat keinen Gipfel, und deshalb müssen sie immer weiterklettern.

Was sie auch tun, wie sehr sie sich auch drehen und wenden, um ihrem Schicksal zu entgehen, es wird sie immer einholen. Wenn überhaupt, dann gibt es nur ein flüchtiges Entrinnen, nur »Felsvorsprünge, auf denen ich mich ausruhen kann...«; auf die Realität oder Zuverlässigkeit eines solchen Felsvorsprungs zu hoffen, würde in bitterer Enttäuschung enden.

Eine Frau erzählte mir, sie werde seit ihrer Kindheit von einer Geschichte verfolgt, von der sie sich nicht sicher war, ob sie sie irgendwo gelesen, in einem Film gesehen oder einfach nur geträumt hatte. Doch seit sie denken konnte, sah sie das Ganze so klar vor sich, als sei sie selbst dabeigewesen. In der Geschichte fliehen einige Leute in einem Auto vor mehreren anderen Autos, in denen ihre Todfeinde sitzen, die sie verfolgen. Wenn es ihnen gelänge, einen langen und schwierigen Gebirgspaß zu überwinden, dann wären sie gerettet.

Sie stellte es sich wie einen Film vor: Auf der Leinwand wurde die Verfolgungsjagd von Zeit zu Zeit von einem Bild unterbrochen, auf dem ein alter, klappriger LKW zu sehen war, der eine Ladung Urinflaschen auf der anderen Seite der Berge durch die Wüste transportierte und auf sie zukam. Nach und nach gewannen die Fliehenden einen größeren Abstand zu ihren Verfolgern. Sie glaubten allmählich an den Erfolg ihrer Flucht, fuhren schließlich über den Paß und auf der anderen Seite wieder hinunter. Gleichzeitig kam der LKW die Serpentinen heraufgefahren. Das Ende war abzusehen. In dem Augenblick, als die Protagonisten glauben konnten, ihre Flucht sei gelungen, würden sie mit dem LKW zusammenstoßen. »Irgendwie habe ich immer gewußt, daß dies die Geschichte meines Lebens sein würde«, sagte sie.

Das Grundproblem bei der Verzweiflung liegt in der Überzeugung, das Selbst könne so, wie es ist, nicht akzeptiert werden. Wer sein Selbst als etwas sieht, das die anderen ablehnen, bleibt sein Leben lang allein. Wer es als etwas sieht, das er selbst ablehnt, wird eine noch größere Einsamkeit erfahren. Und wenn auf einen Menschen beides zutrifft – was oft der Fall ist –, dann ist das Lebens so trübe und schrecklich, wie man sich nur vorstellen kann. Man befindet sich in einer ausweglosen Situation. Wenn Kierkegaard die Verzweiflung als Mißverhältnis im Selbst bezeichnet, meint er damit: Um die Verzweiflung loszuwerden, muß man sein Selbst loswerden, denn es ist die Ursache der Verzweiflung. Doch sich vom Selbst zu trennen, führt ebenfalls zur Verzweiflung, da man nicht länger man selbst ist, nicht länger als die Person existiert, die man ist. Bei den Krebspatienten, mit denen ich gearbeitet habe, habe ich dieses Dilemma in der einen oder anderen Form immer wieder gefunden. Die Patienten hatten das Gefühl – entweder klar und deutlich oder in tieferen Schichten ihrer Persönlichkeit –: Wenn sie das gewinnen wollten, was sie brauchten, um ihrem Leben Sinn, Schwung und Begeisterung zu geben, dann müßten sie sich selbst aufgeben und jemand anders werden. Allein der Gedanke an diese Möglichkeit brachte sie zur Verzweiflung, weil sie wußten, daß das nicht funktieren könnte und würde. Die Liebe, die sie dafür empfangen würden, daß sie jemand anders wären, war für sie unannehmbar; man liebte sie für das, was sie taten, und nicht für das, was sie wirklich waren, und von dieser Art Liebe kann man schlecht zehren.

Gegen Ende seines Lebens, ein Jahr bevor er starb, wurde Freud von einem seiner bedeutenden Schüler, dem britischen Psychoanalytiker J.C. Flügel, gefragt: »Sagen Sie mir, verehrter Meister, was ist der Grund dafür, daß die Psychoanalyse *heilt*?« Freud dachte nach und entgegnete schließlich mit all seiner Erfahrung und Weisheit: »Es gibt einen Moment, in dem der Analytiker den Patienten liebt, und der Patient weiß das und ist dann geheilt.«

Wenn wir uns diese Antwort ansehen, wird uns klar,

warum die Psychotherapie oft ein so langer Prozeß ist. Die Patienten müssen erfahren, daß der Analytiker weiß, *wer sie wirklich sind, und sie so liebt, wie sie sind.* Erst wenn wir wissen, wer wir wirklich sind, und erst wenn wir um unserer selbst willen geliebt werden, können wir uns geliebt *fühlen* und diese Liebe *annehmen.*

Viele der Menschen, mit denen ich arbeitete, hatten das eine oder andere Mal versucht, den Menschen zu leugnen, als den sie sich selbst sahen. Doch der erhoffte Erfolg blieb aus: sie erhielten nie die Liebe, von der ihre Seele hätte zehren können.

Wenn die Menschen einmal begriffen haben, daß sie tatsächlich verzweifelt sind, und daß diese Verzweiflung zu ihrem Leben zu gehören scheint (Kierkegaard meinte, wenn jemand verzweifelt sei, bedeute dies, er sei sein Leben lang verzweifelt gewesen), dann stellt sich die Frage, wie man dieses grundsätzliche Problem lösen kann. Oft ist es sehr schwierig, die Wahrheit zu sehen, und es dauert sehr lange. *Die Lösung liegt darin, mehr und mehr der Mensch zu werden, der Sie wirklich sind.* Je ernsthafter Sie diesen Weg beschreiten und dieses Ziel anstreben, desto mehr können jene Menschen, die Sie um Ihrer selbst willen schätzen, erkennen, wer Sie wirklich sind, und auf Sie zukommen. Und im allgemeinen werden das die Menschen sein, die auch *Sie* schätzen – von Ausnahmen abgesehen. Erst nachdem der verzweifelte Mensch den Mut gehabt hat, sich so zu geben, wie er ist, können die anderen ihn auch erkennen und mit Sympathie und Liebe reagieren. Und erst wenn man sein wirkliches Selbst gefunden hat und zeigt, kann man an Liebe glauben und sie auch annehmen.

Bei den meisten Menschen, mit denen ich arbeitete, war die Verzweiflung so tief und so hoffnungslos, daß kaum ein Gefühl damit verbunden war. Keine Wut und kein Schmerz – sie war Teil ihres Lebens, sie war immer dagewesen. »Ich habe mich nie anders gefühlt«, sagten sie, oder »bei mir war das schon immer so.« Ihr ganzes Leben war einfach so.

Ich sage dir, der hoffnungslose Gram ist ohne Leidenschaft,
daß nur jene, die der Verzweiflung nicht trau'n,
halb irr' vor Qual in mitternächt'ger Stunde
die Faust zu Gottes Thron in wilder Raserei
aus Vorwurf und Geschrei erheben.
Die völlige Verlassenheit jedoch
in Menschenseelen wie auch in den Ländern
liegt still und bloß unter dem bleichenden, stechenden Blick
des absoluten Himmels.

Elizabeth Barrett Browning

Und weil das alles immer schon so war und zu ihrem *Weltbild** gehörte, hatten sie durchaus »normal« funktioniert, ihr Leben abgewickelt, ihre Routine aufrechterhalten und nicht geglaubt, daß ihr Leben jemals befriedigend sein oder einen Sinn haben könnte. Wenn wir depressiv sind, lassen unsere Aktivitäten nach; je tiefer unsere Depression ist, desto weniger tun wir. Aber wenn wir verzweifelt sind, dann machen wir einfach weiter; wir haben noch nicht einmal soviel Hoffnung auf ein sinnvolles Leben, daß es uns depressiv stimmen würde, es nicht erreichen zu können! Statt langsamer zu werden und weniger zu tun, fahren wir fort mit der hoffnungslosen Plackerei unseres Lebens.

Bei meinen Patienten war die Verzweiflung meistens so tief und gehörte so sehr zu ihrem Leben, daß noch nicht einmal die Krebsdiagnose ihren Alltag veränderte. Selbst angesichts einer unkontrollierbaren Krankheit hatten sie nicht das Bedürfnis, neue Erfahrungen zu suchen oder ihr übliches Verhalten zu ändern. Sie betrachteten den Krebs nicht als etwas *Neues* in ihrem Leben, sondern nur als den endgültigen Beweis für die absolute Hoffnungslosigkeit, die schon so lange ihre Existenz bestimmte.

Es gab allerdings Ausnahmen. Und bei diesen Menschen schien es zu einer Stärkung des Krebsabwehrmechanismus zu kommen. Am Ende des zweiten Kapitels habe ich die Geschichte von Dr. Meerloos Patientin erzählt, die es liebte,

* Der Autor verwendet den Begriff im Original. [A.d.Ü.]

auf See zu leben. Sie war vielleicht ein Beispiel hierfür. Und Karen könnte ein weiteres sein.

Karen war in einer Familie aufgewachsen, in der mit großem Nachdruck betont wurde, daß »gute« Menschen auf andere Rücksicht nehmen und ihre eigenen Wünsche stets hintanstellen. Karen hatte immer schon gern gezeichnet. Sie wollte unbedingt Künstlerin werden. Ihre Familie betrachtete einen solchen Beruf allerdings nicht als Beitrag zur Menschlichkeit und versagte ihr eine entsprechende Ausbildung. Also studierte Karen auf dem College Schulverwaltung. »Kunst bedeutete mir alles«, sagte sie mir. »Und ich gab sie auf, um das zu tun, was ich gefälligst zu tun hatte, nämlich mich um andere zu kümmern.« Als ich mit meinen Fragen fortfuhr, sagte sie: »Man hat mir beigebracht, das zu tun, was ich zu tun *habe*, statt was ich tun möchte.«

Beruflich war sie erfolgreich und wurde rasch befördert. Sie war sehr tüchtig und einsatzbereit und gehört zu jenen Menschen, die wahrscheinlich bei allem erfolgreich sind, für das sie sich einsetzen, und zwar unabhängig von ihren persönlichen Vorlieben.

Mit Anfang dreißig wurde bei ihr ein rasch wachsender Brustkrebs festgestellt mit Metastasen der Lymphknoten. Sie brachte einen großen Aktenkoffer voller Papiere mit ins Krankenhaus, die sie durcharbeiten wollte, während sie sich von ihrer Mastektomie erholte.

Einen Tag vor der Operation hatte Karen das Gefühl einer plötzlichen großen Freiheit. Als ob ihr eine große Last von der Schulter genommen worden wäre, meinte sie. Sie dachte: »Ich habe Krebs. Also kann ich jetzt tun, was *ich* will. Ich muß mich nicht um diese Papiere kümmern. Ich kann wieder *zeichnen.*«

Als die Erholungsphase nach ihrer Operation einsetzte, verbrachte sie die meiste Zeit mit Zeichenblock und Stiften, statt mit den Papieren in ihrem Aktenkoffer. Die Resultate der Mastektomie waren ausgezeichnet. Sieben Jahr lang zeigten sich keine weiteren Symptome, dann wurde am Narbengewebe ein kleiner Knoten festgestellt. Die Biopsie brachte keine klaren Ergebnisse, und man riet ihr zu einer weiteren Operation. Karen entschied sich jedoch für eine Politik des Abwartens. Sie achtete noch mehr auf ihre Bedürfnisse als Mensch und als Künstlerin. Sie arbeitete mit Wasserfarben, was sie schon immer hatte tun wollen, wofür aber »nie Zeit gewesen« war. Nach drei Monaten war der Knoten verschwunden, und in den folgenden zehn Jahren traten keine weiteren Symptome auf. Ihr Leben sei reich und erfüllt, sagte sie, »und es gibt immer etwas Neues zu lernen.«*

Bei einigen anderen meiner Krebspatienten war die Verzweiflung so tief und alles durchdringend, daß nichts, was ich für sie tun konnte, an ihr zu rütteln vermochte, und es gelang ihnen auch nicht, sie aus eigener Kraft zu überwinden. Zu diesen Patienten gehörte Roslyn.

Als junges Mädchen war sie zutiefst idealistisch gewesen. Ihr Mitgefühl gehörte allen Hungernden und Unterdrückten dieser Erde. Sie arbeitete bei vielen Wohltätigkeitsorganisationen mit, kümmerte sich um ein soziales Wohnprojekt in New York City und entschied sich schließlich dafür, Vorschullehrerin zu werden.

Auf dem College begegnete sie den Versprechungen von Frieden, wirtschaftlicher Sicherheit und Hoffnung, die der Marxismus offerierte. Sie wurde Mitglied der Kommunistischen Partei, weil ihr schien, daß nur die Kommunisten sich tatkräftig um die gegenwärtigen Probleme der Hungernden und Obdachlosen kümmerten und ihnen gleichzeitig ein Programm für die Zukunft anboten.

In der Partei war sie äußerst engagiert und aktiv. Sie war voller Idealismus und achtete darauf, daß ihre politischen Überzeugungen nicht ins Klassenzimmer kamen, da sie dort

* Psychotherapeuten, die sich intensiver über diese Form der Verzweiflung informieren möchten, interessieren sich vielleicht für meinen Artikel »A Psychological Orientation Associated with Cancer« in: *The Psychiatric Quarterly* 3 (1971), 141.

ihrer Ansicht nach nichts zu suchen hatten. Fast ihre gesamte Freizeit verbrachte sie dann allerdings mit dem Verteilen von Broschüren oder bei sonstigen Einsätzen. An mehreren Abenden der Woche ging sie zu politischen Versammlungen. »Ich hätte abends nicht einschlafen können«, erzählte sie mir, »ohne die *New Masses* [die damalige Tageszeitung der Kommunistischen Partei] gelesen zu haben und zu wissen, was in der Welt los ist.« Als eines der treuesten und fleißigsten Mitglieder war sie viel zu idealistisch, um jemals in der Partei Karriere zu machen.

Die Partei war Mittelpunkt und Kontext ihres Lebens. Alles, was sie tat, erhielt seine Bedeutung aus der Hoffnung für eine kommunistische Zukunft. Sie und ihr Mann, ebenfalls ein Parteimitglied, hatten sich zwar Kinder gewünscht, den Gedanken aber wieder aufgegeben, da die Parteiarbeit sie völlig vereinnahmte und sie weder die Zeit noch die Energie aufgebracht hätten, ihre Kinder ordentlich zu erziehen und ihnen die Liebe zukommen zu lassen, die sie brauchten. Sie wußten, daß sie häufig beobachtet und verfolgt wurden, daß man ihr Telefon überwachte und ihnen viele Möglichkeiten zum beruflichen Aufstieg versperrt blieben – doch das gehörte zu ihrem Leben und zu den Opfern, die sie für die Zukunft der Menschheit auf sich nahmen.

Roslyns Ehemann, ein ruhiger, etwas langsamer, ernster High-School-Direktor, stand auf der Schwarzen Liste und verlor in der McCarthy-Ära seinen Posten. Viele Jahre lang war er zu Hause und kümmerte sich um den Haushalt, während sie beide ernährte. Sie liebte ihre Arbeit als Vorschullehrerin und die Kinder, für die sie verantwortlich war.

Anfang der sechziger Jahre konnte sie sich einen Lebenstraum erfüllen und zum ersten Mal in die UdSSR reisen. Hier, wo der Kommunismus seit über vierzig Jahren existierte, würde sie endlich die Früchte all ihrer Arbeit und Mühen in voller Reife genießen können. Da sie von ihrer Reise bereits längere Zeit wußte, begann sie zwei Jahre vorher Russisch zu lernen. Als hochintelligente und fähige Person sprach sie bei ihrer Abreise bereits fließend Russisch.

Sie blieb sechs Wochen in der Sowjetunion, besichtigte hauptsächlich Schulen und Kindergärten, da sie sich dafür am meisten interessierte und es ja auch ihr Beruf war. Sie war entsetzt von dem, was sie vorfand. Der Drill der Kinder, die politische Gehirnwäsche, die Beförderung des Personals aufgrund von Parteimitgliedschaft und absolut linientreuem Verhalten statt aufgrund fachlicher Qualifikation, die je nach dem sozialen Status der Eltern unterschiedliche Behandlung der Kinder – all das blieb ihren erfahrenen Augen nicht verborgen. Sie und ihr Mann kamen »todunglücklich« zurück: »Wir hatten das Gefühl, unser ganzes Leben und all unsere Opfer waren vergebens.«

Sie verließ die Partei und gab sämtliche politischen Aktivitäten auf. All ihre engen Freunde waren Parteimitglieder, und jetzt sprach niemand mehr mit ihr. Sie arbeitete weiter als Vorschullehrerin, und ihr Mann fand einen Posten an einer Privatschule. »Doch in unser beider Leben war kein Leben mehr.« Ich sagte ihr den Satz des Perikles an die Eltern von jungen Gefallenen: » Es ist, als ob der Frühling das Jahr verlassen hätte.« »Genauso fühlen wir uns beide«, bestätigte sie mir.

Drei Monate später wurde ein Brustkrebs diagnostiziert, und ziemlich bald bildeten sich in den Lungen Metastasen. Sie starb innerhalb eines Jahres nach ihrer Rückkehr aus der Sowjetunion.

6 Der holistische Ansatz

... wenn sich nämlich jemand mit einem Augenleiden an sie wendet [die griechischen Ärzte], erklären sie etwa, es sei ihnen nicht möglich, die Augen allein zu heilen, sondern man müsse zugleich auch den Kopf behandeln, wenn es mit den Augen besser werden soll. Und im weiteren sei es ganz unvernünftig zu meinen, man könne bloß den Kopf für sich allein heilen und nicht zugleich den ganzen Leib. Aufgrund dieser Überlegung wenden sie sich dann mit ihren Diätvorschriften an den ganzen Leib und versuchen mit dem Ganzen auch den einzelnen Teil zu behandeln und zu heilen. ...
[Doch ein Arzt der Thraker] sagte mir nun, die Griechen hätten ja ganz recht mit dem Grundsatz, den ich vorhin erwähnt habe. »Aber unser König Zalmoxis«, fuhr er fort, »der zudem ein Gott ist, sagt, so wie man nicht versuchen solle, die Augen ohne den Kopf oder den Kopf ohne den ganzen Leib zu heilen, so auch nicht den Leib ohne die Seele. Das sei auch der Grund, weshalb bei den Griechen die Ärzte gegen die meisten Krankheiten machtlos seien, weil sie nämlich das Ganze nicht kennen, dem man seine Bemühungen zuwenden sollte, wenn es aber damit nicht gut stehe, so könne es unmöglich mit den einzelnen Teilen gut stehen...«

Platon, *Charmides**

Tom war ein erfolgreicher Geschäftsmann in seinen Mittvierzigern. Er arbeitete seit siebzehn Jahren bei derselben Firma und strebte dort den Direktorsposten an. Wie man ihm zugesagt hatte, sollte er innerhalb eines Jahres befördert werden. Er war offenbar äußerst tüchtig, und seine Arbeit stand im Mittelpunkt seines Lebens. Seit fünfzehn Jahren war er mit einer eleganten, intelligenten und ehrgeizigen Frau verheira-

* *Die Bibliothek der Alten Welt III, 12.* Hrsg. Walter Rüegg, Stuttgart (Artemis) 1960.

tet, die einen ähnlichen Beruf ausübte wie er. Beide waren begeisterte Skifahrer und verbrachten viele Winterurlaube in der Schweiz und in Sun Valley. Er beschrieb seine Ehe als »okay, keine Probleme«, was von ihr bestätigt wurde.

Zwei Monate bevor er seinen Direktorsposten antreten sollte, zeigten sich plötzlich Symptome, die ihn veranlaßten, seinen Arzt aufzusuchen. Die Diagnose lautete Hodgkin-Krankheit, die sich rasch ausbreitete (und zum damaligen Zeitpunkt als völlig unheilbar galt).

Damals gehörte es zu meiner Forschungsarbeit, jeden vierten Patienten routinemäßig zu interviewen, der in der Krebsambulanz behandelt wurde. Während unseres ersten Gesprächs sagte mir Tom, er glaube, sein Krebs »hat was mit meinen Gefühlen zu tun, ist vielleicht sogar dadurch verursacht worden«. (Ich hatte festgestellt, daß Krebspatienten diesen Gedanken oft äußerten, wenn sie glaubten, daß ihnen aufmerksam zugehört wurde, obwohl diese Idee in Medizinerkreisen damals so gut wie unbekannt war. Es erinnerte mich an John Deweys Ausspruch, daß der, der den Schuh trägt, auch weiß, wo er drückt.) Ich fragte ihn, ob er die Idee weiter zu verfolgen wünschte. Da das der Fall war, begannen wir mit einem Psychotherapie-Programm.

Zu den ersten Dingen, die wir in der Therapie herausfanden, gehörte die Erkenntnis, daß er (unter anderem) ein Spezialist für das Herausfinden von Informationen war. Als er erkannte, wie sehr er sich, was seine Krankheit betraf, auf das Wissen und die Meinung anderer verlassen hatte, überraschte ihn das sehr. Er verschaffte sich in einer medizinischen Bibliothek sämtliche Informationen über die Hodgkin-Krankheit. Da er mit seiner Behandlung nicht gänzlich zufrieden war, bemühte er sich zusätzlich zu seinen Bestrahlungen um noch andere Methoden. Er suchte einen Facharzt für Osteopathie auf, der ihm die Beibehaltung der Bestrahlungen und außerdem einige konservative Knochenbehandlungen empfahl. Tom fühlte sich nach diesen Behandlungen viel besser und berichtete, er habe seitdem wesentlich mehr Energie als vorher.

Dann suchte er sich einen Diätetiker. Es war damals noch gar nicht so leicht, jemanden zu finden, der über die nötige Kombination aus gesundem Menschenverstand, Ausbildung und Erfahrung mit unheilbaren Krankheiten verfügte, aber nach einiger Zeit hatte Toms Suche Erfolg. Er nahm nur noch vegetarische Kost zu sich, die mit vielen Vitaminen und Mineralstoffen angereichert wurde. Diese Diät würde heute von vielen Ernährungsspezialisten nicht mehr empfohlen werden, damals aber gab es keinen besseren Rat.

Im Verlauf der Psychotherapie wurde Tom rasch klar, daß seine Ehe ziemlich hohl war. Die Eheleute mochten sich und hatten einen »angenehmen« Modus vivendi gefunden. Beide hatten sich mit etwas zufriedengegeben, das von einem Ideal sehr weit entfernt war. Außer Gewohnheit und der Überzeugung, daß doch nichts Beßres nachkäme, schien sie kaum etwas zusammenzuhalten. Wir erforschten Toms verzweifelte Hoffnungslosigkeit, jemals eine lebendige und intensive Beziehung zu erleben. Einmal sagte er zu mir: »Wissen Sie, Doktor, das ist wie ein Haus ohne Isolierung. Man heizt und heizt, aber es wird nie warm. Das geht nur, wenn die Wärme auf einen zurückstrahlt. Ich habe immer schon gewußt, daß mein Leben so ist. Wie sehr ich mich auch angestrengt habe, wieviel ich auch geheizt habe, es war nie warm.« In einem langen und schmerzlichen Prozeß arbeiteten wir uns durch seine Verzweiflung hindurch, die aus seiner frühen Kindheit stammte.

Als er erkannte, mit wie wenig er sich emotional begnügt hatte und wie viel möglich wäre, führte er zum ersten Mal ein Gespräch mit seiner Frau über ihre Ehe. Sie hatten mehrere Sitzungen bei einem Eheberater. Dann erhielt seine Frau ganz plötzlich ein ausgezeichnetes berufliches Angebot aus San Francisco. Sie mußten sich entscheiden und trennten sich schließlich auf freundschaftliche Weise. Die Scheidung schien beiden große Erleichterung zu bringen.

Danach äußerte Tom den Wunsch, eine Zeitlang keine anderen Beziehungen zu pflegen als jene, die mit seiner Arbeit zu tun hatten. Natürlich haben wir in unseren Sitzungen darüber gesprochen. Die Angst dahinter wurde erforscht und durchgearbeitet. Bald darauf hatte er Verabredungen mit verschiedenen Frauen, mit denen er sich jeweils einige Male traf. Nach ungefähr einem Jahr entwickelte sich eine dieser Beziehungen zu einem Liebesverhältnis, das schließlich zur Heirat führte. Die zweite Frau ist sehr viel wärmer, offener und liebevoller, als es die erste war. Einmal erinnerte ich Tom an seine Bemerkung über das Haus ohne Isolierung. Er dachte ein wenig nach, grinste dann und meinte: »Jetzt ist mir schon viel wärmer.«

Während der Therapie befaßten wir uns auch intensiv mit Toms Arbeit. Er erkannte, daß der all die Jahre so erstrebenswert scheinende Posten ihm jetzt wie eine Sackgasse vorkam. Was ihm wirklich Freude machte, war die Herausforderung und Stimulierung durch neue Probleme, die es mit neuen Mitteln und Ideen zu lösen galt. Wenn er eine neue Aufgabe übernahm und die üblichen anfallenden Probleme ein- oder zweimal bewältigt hatte, begann er sich zu langweilen, weil alles zur Routine wurde. Ein neuer Job war zunächst immer faszinierend, dann wurde er zur langweiligen Routine, die er erfüllte, während er darauf wartete, sich beruflich wieder zu verändern. Aber wenn er erst einmal Präsident der Firma wäre, dann konnte er sich nicht mehr verändern. Er wäre dann, so meinte er, »ständig reisefertig angezogen, aber es gibt kein Reiseziel mehr. Überhaupt keins.«

Außerdem wußte er, daß schon die sichere Aussicht auf die Top-Position in seiner Branche mit all ihrem Prestige ihn nicht wirklich befriedigt hatte. Irgend etwas fehlte in seinem Leben, das hatte er immer schon gewußt. Ohne daß er sich wirklich darüber im klaren war, zählte er auf den »richtigen« Job, die große Beförderung, die seine innere Unzufriedenheit beseitigen sollte. Als wir darüber sprachen, daß innere Probleme auch innen gelöst werden müssen und alle äußeren Ereignisse sie nicht lösen können, erinnerte er sich an das Lied »Adelaide's Lament« aus Frank Loessers Musical »Guys and Dolls«. Darin erzählt Adelaide, daß sie jedesmal, wenn ihre Hochzeit aufgeschoben wird, einen Schnupfen bekommt, und selbst wenn sie sämtliche Wunderdrogen einnähme, »kommt die Medizin doch nie dahin, wo ich wirklich krank bin«. Wir waren uns einig, daß dies auch auf ihn zutraf.

Als Tom einzusehen begann, warum er seinen Job als Sackgasse empfand, sah er auch den Trugschluß seiner Phantasie. Der Aufsichtsrat hatte ihm den Posten aufgrund seiner Begabung für innovative Entscheidungen zugesagt. Sie wollten, daß er die Firma in eine neue Richtung brachte, und sein Auftrag ließ ihm völlig freie Hand. Ganz offensichtlich hofften seine Vorgesetzten weiterhin auf seine Kreativität und seine Fähigkeit, neue Wege für die Firma zu finden. Mit dieser Erkenntnis verschwand auch Toms Verzweiflung über seine Arbeit.

Seine der Verzweiflung so ähnliche Hoffnungslosigkeit in bezug auf seinen Beruf und auf sein Gefühlsleben sowie das plötzliche Auftreten dieser tödlichen Krankheit erinnerten mich an Jungs Ausspruch, daß eine innere Situation, die man sich nicht bewußtmacht, schließlich außen als Schicksal in Erscheinung tritt. Tom dachte eine ganze Weile darüber nach und nickte dann, sehr traurig, in völliger Übereinstimmung.

Ich sagte ihm immer wieder, daß er den psychotherapeutischen Prozeß insgesamt sehr erfolgreich absolviere, daß es aber noch zwei spezielle Bereiche gebe, um die er sich bisher nicht gekümmert habe. Im physischen Bereich waren seine Diät und sein medizinisches Behandlungsprogramm zwar ein Teil davon, aber es mußte noch mehr getan werden. Er brauchte ein Fitneßprogramm, das auf seinen jetzigen Zustand abgestimmt war. Nachdem er sich mit seinem Onkologen abgesprochen hatte, versuchte er sich in einigen Sportarten. Er wurde Mitglied in einem Sportklub, bei dem er zwischen Yoga und Judo eine Auswahl an Aktivitäten hatte. Er probierte einiges aus, um das zu finden, was ihm zusagen und seine körperliche Verfassung stärken würde. Schließlich stellte er fest, daß Schwimmen ihm am meisten zusagte. Er ging frühmorgens in den Klub und drehte langsam ein Dutzend Runden im Pool, während er sich ausschließlich auf das Schwimmen konzentrierte. Wenn er aus dem Wasser stieg, fühlte er sich meistens ein wenig »high«, »gut beieinander«, ruhig und voller Tatendrang.

Er sah ein (wenn auch zunächst nur intellektuell), daß er den spirituellen Teil seiner Natur nicht zum Ausdruck brachte und auch nicht förderte, was ein großes Manko darstellte. Also begann er, diesen Teil seines Selbst zu entdecken und mit ihm zu experimentieren. Er wußte aus unseren Gesprächen, daß der spirituelle Teil in uns auf zweifache Weise genährt werden muß. Erstens – was für den westlichen Menschen vermutlich am wenigsten wichtig ist – in Form der schwierigen Übungen der Meditation oder des Gebets; zweitens durch eine aktive Tätigkeit, die mehr ausdrückt als unsere Sorge um uns selbst oder unsere Familie – nämlich die Sorge um andere, die Menschheit oder unseren Planeten.

Die Meditation, für die er sich entschied, war eine östliche Atemübung, die er regelmäßig jeweils eine halbe Stunde durchführte. An den Tagen, an denen er meditierte, fühlte er sich den ganzen Tag kräftiger, weniger »schlapp« und mehr geborgen bei sich selbst und anderen.

Ungefähr ein Jahr nach Beginn seines Meditierens kam einer seiner Kunden in die Stadt, der abends zu einer Veranstaltung der American Association for the United Nations ging, zu der Tom ihn begleitete. Sein Interesse wurde geweckt, und heute ist Tom einer der lokalen Führer der AAUN sowie aktives Mitglied einiger nationaler Komitees.

Toms Krankheit reagierte positiv auf die Bestrahlungen, und die Tumoren bildeten sich zurück. Sechs Monate lang traten sie nicht mehr in Erscheinung. Danach erhielt Tom noch einmal eine Bestrahlungsbehandlung, und die Tumoren gingen endgültig zurück. In den mehr als zwanzig Jahren, die seitdem vergangen sind, hat sich kein Tumor mehr gebildet. Während dieser Zeit hat Tom seine Diät, seinen Sport und seine Meditation mehrfach gewechselt. Was in einem Stadium unserer Entwicklung gut für uns ist, muß nicht für alle anderen Stadien gelten. Er blieb acht Jahre in der beruflichen Position, die er damals antrat, wechselte dann die Firma und verdient heute wesentlich mehr. Seine Arbeit macht ihm

Freude. Seine Ehe ist gut, und er hat zwei Kinder. Tom sieht sein Leben als »bunt, aufregend und faszinierend. Leider hat der Tag nur vierundzwanzig Stunden, und ich würde sechsunddreißig brauchen, um all das zu erledigen, was ich gerne tun möchte.«

Toms Art und Weise, mit seiner Krankheit umzugehen, zeigt einen für den Umgang mit Gesundheit und Krankheit neuen Ansatz, der in den letzten zwanzig Jahren in der medizinischen Diskussion aufgetaucht ist. Er findet immer mehr Verbreitung und hat wachsenden Einfluß auf medizinische Konzeptionen und Techniken. Man spricht bei diesem Ansatz im allgemeinen von der holistischen Medizin oder Ganzheitsmedizin. Um diesen Ansatz zu verstehen und zu benutzen, müssen wir uns erst einmal ein wenig mit seiner Geschichte befassen.

Seit dem klassischen Altertum hat es in der westlichen Medizin zwei grundsätzliche Betrachtungsweisen gegeben. Die erste (die »allopathische«) ging davon aus, daß der Arzt jemand sein sollte, der aktiv gegen Krankheiten vorgeht und sie mit allen verfügbaren Mitteln – chirurgisch, chemisch und so weiter – bekämpft. Die zweite (die »naturheilkundliche«) verlangte statt dessen, daß der Arzt sich mit den natürlichen Heilungskräften des Körpers verbündet, sie verstärkt und unterstützt und dadurch dem Patienten hilft, gesund zu werden.

Keine dieser Auffassungen ist jemals bis zum völligen Extrem vertreten worden (mit Ausnahme von einigen Spinnern). Selbst jene, die die naturheilkundliche Sicht am heftigsten vertreten, haben stets anerkannt, daß bei einer gerissenen Arterie, aus der das Blut sprudelt, Grundsatzdiskussionen über Lebensformen, Ernährungsweisen oder spirituelles Verhalten unangebracht sind und statt dessen jemand gebraucht wird, der mit Nadel und Faden umzugehen weiß! Ebenso haben die größten Verfechter von Chirurgie und Chemie stets gewußt, daß nicht sie es sind, die die Wunde zum Heilen bringen; alles, was sie tun können, ist, die Wunde nach bestem Vermögen sorgfältigst zu verschließen, sie so rein wie möglich zu halten und den Heilungsprozeß den natürlichen Kräften des Patienten zu überlassen.

Trotzdem sind zu verschiedenen Zeiten an verschiedenen Plätzen die Prioritäten sehr unterschiedlich gesetzt worden, was schließlich zu großen Unterschieden bei den medizinischen Methoden geführt hat.

Im antiken Rom wuchs der Konflikt zwischen jenen, die an die Selbstheilungskräfte des Körpers glaubten und sie nutzen wollten (die Hippokratiker), und denen, die glaubten, daß dieser passive Ansatz sinnlos sei, eine bloße »Meditation über den Tod«, und deshalb ein aktives Eingreifen gefragt wäre (die Anhänger von Asklepiades aus Bithynien). Es kam zu erbitterten Auseinandersetzungen und gegenseitigen Beschimpfungen.

Die Idee von der Bedeutung der Selbstheilungskräfte des Körpers ging jedoch nicht verloren, sondern wurde zur typischen medizinischen Überzeugung des Mittelalters. Der alten Theorie von den Körpersäften* folgend (die damals führend war), ging man davon aus, daß Krankheit die Folge des Übermaßes eines dieser Körpersäfte sei, und daß im Krankheitsfall die Selbstheilungskräfte des Körpers automatisch tätig würden. Man glaubte zum Beispiel, diese Kräfte würden die Körpertemperatur so erhöhen, daß das Übermaß an Flüssigkeit zum Kochen gebracht und dadurch vom Rest der Flüssigkeit abgetrennt würde. Die Ärzte kooperierten mit diesen Selbstheilungskräften. Sie verordneten heiße Getränke und wärmten den Patienten, damit das Kochen schneller stattfände. Dann halfen sie dem Körper beim Entfernen der gekochten Flüssigkeit, indem sie die Patienten zur Ader ließen, Klistiere setzten und Brechmittel verabreichten. Aus mittelalterlicher Sicht war also jede Krankheit ein Prozeß, bei dessen Regulierung Ärzte helfen konnten, indem sie mit den Selbstheilungskräften des Patienten zusammenarbeiteten.

Mit dem ausgehenden Mittelalter änderte sich aber dann

* Blut; Schleim; weiße/gelbe Galle; schwarze Galle. [A.d.Ü.]

nach und nach auch die medizinische Betrachtungweise. Zu Beginn des achtzehnten Jahrhunderts verfocht man in Europa und Amerika hauptsächlich die Theorie der aktiven Intervention. Ärzte sahen ihre Aufgabe darin, die Krankheit zu bekämpfen. Ihr Wissen und ihre Fähigkeiten waren allerdings so gering und so untauglich wie zuvor; weder sie noch jene, die die »natürlichen« Heilmethoden bevorzugten, waren in der Lage, viel Gutes zu bewirken. Keine der beiden Schulen verfügte über großes Wissen. Viel schlimmer war jedoch, daß das meiste von dem, was sie zu wissen glaubten, falsch war. Die Anhänger beider Schulen brachten die Leute zu Hunderttausenden um. Vermutlich haben die »Naturheiler« das »erste Gesetz« des Hippokrates strenger befolgt (*Primum non nocere*: »Vor allem: schade nicht«), weil sie sich weniger rigoros verhielten und ihre Mittel nicht so stark waren. Vielleicht war auch das der Grund dafür, daß Anfang des 19. Jahrhunderts die öffentliche Meinung ihre Methoden zu favorisieren begann.

Auf der einen Seite standen die Anhänger des Popular Health Movement (PHM), auf der anderen Seite die orthodoxen Ärzte. Die PHM-Anhänger verwendeten hauptsächlich Arzneien aus Pflanzen und Kräutern und beschimpften die anderen Ärzte wegen ihrer »barbarischen« Behandlungsmethoden, ihrer hohen Honorare und ihrer »Arroganz«. Sie wollten »den Menschen die Medizin zurückbringen«, jeden »zu seinem eigenen Doktor« machen. Politisch arbeiteten sie durch »Samuel Thompson's Friendly Botanical Societies«. Viele führende Ärzte stellten sich gegen sie, darunter der Franzose F.J.U. Broussais, der glaubte, daß nur aktive Maßnahmen eine Krankheit besiegen könnten, da der Körper über keine Selbstheilungskräfte verfüge. Jedenfalls waren die PHM und ihre Anhänger so erfolgreich, daß in den USA ein Staat nach dem anderen seine Gesetze für die ärztliche Approbation aufhob und 1849 nur noch New Jersey und der District of Columbia solche Gesetze hatten. Überall sonst im Lande konnte jeder, der wollte, sich ein Schild ans Haus hängen und eine Arztpraxis eröffnen. Die Schulmedizin, jetzt als

»Allopathie« bekannt, schien völlig auf dem Rückzug zu sein und in der Versenkung zu verschwinden.

Doch genau in diese Zeit fallen die beiden größten Fortschritte, welche die Medizingeschichte bis dahin gekannt hatte: die Entdeckung der Krankheitserreger (Infektionstheorie) und die Allianz mit der Chemie. Das führte nicht nur zur antiseptischen und schmerzfreien chirurgischen Behandlung, sondern es wurde auch eine große Seuche nach der anderen unter Kontrolle gebracht. Cholera, die Schwarze Pest, Gelbfieber und viele andere Seuchen haben immer wieder die schlimmsten Verwüstungen angerichtet, seit es den Menschen gibt. Sie haben Zivilisationen zerstört und oft den Lauf der Geschichte völlig verändert. Nun brauchte man sich nicht mehr vor ihnen zu fürchten. Mit diesem Triumph schlug das Pendel wieder in die andere Richtung aus, und Autorität und Prestige der Schulmedizin wuchsen in nie gekannte Höhen. Die Naturheilkunde wurde als Gebiet für Quacksalber und primitive Wilde angesehen. Die Selbstheilungskräfte des Körpers gerieten zunehmend in Vergessenheit.

Der hochtechnisierte Ansatz, den die Schulmedizin entwickelte, funktionierte sehr gut bei den Seuchen. Doch er funktionierte überhaupt nicht gut bei den degenerativen Erkrankungen wie Krebs, Lupus oder verschiedenen Herzkrankheiten. Hauptsächlich aus diesem Grund hat in den letzten Jahren eine neue Betrachtungsweise an Bedeutung gewonnen. Dieses Konzept, die holistische oder Ganzheitsmedizin, sieht zum ersten Mal in unserer Geschichte eine Integration der beiden Ansätze vor, indem sie von beiden das Beste nimmt, miteinander verbindet und dadurch verstärkt.

Ganzheitsmedizin besteht aus einer Reihe von Konzeptionen, nicht von Techniken. Sie gründet sich auf vier Axiome, vier Ideen, die miteinander das Ganze bilden.

1. Der Mensch existiert auf vielen Ebenen, von denen alle gleich wirklich und wichtig sind. Körperliche, seelische und geistige Ebene machen zusammen die Einheit des Menschen aus, und keine dieser Ebenen kann einer anderen »untergeordnet« werden. Für einen medizinischen Erfolg müssen alle

behandelt werden. Alle drei müssen im Interessse der Gesundheit gehegt und gepflegt werden.

2. Jeder Mensch ist einzigartig. Ein sinnvolles Behandlungsprogramm, ob es sich nun auf die Ernährung, auf Meditation, Chemotherapie oder körperliche Bewegung konzentriert, muß immer auf den einzelnen Menschen abgestimmt sein. Standardisierte Behandlungsmethoden sind nicht zulässig.

3. Jeder Patient sollte an den Entscheidungen, die ihn betreffen, beteiligt sein. Jeder, der an einem medizinischen Ganzheitsprogramm beteiligt ist, erhält so viele Informationen und soviel Autorität, wie er zu akzeptieren bereit ist.

4. Der Mensch verfügt über Selbstheilungskräfte. Das Einhalten der ersten drei genannten Grundsätze hilft, diese Fähigkeiten zu mobilisieren und sie zur Unterstützung des medizinischen Behandlungsprogramms einzubringen.*

Wenn wir uns Tom noch einmal ansehen, erkennen wir, daß diese vier Grundsätze eingehalten wurden. Sein Weg zur Genesung umfaßte die körperliche, die seelische und die geistige Ebene. Die Arbeit auf all diesen Ebenen war individuell auf ihn abgestimmt – er traf die für ihn wichtigen Entscheidungen aufgrund ausreichender Information. Seine Selbstheilungskräfte wurden zur Unterstützung seiner Bestrahlungen mobilisiert.

Betrachten wir die vier Grundsätze noch einmal im Detail.

Ein Mensch existiert auf vielen Ebenen. Jede ist gleich wichtig und muß ihren Bedürfnissen entsprechend behandelt werden. Auf der körperlichen Ebene haben wir uns mit der Ernährung, mit Medizin und Chirurgie und mit körperlicher Bewegung zu befassen. Auf der seelischen Ebene bemühen wir uns um eine Stärkung und Verbesserung jener Bereiche,

* Ich habe die Entwicklungsgeschichte und die vier Grundsätze der Ganzheitsmedizin ausführlich behandelt in meinem Buch *The Mechanic and the Gardener: How to Understand and Use the Holistic Revolution in Medicine*, New York (Holt, Rinehart & Winston) 1982.

welche unsere Arbeit als Psychotherapeuten betreffen: Gefühle und Reaktionen auf das Selbst und auf andere sowie auf die Natur, von der wir alle ein Teil sind.

Die »geistige« Ebene ist am schwierigsten zu bestimmen. Der Begriff bedeutet vielen so vieles, daß eigentlich nur große Verwirrung herrscht. Um auf diesem Gebiet effektiv arbeiten zu können, mußten wir den Begriff so definieren, daß er zwei Handlungsformen enthält: die meditative und die aktive. Die erste, die meditative, besteht aus einer dieser rigorosen und disziplinierten Formen von Gebet oder Meditation, die den Menschen zu der Erkenntnis bringt, daß er Teil des gesamten Universums ist und nicht wirklich von ihm losgelöst werden kann; zum vollen Begreifen, daß seine Gefühle von Einsamkeit, Entfremdung von den anderen und Abgetrenntsein teilweise eine Illusion sind. Ob man dies nun »kosmisches Bewußtsein«, »Satori«, »christliches Bewußtsein« oder sonstwie nennt, spielt eigentlich keine Rolle. Es handelt sich hier um eine Form des Umgangs mit dem Selbst, der wir in den meisten Kulturen begegnen.

Der zweite Aspekt betrifft insbesondere westliche Menschen, weil im Westen für unser geistiges Wachsen die Betonung auf dem liegt, was wir tun, und nicht auf dem, was wir fühlen. Wir beschäftigen uns mit Taten. Ich betrachte einen Patienten so lange nicht als geheilt, bis er oder sie nicht ein gewisses Maß an Zeit und Energie auf einen Einsatz verwendet, mit welchem er/sie der Menschheit dient und nicht nur sich selbst und den nächsten Angehörigen. Meine ehemaligen Patienten arbeiten bei den Big Brothers oder Big Sisters, in Umweltorganisationen, in der Friedensbewegung und bei vielen anderen Vereinigungen dieser Art. Der heilige Johannes vom Kreuz schrieb: »Wenn du dich in einer Ekstase befändest, die so tief wäre wie jene des heiligen Paulus, und ein kranker Mann bedürfe eines Tellers heißer Suppe, dann wäre es besser für dich, aus deiner Ekstase zurückzukehren und ihm um der Liebe willen die Suppe zu bringen.« Wir im Westen haben unsere Prioritäten hierfür ganz eindeutig gesetzt.

Hier muß jedoch noch etwas sehr Wichtiges hinzugefügt werden. Es gibt sehr viele Menschen mit Krebs, die einen großen Teil ihrer Zeit und Energie darauf verwendet haben, sich um andere und weniger um sich selbst zu kümmern. Das ist hier *nicht* gemeint. Bevor man andere beschützt und sich um sie kümmert, muß man erst einmal lernen, das für sich selbst zu tun. Dabei ist der richtige Zeitpunkt von größter Bedeutung.

Es ist für den Betroffenen unerläßlich, erst einmal seinen eigenen Lebensweg zu finden und zu gehen, bevor er, als Teil seiner Bedürfnisse als Mensch, einen Weg sucht, seine geistige Sorge um andere oder die Menschheit insgesamt auszudrücken. Nur auf diese Weise handeln und leben wir als ein Ganzes, und nur auf diese Weise gelingt es uns, unsere Selbstheilungskräfte zu mobilisieren und zu stärken. Denn erst wenn wir uns selbst gefunden haben, wenn unser Dasein, unser Schaffen und unsere Beziehungen zu anderen uns ganz und gar entsprechen, werden wir feststellen, daß wir uns auch um andere sorgen, und zwar nicht als Ersatz für unsere Sorge um uns selbst, sondern aus egoistischen Motiven. Der Wunsch, die eigenen geistigen Bedürfnisse zu befriedigen, wurde in fast allen Kulturen erkannt, in denen Menschen ihr körperliches Wohlbefinden der geistigen Erfüllung untergeordnet haben. Wir wissen, daß das Geistige ein sehr realer Teil von uns ist. Wenn wir Krebs haben und uns mit *allem*, was wir sind, in die Arbeit an unserer Genesung hineinbegeben müssen, können wir es uns nicht leisten, auch nur eine unserer Ebenen zu ignorieren.

Der zweite Grundsatz der Ganzheitsmedizin ist der, daß jeder Mensch einzigartig ist und jedes Programm individuell auf ihn abgestimmt sein muß. Es gibt keine allgemeingültige Regel für die Dauer einer Therapiesitzung oder die eine wahre Beziehung zwischen Patient und Therapeut; ebensowenig gibt es die eine richtige Diät, die eine richtige körperliche Übung oder die eine richtige medizinische Vorgehensweise, die auf alle Menschen mit einer bestimmten Krankheit zutreffen würde. Jeder Mensch ist als Individuum zu behandeln und muß zum großen Teil selbst wissen, was ihm guttut. Francis Bacon hat es so ausgedrückt: »Es gibt hier eine Weisheit, die über die Regeln der Physik [Medizin] hinausgeht: Die eigenen Beobachtungen eines Menschen, was gut für ihn ist und was ihm schadet, das ist die beste Arznei zum Erhalt der Gesundheit.«

Die großen geistigen Lehrer des Westens haben immer gewußt, daß in seiner seelischen und geistigen Entwicklung jeder Mensch einen anderen Weg beschreitet.

In ihrer Autobiographie schrieb die heilige Thérèse von Lisieux von den Schwierigkeiten, eine geistige Führerin zu sein:

Ich weiß, es scheint leicht zu sein, Seelen zu helfen, sie zu lehren, Gott über alles zu lieben, und sie nach Seinem Willen zu formen. Tatsächlich ist es jedoch ohne Seine Hilfe leichter, die Sonne in der Nacht zum Scheinen zu bringen. Man muß seine eigenen speziellen Vorlieben und Ideen verbannen und die Seelen auf jenen besonderen Weg führen, den Jesus für sie vorgesehen hat, und nicht auf den eigenen Weg.

Als der Seher von Lublin gebeten wurde, einen allgemeinen Weg zu nennen, wie man Gott dienen kann, antwortete er:

Es ist unmöglich, den Menschen zu sagen, welchen Weg sie nehmen sollen. Denn ein Weg, Gott zu dienen, ist das Lernen, ein anderer das Gebet, wieder ein anderer ist das Essen. Jeder sollte genau erforschen, wohin sein Herz ihn zieht, und diesen Weg dann mit aller Kraft gehen.

Auf ähnliche Weise hat es Rabbi Nachman aus Bratislava ausgedrückt: »Gott ruft den einen mit einem Schrei, den anderen mit einem Lied und den nächsten mit einem Flüstern.«

Man kann diesen Punkt gar nicht überbetonen. Wir sind so daran gewöhnt, an den einen, einzig richtigen Weg zu glauben, daß auch die Ärzte bei der Behandlung ihrer Patienten automatisch in dieses Schema hineinrutschen. Darüber hinaus wird diese Überzeugung noch durch eine lange medizinische Ausbildung bestärkt, in der man lernte, daß es für jede

Krankheit eine Ursache und eine korrekte Form der Bekämpfung gibt.

Wir unterscheiden uns jedoch ganz erheblich voneinander in unserem genetischen Erbe, in unserem Heranwachsen, in der Art und Weise, wie wir unsere unterschiedlichen Bedürfnisse zum Ausdruck gebracht oder unterdrückt haben, in Art und Ausmaß dessen, wie wir unsere Energien für unser inneres und äußeres Leben eingesetzt haben, in der Angst vor uns selbst und vor anderen und in der Bedeutung, die wir unserem Leben geben konnten. Das Wissen um diese Unterschiede ist nicht nur von theoretischem Interesse, sondern ausschlaggebend für die Arbeit auf allen Behandlungsebenen einer Krankheit und das Bemühen um Genesung. Einer der Gründe, warum bei jeder Operation ein Anästhesist zugegen sein muß, ist der, daß jeder Mensch auf Narkosemittel unterschiedlich reagiert; und wenn wir nicht wollen, daß der Patient entweder auf dem Operationstisch stirbt, oder mitten in der Operation schreiend aufwacht, dann muß die Narkose während des gesamten Operationsverlaufs beobachtet und immer wieder angepaßt werden. Die Schulmedizin hat dies auf die harte Art lernen müssen, als sie mit der Anwendung von Narkose begann. Trotz sorgfältiger Bemühungen, vorauszusagen, wieviel Narkosemittel ein Patient dieser Altersgruppe mit diesem Körpergewicht und in diesem Gesundheitszustand brauchen würde, wachten viele Patienten schreiend unter dem Messer auf, andere starben an einer Überdosierung. Leider hat die Schulmedizin auf anderen Gebieten ihre Lektion nicht so schnell gelernt.

Jeder verantwortungsbewußte Arzt wird heutzutage diese Lektion jedoch auch auf andere Situationen in der Medizin anwenden. Wenn der Patient ein Beruhigungsmittel benötigt, dann wird der Arzt nicht die gerade gängige Modedroge verschreiben, sondern ein exakt auf den Patienten zugeschnittenes Rezept zusammenstellen und seine Wirkung genau beobachten. Er weiß, daß es keine zwei Menschen gibt, die identisch auf ein Medikament reagieren.

Sara, eine Frau Ende vierzig, bekleidete einen sehr hohen Posten in einer Public-Relations-Firma. Sie mochte ihre Arbeit nicht, wie sie sagte, hielt es aber für unmöglich, eine solch erfolgreiche Position aufzugeben. Ihre Ehe war ihren Worten nach »freundschaftlich«, von Wärme oder Liebe war allerdings weniger zu spüren. Es war die Routinebeziehung zweier Menschen, die gelernt hatten, »miteinander auszukommen«, aber das war auch schon alles. Sie hatten keine Kinder.

Sara ließ sich wegen Leibschmerzen untersuchen; man stellte Magenkrebs mit Metastasen fest und empfahl ihr eine Chemotherapie, deren Erfolgsaussichten man allerdings als gering einschätzte. Ihrem Mann wurde mitgeteilt, daß sich ihr Gesundheitszustand rapide verschlechtern und sie wahrscheinlich innerhalb von achtzehn Monaten sterben würde.

Ihr Mann, der seine Frau als erwachsenen Menschen respektierte, teilte ihr auf ihre Bitte hin alles mit, was der Onkologe ihm gesagt hatte. Sara faßte den Entschluß, auf die nicht sehr vielversprechende Chemotherapie zu verzichten, zumal darüber hinaus noch mit schlimmen Nebenwirkungen zu rechnen war.

Sie wollte ihr eigenes Behandlungsprogramm zusammenstellen und erkundigte sich als erstes nach alternativen Krebsbehandlungsformen. Da sie nicht über das Wissen verfügte, um die biochemischen und zellularen Aspekte der verschiedenen Methoden zu verstehen, verließ sie sich auf ihre in jahrelanger Berufspraxis erworbene Menschenkenntnis und entschied sich dafür, zunächst einmal die Leute kennenzulernen, die hinter den unterschiedlichen Methoden standen. Sie suchte ungefähr ein Dutzend Ärzte auf, die alternative Programme praktizierten, und entschied sich dann für den, der ihrer Meinung nach das größte persönliche Format hatte. (Alle behaupteten, mit ihrer Vorgehensweise sehr erfolgreich zu sein; sie traf ihre Wahl nach dem einzigen Indikator, für den sie sich kompetent fühlte – Persönlichkeit.)

Für Sara war die medizinische Behandlung der Eckpfeiler ihres Umgangs mit der Krankheit, aber sie schien ihr bei weitem nicht ausreichend zu sein. Sie begann damit, mehr über sich selbst herauszufinden. Sie informierte sich über Diätkost und stellte ihren Speiseplan um, nachdem ihr Arzt ihr versichert hatte, daß die Behandlung dadurch nicht beeinträchtigt würde. (Er versicherte ihr außerdem, es sei nutzlos und würde ihr nicht helfen, allerdings ignorierte sie seine Meinung, da er über keinerlei Ausbildung oder Erfahrung auf diesem Gebiet verfügte.) Sie nahm an Gymnastik- und Bewegungskursen teil, konnte dann aber aufgrund ihrer Krankheit den von ihr bevorzugten Volkstanzkurs nicht länger mitmachen. Sie ging statt dessen dreimal pro Woche in einen Kurs für sensorisches Bewußtsein (Gindler-Methode). Ihr Körperempfinden wurde viel intensiver, sie hatte sich nie zuvor in ihrem eigenen Körper so wohl gefühlt. Sie wandte sich einer bestimmten Form der Meditation zu und meditierte zweimal täglich für zwanzig Minuten. Sie begann eine Therapie mit einer Psychotherapeutin, die mit ihrer Behandlungsmethode ihren Patienten dabei helfen wollte, herauszufinden, was für sie »richtig« war (welche Form des Seins und Schaffens, welche Art, Beziehungen zu pflegen ihnen die größte Freude machen, ihnen Schwung und Gelassenheit geben würde) und wodurch ihre Selbstverwirklichung blockiert würde, statt herausfinden zu wollen, was mit ihnen »nicht stimmte«. Als Ergebnis dieser Therapie stellte Sara fest, daß ein großes Gehalt und jede Menge Prestige keine ausreichende Gegenleistung dafür waren, vierzig ihrer besten Stunden in der Woche mit einem Job zu verbringen, den sie haßte. Sie kündigte und begann eine neue Karriere (als Personalberaterin), die ihr sehr viel Freude bereitete. Statt sich vor jedem Tag zu fürchten, ging Sara nun jeden Morgen gern ins Büro. Sie verdiente viel weniger als vorher, aber das Leben machte ihr viel mehr Spaß.

An zwei Abenden der Woche arbeitete sie freiwillig bei der Fortune Society, einem Verein, der es sich zur Aufgabe gemacht hat, ehemaligen Strafgefangenen bei ihrem Beginn eines neuen Lebens zu helfen. Sie lehrt Lesen und unterrichtet Mitglieder der Gruppe, die sich um Büroarbeit bewerben oder eine solche Arbeit antreten wollen, darin, wie man sich in einem Büro verhält, wie man sich anzieht, benimmt und so weiter. Sie liebt diese Arbeit sehr und meint: »Sie erfüllt einen Teil von mir, von dem ich gar nicht wußte, daß ich ihn habe.« Viele andere, die zum ersten Mal unentgeltlich für eine wohltätige Organisation tätig sind, haben Ähnliches berichtet.

Sara veränderte sich, wuchs innerlich und bestand nun darauf, daß auch ihr Mann sich verändern sollte. Nachdem sie ihm eine Zeitlang zugesetzt hatte, begann er ebenfalls mit einer Psychotherapie. Mit ihrem beiderseitigen emotionalen Wachstum stellten sie fest, daß sie einander mehr mochten als vorher. (Natürlich hätte auch das Gegenteil der Fall sein und sie sich scheiden lassen können.) Die Ehe wurde erheblich besser und war zum ersten Mal lebhaft und vital.

Nachdem Sara sich ein Jahr lang ihrer medizinischen Behandlung unterzogen hatte, bildeten die Tumoren sich zurück. Jetzt, sechs Jahre später, hat sie keine Symptome mehr, und auf den Röntgenbildern sind keine Anzeichen von Krebs mehr zu erkennen.

Selbstverständlich ist es durchaus möglich, daß sie auch ohne die Arbeit auf anderen Ebenen positiv auf die medizinische Behandlung reagiert hätte. Selbst die von ihrem Onkologen ursprünglich geplante Chemotherapie, der sie so skeptisch gegenüberstand, wäre möglicherweise erfolgreich gewesen. Wir werden es niemals wissen. Aber Sara hat ihre Chancen auf Heilung maximiert. Sie stellte sich dem Problem ihrer Krankheit auf allen Ebenen ihres Seins, auf denen es ihr möglich war; dadurch wurde es sehr viel wahrscheinlicher, daß ihre Selbstheilungskräfte wirklich mobilisiert werden konnten. Außerdem verbesserte sie die Qualität ihres Lebens für die ihr verbleibende Zeit ganz erheblich.

Indem sie ihr Schicksal in die Hand nahm und ein eigenständiges Programm für sich selbst entwarf, das viele Ebenen einschloß, war Sara genau dem gefolgt, was wir heute als die Grundansicht der Ganzheitsmedizin bezeichnen würden.

Die Stärkung des sensorischen Bewußtseins, jene Therapie, die Sara auf der körperlichen Ebene einsetzte, ist eine Methode, uns unserer selbst durch körperliche Empfindungen *bewußt* zu werden. Im Stehen, Sitzen oder Liegen oder auch in sehr langsamen Bewegungen versucht man, sich die Sinneswahrnehmungen des Körpers so bewußt wie möglich zu machen. Es kommt zu einer tiefen und sanften Konzentration auf das, was im Körper und bei der Atmung vor sich geht. Man versteht, wie sehr man sich von seinem Körper getrennt hatte und die einzelnen Teile des Körpers voneinander. Man erkennt, daß der Mangel an Aufmerksamkeit gegenüber den körperlichen Sinneswahrnehmungen ein Aspekt der Fragmentierung des Selbst ist, und begreift, wie weit dieser Zustand bereits fortgeschritten ist. Nach einer solchen Sitzung fühlt man sich im allgemeinen körperlich und seelisch ganz anders (und viel besser) als vorher. Der Lehrer oder die Lehrerin sagt, auf welche Teile des Körpers man sich konzentrieren soll. Und wenn man die Risse im eigenen Selbst heilt, wird die Kluft zwischen dem Selbst und den anderen leichter überbrückt, und der Abstand zwischen uns und der Natur, zu der wie ja alle gehören, verringert sich. Diese westliche Form des Hatha-(körperlichen)Yoga wurde in den zwanziger Jahren in Deutschland durch Elsie Gindler entwickelt.*

Die von Sara gewählte Meditationsform ist inzwischen weit verbreitet. Sie erfordert die Verwendung eines Mantra, einer sehr alten Methode zur Meditation, bei der die Meditierenden – körperlich soweit wie möglich entspannt – ständig einen bestimmten Satz wiederholten. Jedesmal, wenn der Geist umherzuschweifen beginnt, wird er sanft zu diesem Satz zurückgebracht. Die klassische Erklärung für die Wirkung dieser Methode lautet, der sorgfältig ausgewählte Satz habe einen positiven Effekt auf denjenigen, für den er gewählt wurde. Moderne Theorien gehen davon aus, daß der erwünschte Effekt durch den soweit wie möglich vollen Einsatz des Selbst für die konzentrierte Beschränkung auf eine einzige Tätigkeit herbeigeführt wird. Einige Experten meinen

* Die bekanntesten Lehrerinnen dieser Methode sind heutzutage Charlotte Selver und Corolla Speads.

deshalb, daß jedes einfache (vorzugsweise bedeutungslose) Wort oder entsprechende Sätze geeignet wären.

Wie dem auch sei, wenn diese Meditation bewußt zweimal täglich für zwanzig Minuten eingehalten wird, kann man ganz sicher von einer positiven Wirkung auf den Meditierenden ausgehen. Es kommt zu Gefühlen größerer Ruhe und besserer Lebensbewältigung; außerdem sind positive Auswirkungen auf den Blutdruck sowie das Säure-Basen-Gleichgewicht im Blut festgestellt worden.

Abraham Meyerson, einer der großen amerikanischen Psychiater, pflegte seinen Studenten zu sagen: »Sobald Sie aufgrund langer Erfahrung und ausreichend belegter Theorien sich dafür entschieden haben, daß alle Patienten mit dem Leiden A ganz sicher auch B haben und man sich absolut darauf verlassen kann, können Sie ganz gewiß sein, daß innerhalb der nächsten drei Tage ein Patient mit Leiden A ohne die geringsten Anzeichen für Leiden B Ihre Praxis aufsuchen wird. Genau das wird geschehen. Es erhebt sich nur die Frage, ob Sie es überhaupt merken werden.« Leider sind sehr viele Ärzte sämtlicher Disziplinen in dieser Richtung auf beiden Augen blind. Sie sind von ihren Theorien und ihrer Erfahrung so überzeugt, daß es ihnen nicht gelingt, individuelle Unterschiede zu erkennen. Diese Blindheit tötet sehr viele Menschen.

(Viele dieser Ärzte verteidigen sich mit dem Argument: »Ich habe zwanzig Jahre Erfahrung auf diesem Gebiet und ...« Was sie sie wirklich sagen wollen, ist natürlich: »Ich hatte ein Jahr Erfahrung, das hat sich zwanzig Mal wiederholt, und in den restlichen neunzehn Jahren habe ich nichts gelernt!«)

Der dritte Grundsatz lautet, daß der Patient, soweit wie er es selbst will, an der Entscheidungsfindung beteiligt sein sollte. Marvin Meitus, ein äußerst kluger und kenntnisreicher Arzt, von dem ich sehr viel über die Ganzheitsmedizin gelernt habe, hat es so ausgedrückt:

Der Patient muß bei seiner Behandlung mitmachen. Er muß sich selbst helfen, gesund zu werden. Und das bedeutet mehr als die tägliche Einnahme von Pillen. Er muß sich einen Diätplan zurechtlegen, sich entspannen, körperliche Übungen absolvieren und so weiter. Es dauert gar nicht lange, dann haben wir Patienten, die keine Pillen mehr brauchen... Die Wunderheilung erfolgt dann, wenn der Patient dabei mithilft... Das, was Sie nicht für einen Patienten tun, ist wichtiger als das, was Sie für ihn tun. Wenn ein Patient Sie fragt: »Was kann ich selbst tun?«, dann haben Sie eine ganz neue Basis.

Patienten wissen selbst am besten, was ihnen fehlt; sie sind die große Autorität auf dem Gebiet. Sie kennen ihre Lebensumstände besser als irgend jemand sonst. Der Arzt hat eine bessere Übersicht und weiß mehr als der Patient über viele Gesundheitsprobleme und ihre Bewältigung. Wenn sie zusammenarbeiten, können sie ein effektives und gut funktionierendes Team bilden, doch nur der Patient kann beurteilen, wie er sich fühlt und ob eine bestimmte Behandlung ihm nützt oder nicht. Er steht mitten im Leben und ist mit dieser Erfahrung konfrontiert. Der Arzt, und sei er noch so tüchtig, erfahren und einfühlsam, wird niemals so direkt an das Problem herankommen.

Durch ein von der University of Southern California eingeführtes Programm zur Stärkung der Selbsthilfe von Diabetikern wurde erreicht, daß die Notaufnahmefälle sich um 50 Prozent verringerten, die Zahl der Patienten, die in diabetisches Koma fielen, innerhalb von zwei Jahren von 300 auf 100 zurückging und es 2300 weniger Besuche beim Arzt zur Rezeptverschreibung gab. Man schätzt, daß dadurch 1,7 Millionen Dollar eingespart wurden.

Aufgrund einer großen Anzahl vergleichbarer Experimente und Studien wurde zweifelsfrei festgestellt, daß es zu wesentlich besseren medizinischen Ergebnissen kommt, wenn die Patienten am Entscheidungsprozeß über ihre Behandlung beteiligt sind, als wenn diese von irgend jemandem autokratisch beschlossen wird. Wenn Patienten mit entscheiden, sind nicht nur die Behandlungsergebnisse merklich besser, es kommt auch zu weniger negativen Nebenwirkungen, und die Patienten prozessieren weniger!

Der vierte Grundsatz ist der, daß Menschen über Selbstheilungskräfte verfügen. Indem man den ersten drei Grundsätzen folgt, hilft man, diese Kräfte zu mobilisieren, und unterstützt damit das medizinische Behandlungsprogramm.

Wie wichtig der Einsatz unserer Selbstheilungskräfte ist, zeigt sich vielleicht am deutlichsten an den in den letzten Jahren durchgeführten Forschungen über den Placebo-Effekt. Der Begriff findet sich seit 1811 in den medizinischen Nachschlagewerken. Bei Patienten, die ein Placebo erhalten haben (also ein »Scheinmedikament«, das keine biologische Wirkung auf das Problem hat; oft wurde Zucker oder Milch in veränderter Form verabreicht), zeigen sich häufig erstaunlich positive Ergebnisse, wenn sowohl sie selbst als auch der behandelnde Arzt der Ansicht sind, es handele sich um ein neues Mittel, das die Krankheit des Patienten garantiert heilen wird. Für die Medizin war der Placebo-Effekt im allgemeinen nur ein Ärgernis, das die Forschungsarbeit an neuen Medikamenten sehr erschwerte. Ihn zu ignorieren, hat den medizinischen Fortschritt jedoch auf zweifache Weise erheblich verlangsamt. Erstens wurde die Rolle vernachlässigt, die die persönliche Einstellung des Patienten zu seiner Krankheit sowie seine Selbstheilungskräfte im Genesungsprozeß spielen. Zweitens zeigten viele medikamentöse Behandlungen und chirurgische Eingriffe so lange positive Resultate, wie die Begeisterung des Arztes anhielt. Eine ausgezeichnete Abhandlung dieses Themas findet sich in Brian Inglis' *The Case for Unorthodox Medicine* und in Jerome Franks *Persuasion and Healing*.* Der folgende Auszug aus Inglis' Buch soll dies veranschaulichen:

Im Sommer 1962 wurde ein Bericht veröffentlicht über den Testeinsatz dreier Medikamente bei der Behandlung des außerordentlich quälenden krampfartigen Schmerzanfalls, den man Angina pectoris nennt: Iproniazid, das man für sehr wirksam hielt, das aber unter Umständen auch Leberschäden verursachen konnte; Malamide,

* Jerome Frank, *Persuasion and Healing*. Baltimore (The Johns Hopkins University Press) 1961.

weniger schädlich, aber wohl auch weniger wirksam; und das Beruhigungsmittel Meprobamate. Alle drei wurden zweifach blind getestet, mit Placebo-Kontrollen, und es gab mehr Patienten, die positiv auf die Placebos reagierten als auf eins der Medikamente. Die Verfasser des Berichts schlossen daraus, daß frühere begeisterte und positive Berichte, die auf unkontrollierten Versuchen basiert hatten, vermutlich auf eine »vorübergehende Veränderung in der Meinung des Patienten oder auf übliche Symptomschwankungen« zurückzuführen gewesen seien.

Solche Tests brachten Desillusionierung, und dies nicht nur wegen der Medikamente: Wenn der Placebo-Effekt so dramatisch war, konterten die Ärzte, konnte er dann nicht auch für den »Erfolg« so mancher Operation verantwortlich sein? Inzwischen hat es viele Beweise dafür gegeben, daß dies tatsächlich der Fall ist. In den zwanziger Jahres war es zum Beispiel modern, Geschwüre des Zwölffingerdarms mittels einer Gastroenterostomie zu operieren. Berühmte Chirurgen wie W.J. Mayo in den Vereinigten Staaten und Lord Moynihan in Großbritannien wendeten diese Methode sehr häufig an. Sie schien absolut sinnvoll zu sein, da sie eine Verbindung zwischen Magen und Dünndarm herstellte, somit den Pylorus umging, in dem die Geschwüre entstanden, und »die Entleerung des Mageninhalts in den Zwölffingerdarm zuläßt, wo er hingehört« (wie ein begeisterter Anhänger der Methode schrieb), »und dafür sorgt, daß der alkalische Inhalt des Zwölffingerdarms zur Neutralisierung der Magensäure in den Magen zurückfließen kann«. Zunächst waren sämtliche Berichte übereinstimmend positiv. Ungefähr 80 Prozent aller Patienten, so hieß es, seien auch nach fünf Jahren noch geheilt gewesen, weniger als zwei Prozent litten an anderen Geschwüren. Schließlich wurde aber aus anderer und weniger beeindruckter Quelle berichtet, daß diese »marginale« Zahl der nach der Operation [erneut] auftretenden Ulzera viel höher lag – nämlich bei ungefähr 33 Prozent. Die Operation wurde nicht mehr empfohlen. Es heißt sogar, daß jeder Chirurg, der die Methode heute anwendet, Gefahr läuft, wegen eines ärztlichen Kunstfehlers angezeigt zu werden.

Seit den zwanziger Jahren hat es einige Methoden für die Behandlung von Magengeschwüren gegeben, die vorübergehend einmal modern waren; allerdings haben wir guten Grund zu der Annahme, daß auch ihre Erfolge dem Placebo-Effekt zuzuschreiben sind. In seinem Buch *Persuasion and Healing* hat Dr. Jerome Frank vom

Johns Hopkins Hospital unter vielen beeindruckenden Beispielen auch von dem Fall eines Arztes berichtet, der an Patienten mit blutenden Magengeschwüren Tests durchführte, und »70 Prozent zeigten über den Zeitraum von einem Jahr ausgezeichnete Ergebnisse«, wobei der Arzt ihnen destilliertes Wasser injiziert und versichert hatte, es handele sich dabei um eine neue Medizin, die sie bestimmt heilen würde. Bei einer Kontrollgruppe, »welche die gleiche Injektion von einer Krankenschwester mit der Information erhielt, es handele sich um ein Medikament mit noch unbekannter Wirkung, das getestet würde, trat lediglich bei 25 Prozent eine Besserung ein«. Dies läßt darauf schließen, daß es den Ulkus-Patienten in den letzten fünfzig Jahren wesentlich besser ergangen wäre als mit sämtlichen an ihnen ausprobierten Heilmethoden, wenn die Medizin sich damit begnügt hätte, die Kraft der Suggestion voll zu nutzen – eine Überzeugung, die inzwischen auch offizielle Anerkennung findet.*

Wobei das Problem nicht in der Existenz oder Nicht-Existenz der Selbstheilungskräfte liegt, sondern darin, wie man sie mobilisiert und bei den Anstrengungen um die Genesung ins Spiel bringt.

Natürlich gibt es keine Garantie dafür, daß man sich von einer Krebserkrankung erholen wird. Keiner von uns verfügt über endgültige Antworten. Die Ganzheitsmedizin bemüht sich um die Mobilisierung der Selbstheilungskräfte, und manchmal macht genau das den entscheidenden Unterschied aus. Selbst wenn die Krankheit nicht aufgehalten werden kann, wird im allgemeinen die Lebensqualität für die Zeit, die dem Patienten noch bleibt, verbessert. Die Geschichte meines Patienten Charles belegt diese Behauptung.

Charles war klein, korpulent und dreiundvierzig Jahre alt. Er war eher ruhig und unauffällig und stets korrekt gekleidet. Ich habe ihn niemals in etwas anderem gesehen als in weißem Hemd, Krawatte und Anzug. Er war verheiratet und hatte ein Kind. Sein Vater war im Alter von vierzig Jahren an einem bösartigen Gehirntumor gestorben und dessen Vater

* Brian Inglis, *The Case for Unorthodox Medicine*. New York (Putnam) 1967, S. 43 f.

demselben Leiden im Alter von einundfünfzig Jahren erlegen. Die Familienanamnese seitens der Mutter war unauffällig; die meisten Familienmitglieder waren in relativ hohem Alter an Herzversagen gestorben. Ich lernte Charles in der Krebsambulanz bei meinen Routinegesprächen mit Patienten kennen. Am Ende der Stunde stellten wir fest, daß wir uns gegenseitig mochten. Er wollte weiter lernen und seinem Leben einen Sinn geben. Wir stellten gemeinsam einen Therapieplan auf und arbeiteten fast zwei Jahre lang miteinander.

Charles war Maschinenbaukonstrukteur bei einer großen Firma. Er hatte seine Arbeit »eigentlich ganz gern«, erzählte mir aber, daß er es sich immer schon gewünscht hätte, große Anlagen zu konstruieren. Ganz besonders interessierten ihn Meerwasserentsalzungsanlagen, und er war davon überzeugt, daß diese im kommenden Jahrhundert stark gefragt sein würden. Er hatte eine Idee, bei der er die natürlich vorhandene Klimawärme und Photoelektrik benutzen wollte. Ziemlich aufgeregt erzählte er mir, anscheinend habe bisher noch niemand die Bedeutung der Tatsache erkannt, daß der größte Bedarf für diese Anlagen in tropischen Klimazonen mit starker Sonneneinwirkung bestehe. Das Projekt würde eine lange Zeit brauchen und sehr schwierig sein, das wußte er, aber es würde ihn faszinieren. Als ich ihn fragte, warum er niemals versucht hatte, auf diesem Gebiet auch tatsächlich zu arbeiten oder wenigstens seine Firma von der Bedeutung eines solchen Projekts zu überzeugen, sah er mich stumm an. Schließlich sagte er: »Ich interessiere mich dafür seit -zig Jahren, aber irgendwie habe ich einfach nie die Kurve gekriegt.«

Ungefähr ein halbes Jahr nach seinem zweiundvierzigsten Geburtstag zeigten sich bei ihm einige merkwürdige Symptome. Manchmal hatte er in Teilen seiner Arme ein Taubheitsgefühl, manchmal waren sinnliche Wahrnehmungen ins Gegenteil verkehrt: etwas Stumpfes fühlte sich zum Beispiel scharf an, und so weiter. Außerdem fiel er öfters hin oder verlor die Balance, was er sich überhaupt nicht erklären konnte. Sein Arzt schickte ihn zu einer gründlichen neurologischen Untersuchung. Man fand einen tiefliegenden, inoperablen Gehirntumor. Eine wirksame radiologische Behandlung hätte ein solch hohes Maß an Bestrahlungen erfordert, daß es zu großen Hirnschädigungen gekommen wäre. Damals – Anfang der siebziger Jahre – gab es noch keine wirklich wirksame Chemotherapie. Entsprechend negativ war die Prognose für den Patienten.

In der Psychotherapie unterhielten wir uns darüber, wie Charles sein Leben als Ganzes sah und empfand. Er sagte: »Mein Leben ist gut und angenehm. Ich habe das, was ich mir als junger Mensch vorgestellt hatte. Aber ich schaue mich um und frage mich: ›Ist das alles?‹ Ich betrachte mein Leben und denke: ›Warum?‹ Es geht mir wirklich nicht schlecht, aber es scheint alles ein bißchen leer zu sein. Da ist kein Ziel, kein *Sinn*.«

Einige Jahre vorher hatte er angefangen, über sein Leben nachzudenken und die Hoffnung auf irgendwelche großen Neuerungen aufgegeben. Bis dahin, und auch heute noch, hatte er immer den Kindheitstraum von »irgend etwas Großem und Wunderbarem« genährt. Doch jetzt wußte er, daß das bloß eine Phantasie war, die sich nie erfüllen konnte.

Nach einigen Monaten in Psychotherapie bat er den Direktor seiner Firma um unbezahlten Urlaub (er konnte aus Krankenversicherungsgründen nicht kündigen), damit er an seinen Ideen für eine Meerwasserentsalzungsanlage arbeiten könnte. Der Direktor fragte ihn nach diesen Ideen. Sie unterhielten sich den ganzen Nachmittag darüber, und Charles erhielt das Angebot für ein bezahltes Forschungsjahr, um zu versuchen, seine Ideen zu konkretisieren. Alle Einrichtungen der Firma (wie Rechenzentrum und so weiter) standen ihm zur Verfügung, sein Gehalt würde voll weiterbezahlt. Falls seine Ideen erfolgreich wären, würden sie zwar der Firma gehören, er erhielte aber 25 Prozent des durch sie erwirtschafteten Gewinns.

Wie man sich leicht denken kann, war Charles außer sich vor Freude. Er hatte so etwas noch niemals getan: seine Interessen vorgebracht, verteidigt und durchgesetzt. Statt dessen war er (wie er es ausdrückte) in alles »hineingeschlittert«: sein

Studienfach, seinen jetzigen Job und sogar in seine Ehe. Das positive Resultat, das er jetzt erzielte, überraschte ihn. In den Therapiesitzungen bemühte er sich nun herauszufinden, warum er bisher so passiv gewesen war.

Charles war von seiner neuen Aufgabe fasziniert und mit Begeisterung dabei. Er suchte nicht mehr nach einem Sinn. Er stand mitten im Leben und seiner aktiven Gestaltung. Wenn wir wirklich aktiv unser eigenes Leben leben, stellen wir fest, daß nur Philosophen und Depressive nach dem Sinn des Lebens fragen. Wenn wir selbst so leben, wie es uns wirklich entspricht, dann kennen wir ihn.

Als wir uns seiner Beziehung zu Frau und Kind zuwandten, stellten wir fest, daß Charles sich schon sehr lange davor fürchtete, jemandem zuviel Gefühl und zuviel liebevolle Zuwendung entgengenzubringen. Wir führten dies hauptsächlich auf den Tod des Vaters zurück, bei dem Charles neun Jahre alt gewesen war. Wenn er jemanden zu sehr liebte oder zu gern hatte, so glaubte Charles, dann würde ihm dieser Mensch genommen, und eine solche Trennung könne er kein zweites Mal ertragen. Wir arbeiteten diese schmerzlichen Gefühle durch, und dabei lebte in ihm die Qual wieder auf, die er beim Tod seines Vaters empfunden hatte, und die Einsamkeit der nachfolgenden Jahre, in denen man seinen Vater kaum mehr erwähnte und es schien, als ob er nie existiert hätte. Er verstand allmählich, daß dies die Art seiner Mutter gewesen war, mit ihrem Schmerz umzugehen, und daß sie nie begriffen hatte, wieviel schlimmer dadurch alles für ihn wurde. In dieser Zeit des Durcharbeitens wurde sein Verhältnis zu Frau und Tochter inniger und zu einer wesentlich größeren Kraft in seinem Leben. Die Familie begann, über ihre Ängste und Sorgen um ihn zu sprechen, und man weinte miteinander. Danach hätten sie sich alle besser gefühlt, teilte er mir überrascht mit. »Ich habe immer gedacht, wenn man über solche Sachen spricht, dann wird alles schlimmer«, sagte er.

Charles suchte nach einer sportlichen Betätigung, die ihm entsprechen würde, und entschied sich schließlich für einen

Heimtrainer, auf dem er allabendlich eine Stunde lang in die Pedale trat und dabei das Spätprogramm im Fernsehen anschaute. Es machte ihm Spaß, und er fühlte sich viel besser und frischer mit seinen regelmäßigen Übungen, als es vorher der Fall gewesen war.

Man empfahl ihm eine makrobiotische Diät, die Charles allerdings nicht zusagte. Das lag weniger am Essen selbst als an seinem Gefühl, daß es ihm mehr schade als nütze. Er achtete sehr genau auf die Botschaften seines Körpers und setzte die Diät ab. Schließlich entschied er sich für Huhn, Fisch und Rohkost. Er fühlte sich wohler dabei, zumal er zusätzlich noch Vitamine und Mineralstoffe zu sich nahm. Er hatte den Eindruck, seine Energie dadurch zu steigern. Außerdem verlor er auf diese Weise einige überflüssige Pfunde. Es gab für ihn kein festes medizinisches Behandlungsprogramm außer regelmäßigen neurologischen Untersuchungen.

Charles begann mit regelmäßigen Meditationen. An sechs Tagen in der Woche versuchte er morgens, so wach und bewußt wie möglich zu bleiben und nur seine Atemzüge zu zählen. Er bemühte sich, immer rascher einzugreifen, wenn er feststellte, daß er abschweifte und an andere Dinge dachte, und sich wieder von neuem zu konzentrieren. Diese Übung tat ihm gut, und wenn er sie einmal ausgelassen hatte, schien ihm an diesem Tag »etwas zu fehlen«.

Uns beiden schien seine Sorge um die gegenwärtige und zukünftige Wasserversorgung der Erde und besonders der Entwicklungsländer auch ein Ausdruck seiner geistigen Bedürfnisse zu sein.

Ungefähr ein Jahr lang blieb seine Erkrankung unverändert. In dieser Zeit arbeitete er an seinem Projekt. Sein Leben erschien ihm erfüllter und reicher als je zuvor, und was auch immer geschehen mochte, er lebte sein eigenes Leben voll aus. Dann zeigten sich neue Symptome. Taubheitsgefühl und motorische Schwäche wurden schlimmer und häufiger. Charles verlor immer öfter die Balance. Dann trat eine Aphasie auf – es fiel ihm zunehmend schwerer, die Worte zu finden, um seine Gedanken auszudrücken. Er war in der Lage, klar zu denken, aber er konnte weder sprechen noch schreiben. Er konnte nicht lesen, aber er verstand, was man ihm sagte. Schließlich wurde er immer schwächer, bis er auch das Bett nicht mehr verlassen konnte. Wir wußten, daß er im Sterben lag.

Am Tag bevor er starb, versuchte er verzweifelt, mir etwas mitzuteilen. Über eine Stunde lang bemühte er sich mit aller Kraft darum, aber es war nur ein Stammeln. Er strengte sich furchtbar an, bis er aufs Bett zurückfiel. Ich besuchte ihn noch einmal am Abend, und das Ganze wiederholte sich so lange, bis er, völlig erschöpft, zusammenbrach. Es war mir nicht möglich, die Botschaft zu verstehen, die er mir so verzweifelt vermitteln wollte. Am nächsten Morgen war er tot.

Ich habe lange Zeit darüber nachgedacht, was es wohl gewesen sein mochte, das er mir sagen wollte. Es schien, als ob dies eines der nie zu lösenden Rätsel bleiben würde. Dann traf ich vor ungefähr fünf Jahren seine Frau zufällig bei einem Konzert. Wir unterhielten uns während der Pause und tranken nachher noch einen Kaffee miteinander. Als ich ihr von meinen letzten beiden Besuchen bei Charles berichtete, meinte sie: »Oh, ich glaube, ich weiß, was er sagen wollte. Einige Tage bevor er starb, sagte er zu mir, er wisse, daß er den Krebs nicht besiegt habe und es jetzt nicht mehr lange dauern werde. Er wollte Ihnen sagen, daß Sie ihm am Ende das Geschenk eines erfüllteren Lebens und Liebens gemacht hatten.« Ich wünschte mir, sagte ich ihr, er hätte es mir selbst mitteilen können, denn dann hätte ich ihm gesagt, daß er sich dieses Geschenk selbst gemacht hatte.

7 Die totale Erschöpfung

Während der ersten zehn Jahre meiner Arbeit, aus der dieses Buch entstanden ist, arbeitete ich nur mit Patienten, deren Zustand medizinisch als »hoffnungslos« beurteilt wurde: Die Krankheit hatte bisher auf keine Behandlung reagiert, und für die Zukunft erwartete man kaum etwas anderes. Es gab zwei Gründe, mit diesen besonderen Patienten zu arbeiten. Der erste war, daß ich ein neues Gebiet erforschte und etwas Neues versuchte. Ich wußte nicht, welche Wirkung meine Arbeit auf die Entwicklung der Tumoren haben würde. Jedes Verfahren, das helfen soll, kann – zumindest theoretisch – auch negative Wirkungen haben, wenn es nicht richtig angewandt wird, und es gab noch keine fundierten Erkenntnisse, nach denen ich mich hätte richten können. Aus ethischen Gründen durfte ich deshalb nur mit Patienten arbeiten, deren Zustand als unheilbar galt und bei denen man das Risiko eingehen konnte. Selbstverständlich waren alle Patienten entsprechend informiert.

Der zweite Grund war der, daß ich in einem Krebsbehandlungszentrum arbeitete, das ein »Hort der letzten Zuflucht« war. Das Institute of Applied Biology diente in der Hauptsache jenen Krebspatienten, deren Krankheit weder durch eine Operation noch durch Bestrahlungen oder die damals bekannten Chemotherapiemethoden zum Stillstand gebracht worden war.

Am Anfang meiner Arbeit mußte ich es hinnehmen, daß fast alle meine Patienten starben. An einem Punkt stellte ich fest, daß von den siebenundvierzig Krebskranken, mit denen ich über hundert Stunden gearbeitet hatte, siebenundvierzig gestorben waren. (Dabei sind die vielen Menschen, mit denen ich nicht so lange gearbeitet habe, nicht eingeschlossen – aber die meisten von ihnen sind ebenfalls gestorben.) Da ich immer davon überzeugt war, daß ein guter und erfolgreicher Psychotherapeut emotional engagiert sein muß – er muß die Patienten, mit denen er arbeitet, wirklich *gern haben* und aktiv das Beste für sie wollen –, war dieses Ergebnis für mich verheerend. Ich trauerte ständig um Menschen, die mir sehr am Herzen lagen.

Außerdem wuchs meine Praxis unentwegt. Es hatte sich im Krankenhaus herumgesprochen, wie und woran ich arbeitete, und immer mehr Patienten riefen mich an und baten um einen Termin. Wenn ich antwortete, ich sei völlig ausgebucht, aber in einem halben Jahr könnten sie sich wieder melden, lautete die Antwort häufig: »In einem halben Jahr bin ich tot!« Also hatte ich noch mehr Patienten. Es kam so weit, daß ich durchschnittlich zehn Stunden am Tag mit Patienten arbeitete.

Das Wort »burnout« [Ausgebranntsein] war damals noch nicht erfunden worden, und weil ich mir der Gefahr nicht bewußt war, wappnete ich mich nicht dagegen. Schließlich starb eine Frau, die mir besonders viel bedeutet hatte. Auf einmal fühlte ich mich völlig leer und wie ausgelaugt. Ich hatte nichts mehr zu geben, keine Energie mehr übrig. Ich kam mir vor wie ein großes, leeres Wasserfaß, aus dem man die letzte Feuchtigkeit herauszukratzen versucht.

Was meine Patienten betraf, so wurde ich zu einer wandelnden Katastrophe. Ich machte die gleichen Besuche von gleicher Dauer und sagte auch so ziemlich dasselbe wie immer, aber es lag keine Anteilnahme mehr darin. Für viele meiner Patienten trat jetzt das Schlimmste ein, was sie sich hatten vorstellen können: In dem Moment, als sie sich endlich einem Menschen gegenüber geöffnet hatten, wurden sie von ihm im Stich gelassen. Physisch war ich zwar noch vorhanden, aber nicht mehr mit meinem Gefühl, und sie spürten es alle.

Obwohl ich noch nicht ganz begriff, was geschehen war, nahm ich auf Anraten meines Supervisors (der das Programm psychotherapeutisch betreute) wenigstens keine neuen Patienten mehr an. Bald darauf hatte ich keine Patienten mehr, weil ja alle, mit denen ich gearbeitet hatte, gestorben waren.

Ich war verzweifelt und verloren. Ich mußte einfach fort und allein sein. Ich hatte noch nie etwas Vergleichbares getan, und es verstand mich auch niemand. Ich verstand mich eigentlich selber nicht.

Ich reiste in ein Land, das ich liebte und von dessen Sprache ich kein Wort verstand – Griechenland. Ich blieb sechs Wochen dort, wanderte allein durchs Hinterland und vermied die Begegnung mit jedem, der auch nur etwas Englisch sprach. Ich hatte nicht das geringste Bedürfnis, mit irgend jemanden über irgend etwas zu reden. Ich brauchte die Zeit, damit mir wieder eine [Horn-]Haut wuchs und ich neue Energien tanken konnte. Nach diesen sechs Wochen saß ich am Abend eines langen, heißen Tages in Sparta in einer Taverne. Zwei hübsche amerikanische Studentinnen saßen an einem Nebentisch. Als ich sie betrachtete und zu mir selbst »Mhmm« sagte, wußte ich, daß ich geheilt war, und reiste am folgenden Tag nach Hause.

Ich habe dies erzählt, um zu zeigen, welch ernste Folgen Ausgebranntsein und totale Erschöpfung haben können. Seitdem habe ich sie bei vielen Menschen gesehen, bei Patienten, Familienmitgliedern, Freunden und engagierten Menschen, die im Gesundheitswesen tätig sind.

Ich denke an eine Frau zurück, deren Tochter schwer an Leukämie erkrankt war. Elena ging sehr gut mit ihrem Kind um – sie war unterstützend, liebevoll, offen, geduldig, sprach jederzeit mit ihr über alle großen und kleinen Probleme und sorgte dafür, daß sie so stark und unabhängig wie möglich war und von der Besorgnis anderer Leute nicht erdrückt wurde. Der Vater war als Armeemajor in Vietnam gefallen. Es gab keine anderen Kinder und keine engen Verwandten. Elena erhielt emotionale und konkrete Hilfe (zum Beispiel im Haushalt) von der Organisation Cancer Care, die diese Aufgaben sehr gut wahrnimmt. Elenas Belastung war äußerst hoch. Sie mußte ihre Arbeit als Buchhalterin und Buchprüferin in ihrer Firma beibehalten, um sich und ihr Kind zu ernähren. Sie erzählte, daß sie in der Arbeit täglich reizbarer würde und langsam anfinge, Fehler zu machen. Sie fuhr immer schlechter Auto und hatte, nach jahrelangem unfallfreiem Fahren, einige kleinere Unfälle. Elena war immer gertenschlank gewesen und hatte jetzt 30 Pfund Übergewicht (bei einer Größe von 1,66 m).

Als wir uns unterhielten, sagte ich ihr, sie sei wie die Batterie eines Autos ohne Generator. Sie gebe ständig Energie ab, aber sie könne nirgends aufladen. Sie werde immer erschöpfter, und wenn sie so weitermache, wäre sie ziemlich bald nutzlos für sich selbst, für ihren Job und schließlich auch für ihre Tochter. Sie mußte zu ihrem eigenen Generator werden. Was würde sie selbst am meisten brauchen, um wieder aufzutanken und sich emotional zu versorgen? Ich sagte ihr, daß es schon helfen werde, wenn sie auf ihre eigenen Bedürfnisse achtete, sie berücksichtigte und Zeit für sich selbst aufbrächte.

Was sie am meisten brauchte, sagte Elena, seien Schlaf und Urlaub. Aus ebenso vielen wie offensichtlichen Gründen hatte sie dazu kaum die Möglichkeit. Wir entschieden uns dafür, daß sie ein Wochenende in einem Hotel mit Zimmerservice verbringen sollte. Ich vereinbarte mit ihrem Arzt, ihr ein Schlafmittel zu verschreiben, damit sie die kurze Zeit wirklich nutzen konnte. Danach würde ein Abend in der Woche ihr gehören. Sie würde diese Abende sorgfältig planen – sie glaubte, was ihr am meisten Freude bereiten würde, wäre ein Abendessen im Restaurant und dann ein Kinobesuch mit einem Freund oder einer Freundin. Ihre Freunde riefen nämlich schon lange nicht mehr an, weil sie ja doch nie Zeit für sie hatte. Jetzt meldete sie sich wieder und hatte Zeit. Außerdem würde sie jeden Tag zwanzig Minuten früher aufstehen und Gymnastik treiben.

Wider Erwarten machte es sie nicht schwächer, auf ihre eigenen Bedürfnisse und Gefühle einzugehen, sondern es hatte den gegenteiligen Effekt. Auch wenn sich an ihrer gesamten Belastung nichts änderte, war sie weniger reizbar, und sie machte bei ihrer Arbeit keine Fehler mehr. Sie hatte auch keine Unfälle mehr. Sie konnte ihrer schwierigen Aufgabe nachkommen, bis ihre Tochter drei Jahre später starb.

Ausgebranntsein und totale Erschöpfung werden im allgemeinen im Zusammenhang mit »Helfern«, Ärzten und Therapeuten genannt. Weniger bekannt ist jedoch, daß auch das Leiden der Krebspatienten durch diesen Zustand erheblich verschlimmert werden kann. Auch ihnen kann es nämlich so ergehen. Das liegt nicht nur an Angst und Furcht, am körperlichen Unwohlsein und dem Schmerz, mit dieser Krankheit leben zu müssen; die Tasache, daß der Krebspatient in einem Alptraum lebt, hat eine schwächende und erschöpfende Wirkung.

Es ist ein Unterschied, ob man schlecht träumt oder einen Alptraum hat. Ein Alptraum ist ein Traum mit drei gleichzeitig präsenten Faktoren: 1. Schreckliche Dinge ereignen sich und/oder noch schrecklichere drohen. 2. Sie sind absolut machtlos, Sie können nichts tun. Hoffnung kann nur von außen kommen (wie zum Beispiel von einer neuen Heilmethode, auf deren Entwicklung Sie keinen Einfluß haben, von deren Anwendbarkeit aber Ihr Leben abhängt). 3. Es gibt keine zeitliche Begrenzung.

Wenn einer dieser Faktoren nicht vorhanden ist, handelt es sich um einen schlechten Traum. Wenn alle drei gegeben sind, ist es ein Alptraum mit seiner typischen Wirkung, die das Ich schwächt und den Menschen emotional und physisch auslaugt. Der Krebspatient erlebt seinen Alptraum jeden Morgen beim Aufwachen. Schreckliche Dinge finden statt oder drohen stattzufinden. Keine Entscheidung kann er selbst treffen, alles hängt von den Medizinern ab. Wenn man ständig in einem Alptraum lebt, führt das oft zur völligen Erschöpfung. Das Ganze wird dann noch dadurch verschlimmert, daß die anderen es nicht erkennen (Patienten haben kein Recht auf Erschöpfung – schließlich tun wir doch alles für sie, oder etwa nicht?), und Patienten halten es nicht für einen legitimen Zustand (schließlich sollen sie versuchen, gesund zu werden, und dürfen nicht müde oder mutlos sein; man erwartet von ihnen, daß sie ihre Kraft zur Genesung nicht verlieren).

Einer der Faktoren mit sehr negativem Einfluß bei einer

Krebserkrankung ist, daß Sie sich nicht als einen Menschen erleben, der im Moment krank ist, sondern auf sich selbst reagieren wie auf eine Krankheit, an der irgendwo ein Mensch hängt. All Ihre Anstrengungen und Gedanken konzentrieren sich nach und nach nur noch auf die Krankheit und ihre Behandlung, die Ihre Zeit und Energie in wachsendem Maße beanspruchen.

Einer der anstrengendsten Aspekte einer solch schweren Erkrankung wie Krebs ist der Anspruch (den andere, aber auch wir an uns selbst stellen), ständig verantwortungsbewußt, ruhig und optimistisch mit der Situation umzugehen. Die anderen um uns herum und wir selbst erwarten von uns, daß wir alles bestens im Griff haben und stets voller Hoffnung sind. Wenn der Patient und seine Familie sich so verhalten, dann ist das sicher für das gesamte medizinische Personal eine große Erleichterung, aber für den Patienten und seine Familie ist es eine große Belastung. Nietzsche meinte einmal, manche Situationen seien so schrecklich, daß es Wahnsinn bedeute, den Verstand nicht zu verlieren. Wenn Sie Krebs haben (oder jemand, den Sie lieben), dann ist es völlig rational, manchmal irrational zu sein, ab und zu ein bißchen verrückt zu sein. Patienten (und die, die ihnen nahestehen) sollten sich solche kleinen Ausbrüche – in welcher Form auch immer – gestatten, sollten Urlaub nehmen von dem Anspruch, immer alles unter Kontrolle haben zu müssen. Die Familie, die Freunde und die Ärzte sollten gelassen dabei zuschauen und den Dingen ihren Lauf lassen. Es ist wichtig, daß wir uns von unseren Ängsten nicht überwältigen lassen und der Neigung folgen, uns und den Betroffenen zu beruhigen und auf diese Weise zu vermitteln, es sei nicht akzeptabel, zwischendurch einmal die Nerven zu verlieren und Vernunft und Ruhe zum Teufel zu wünschen. Man sollte es zulassen, denn nachher fühlt sich jeder besser; es *stärkt* die Situationskontrolle, es schwächt sie nicht.

Um den Zustand dieser totalen Erschöpfung zu verhindern oder zu mildern, sollte ein Krebskranker ein ebenso heftiges wie sensibles Interesse an seinem *gesamten* Selbst entwickeln (und nicht nur an seinem Körper) und sich aktiv um sein psychologisches, emotionales und geistiges Wachstum bemühen. Wir dürfen diese Ebenen nicht außer acht lassen, auch wenn unser Körper uns große Sorgen bereitet. Selbst wenn der gesunde Menschenverstand es vernünftig erscheinen ließe, uns so zu verhalten – nämlich zugunsten der Bekämpfung der körperlichen Krankheit alles andere warten zu lassen. Doch der gesunde Menschenverstand ist der falsche Ratgeber in Situationen, in denen wir uns nicht auskennen. Das Gegenteil von dem, was »vernünftig« erscheint, trifft hier zu: Wenn wir gerade in Zeiten schwerer Schicksalsschläge intensiv daran arbeiten, innerlich zu wachsen und zu »werden«, dann dient das unserer Stärkung.

Ganz besonders müssen wir darauf achten, unser Ziel nicht aus den Augen zu verlieren. Welche Richtung soll unser Leben nehmen? Was wollen wir von ihm? Oder sagen wir es anders: Wie können wir unser Leben so verändern, daß es nach der Krankheit viel besser ist, als es vorher war? Wie können wir den *Kontext* für unser Leben finden, in dem wir unser *Werden* gestalten wollen?

Wenn es im Leben ein *Ziel* und einen *Kontext* gibt, eine Möglichkeit, daran zu arbeiten, daß das Leben nach der Krankheit anders sein wird, individueller, daß es unser wahres Selbst besser reflektieren und einzigartig sein wird, dann besteht eine viel größere Chance für das Immunsystem – den Krebsabwehrmechanismus –, effektiv auf der Seite des Lebens einzugreifen. Meiner Meinung nach gibt es keinen wichtigeren Faktor als das Vorhandensein oder Nichtvorhandensein dieser Haltung.

Außerdem kommt natürlich hinzu, daß sich das Lebensgefühl sehr stark ändert, wenn das Ziel unserer Arbeit ein sinnvolles, erfülltes Leben ist. Wir sind nicht länger nur reagierende, hilflose Schachfiguren im Kampf der Medizin gegen den Tod. Wir kämpfen aktiv für unser Sein und für unsere Seele. Und da dieses Kämpfen auch unserem körperlichen Befinden hilft, haben wir den Teufelskreis der Alpträume durchbrochen. Unser Wille ist nicht mehr hilflos – wir haben einen Weg gefunden, für unser Leben zu kämpfen. Da zu einem Alptraum alle *drei* Faktoren gehören – schreckliche Dinge geschehen, man ist machtlos, und es gibt keine zeitliche Begrenzung –, leben wir jetzt in einem schlechten Traum, aber nicht mehr in einem Alptraum. Und diese Veränderung ist sehr wirklich. Mit einem Lebensziel vor Augen ist unsere Fähigkeit größer, Schweres zu ertragen und zu bewältigen. Wenn es ein *Wozu* gibt, sagt uns Nietzsche, dann sind wir auch fähig, jedes *Wie* zu ertragen.

Es gibt einen Unterschied zwischen dem, der sich auf die Behandlung von Krebserkrankungen spezialisiert hat auf der einen Seite, und dem Patienten, seiner Familie oder seinen Freunden auf der anderen. Für den Arzt, Therapeuten oder Pflegenden gehört dieses berufliche Engagement zu ihrem Leben. Es ist kein vorübergehender Zustand, sondern ein Daueraspekt ihres Lebens. Um es nicht zu einem innerlichen Ausbrennen kommen zu lassen, müssen diese Menschen ganz bewußt die gleichen Faktoren als integralen Bestandteil ihres Berufes akzeptieren, die auch auf den Patienten zutreffen. Sie müssen das gleiche intensive und rücksichtsvolle Interesse für alle Aspekte *ihres* Lebens aufbringen – die physischen, emotionalen wie auch die geistigen. Und die müssen alle von Zeit zu Zeit bewußt überprüft werden, um festzustellen, welcher Aspekt *zu diesem Zeitpunkt* zu verbessern ist.

Auch der Kontext ihrer Arbeit muß von Zeit zu Zeit sorgfältig überprüft werden. Warum übt er oder sie diesen Beruf aus? Jede nicht grundsätzlich eigennützige Antwort ist mit Mißtrauen zu betrachen. Wenn es nur »altruistische« Gründe gibt, dann machen die Betreffenden sich mit ziemlicher Sicherheit etwas vor. Der Mangel an Ehrlichkeit mit sich selbst auf diesem Gebiet wird höchstwahrscheinlich die Arbeit sehr behindern und sowohl dem Selbst wie auch den Patienten schaden.

Jeder Psychotherapeut, der auf diesem Gebiet arbeitet, sollte außerdem einen Therapeuten haben, der seine Arbeit supervidiert – ungeachtet seiner eigenen Qualifikation und

Berufserfahrung. Dies trifft meiner Meinung nach auf alle Psychotherapeuten zu, und zwar unabhängig davon, welche Patienten sie therapieren. Ich selbst empfehle niemandem einen Therapeuten, der nicht von Zeit zu Zeit begreift, daß er seine Tiefe verloren hat, bei diesem oder jenem Patienten ganz einfach nicht weiß, was er tun soll, oder daß ein Patient an Ängste in seiner Persönlichkeit rührt, an denen er noch arbeiten muß. Und der dann in einer solchen Situation sich nicht von jemand anders beraten läßt. Meiner Meinung nach ist jeder Therapeut, der eine gelegentliche Supervision seiner Arbeit für nicht nötig hält, ein sehr schlechter Therapeut. Und wenn jemand mit Krebspatienten arbeitet, ist seine eigene psychologische Betreuung unerläßlich. Unsere Trauer über jene, die sterben, unser Wunsch, Schmerz und Verlust zu vermeiden, die Notwendigkeit, unserer eigenen Sterblichkeit ins Gesicht zu sehen und uns langfristig ständig mit den großen Fragen nach der menschlichen Existenz und dem Sinn des Lebens zu befassen – all das trägt dazu bei, daß wir uns jener Art der Selbstprüfung unterziehen müssen, die die Psychotherapie uns bietet.

Außerdem müssen Therapeuten bewußt an ihrem eigenen Wachsen arbeiten. Sie sollten sich ständig dem Prozeß stellen, zu einem einzigartigen Individuum zu werden. Solange sie das nicht tun, sind sie für ihre Patienten nicht glaubwürdig. Ihre gesamte Arbeit wird zu einer leeren Hülse, und Patienten spüren das *immer*.

Selbstverständlich hat jeder Patient das Recht, zu fragen, wie und ob die bestimmte Theorie eines Therapeuten auf sein Leben Anwendung finden kann. Wenn diese Fragen nicht beantwortet werden, sucht man sich am besten einen anderen Therapeuten.

Meiner Meinung nach sollte kein Therapeut ausschließlich mit Krebspatienten arbeiten, sondern unbedingt auch Patienten mit völlig anderen Problemen betreuen. Dies gilt für alle, die beruflich sehr viel mit tödlichen Krankheiten zu tun haben: Sie brauchen andere Interessen, bei denen sie emotional stark engagiert sind. Alles, was ich hier über die Psychotherapeuten gesagt habe, gilt bis zu einem gewissen Grade auch für alle anderen, die beruflich mit Schwerstkranken befaßt sind. Die Schwestern und Pfleger auf der Krebsstation, die Mitarbeiter in den Hospizen, der Onkologe – sie alle ziehen Nutzen daraus, wenn sie diese Grundsätze beachten.

Um sicherzugehen, daß jene Patienten, mit denen ich intensiver arbeitete, auch wirklich einen repräsentativen Querschnitt darstellten, sprach ich damals mit jedem vierten Patienten, der die Krebsambulanz zur Behandlung aufsuchte. Einer von ihnen war Dorothy.

Dorothys Freunde hatten alle gestaunt, wie ruhig und gefaßt sie die Diagnose und Behandlung ihrer Krankheit aufgenommen hatte. Es war Nierenkrebs, und bei der ersten Operation hatte man ihr eine Niere, den Harnleiter und Teile der Blase entfernt. Zwei Jahre lang führte sie ihr gewohntes Leben soweit wie möglich weiter und arbeitete nach wie vor als Direktorin eines Museums. Trotz ihrer Operation, einer sehr anstrengenden chemotherapeutischen Behandlung, zahlloser Arztbesuche und Untersuchungen, Terminen mit der Diätassistentin und einer komplizierten Diät gelang es Dorothy, ihren Beruf weiter auszuüben, sich mit ihren Freunden zu treffen, ins Theater zu gehen und sogar einen kurzen Sommerurlaub in den Bergen zu verbringen.

Dorothy hatte sich immer gewünscht, verheiratet zu sein und mehrere Kinder zu haben, denn sie liebte Kinder. Eineinhalb Jahre lang war sie verheiratet gewesen. Danach hatte ihr Mann ihr mitgeteilt, daß die Ehe nicht seine Lebensform sei und er als Junggeselle glücklicher gewesen sei; er wünschte die Scheidung. Seitdem hatte sie allein gelebt. Die Krebserkrankung trat eineinhalb Jahre nach der Scheidung auf.

Nach zwei Jahren Behandlung wurde Dorothy zunehmend müde und fand es immer schwieriger, mit den Anforderungen des Lebens Schritt zu halten. Sie traf sich kaum noch mit ihren Freunden, ging abends nicht mehr aus, und so weiter.

Sie erzählte mir, wie erschöpft sie war: »Ich habe einfach

keine Energie mehr. Das Leben ist so öde und ermüdend geworden. Das einzige, was ich noch mache, ist, auf meinen Körper zu achten. Entweder ich betätige meinen Mixer, säe Keimlinge aus (oder esse das fade Zeug), sitze bei irgendeinem Arzt oder liege unterm Röntgengerät. Und das wird jetzt für den Rest meines Lebens meine ganze Beschäftigung sein. In den ersten beiden Jahren ging es, weil ich von Natur aus eine Optimistin bin. Ich konnte einfach weitermachen. Jetzt ist mir langsam alles *egal*. Das Leben besteht nur noch aus medizinischen Details: Was habe ich heute gegessen, wie war gestern mein Urin, und zu welchem Arzt muß ich morgen. Ich habe einfach keine Energie mehr, mir ist wirklich inzwischen alles egal.«

Sie machte einen sehr erschöpften Eindruck. Wir unterhielten uns cine Weile über Dinge, die ihr Freude machen und neue Energie bringen könnten, über eine Teilnahme an Selbsthilfegruppen und so weiter, aber sie brachte ersichtlich nicht die Kraft und Energie auf, etwas in dieser Richtung zu unternehmen. Nach sechs Monaten wurden weitere Metastasen gefunden, die sich rasch vergrößerten. Sie starb wenige Wochen, nachdem sie ins Krankenhaus eingeliefert worden war.

8 Der Sterbende

Es ist ein trauriges Los für einen Menschen, wenn jeder außer ihm selbst weiß, daß er stirbt.

Francis Bacon

Zunächst ein Wort der Warnung: Dieses Kapitel richtet sich vor allem an Psychotherapeuten, die mit Sterbenden arbeiten. Wenn Sie selbst Ihrem Tod entgegensehen, oder wenn jemand stirbt, der Ihnen nahesteht, mag es Ihnen helfen, wenn Sie dieses Kapitel lesen. Aber versuchen Sie bitte nicht, ein Psychotherapeut zu sein. Halten Sie sich an Ihre Beziehung zum Betroffenen und vertiefen Sie sie; übernehmen Sie keine Rolle, für die Ihnen einerseits die Qualifikation fehlt und die andererseits nur dazu führen würde, diese Beziehung zu schwächen und dem Sterbenden eine wichtige Quelle der Zuwendung und Unterstützung zu nehmen.

Bilden Sie sich ein Urteil darüber, was in diesem Kapitel Sie anspricht und was nicht. Vielleicht halten Sie es für sinnvoll, einige der Gedanken mit dem Sterbenden zu besprechen oder sie so zu verwenden, daß Ihnen beiden geholfen ist und Ihre Beziehung weiter vertieft wird.

Eines Tages kam ein Mann zu mir, um mich zu konsultieren. Sein Vater war tot, und seine Mutter lag sterbend im Krankenhaus, sie hatte Krebs. Sal war das einzige ihrer Kinder, das sie regelmäßig besuchte. Aber er wußte nicht, was er mit ihr reden sollte. Sie wußten beide, daß sie sterben würde, und ihr triviales Geplauder über nichtige Alltäglichkeiten erschien ihnen äußerst unbefriedigend. Sal *wünschte* sich, ihr näherzukommen und ihr bei diesem Abschied helfen zu können, aber er wußte nicht wie. Die täglichen Besuche wurden immer trostloser und deprimierender, sie saßen einfach da, hielten sich bei den Händen, sahen sich an und fühlten sich zunehmend hilflos.

Nachdem ich eine Weile mit ihm gesprochen und eine Vorstellung von seinem Leben erhalten hatte (ob es zum Beispiel vielleicht eine uneingestandene Terminplanung gebe, die die Kommunikation mit seiner Mutter blockierte), fragte ich Sal, was er über die Kindheit seiner Mutter wußte. Als er mir erzählte, es sei sehr wenig, sagte ich ihm, dies sei die letzte Chance, etwas über ihre und seine Wurzeln zu erfahren. Wie war ihre Kindheit? Ihre Jungmädchenzeit? Wann war die glücklichste Zeit ihres Lebens? Welche große Entscheidung war gut, welche war schlecht? Kurz gesagt, wer war sie, und welches Leben hatte sie geführt? Nach ihrem Tod würden diese Informationen wichtige Erinnerungen sein. Er wäre dann jemand, der noch vieles von ihr wußte und sie verstanden hatte. Und dies könnte er seinen Kindern weitergeben.

Wir unterhielten uns ziemlich lange darüber, dann ging er. Einen Monat später suchte er mich noch einmal auf. Er kam gerade von der Beerdigung seiner Mutter. Alles hatte sich geändert, nachdem er bei mir gewesen war. Am folgenden Nachmittag im Krankenhaus hatte er sie nach ihrer Kindheit gefragt. Sie war überrascht gewesen und hatte wissen wollen, warum er sich dafür interessiere. Er antwortete: »Weil ich dich lieb habe, und weil es soviel von dir gibt, was ich nicht weiß. Ich will einfach mehr über dein Leben wissen; wenn ich einmal Kinder habe, will ich ihnen von dir erzählen können. Wie war das Leben für ein junges Mädchen im Jahre 1915, als du aufgewachsen bist?«

Die Besuche verliefen auf einmal ganz anders. Es gab so viel zu erzählen, so vieles, was man gemeinsam herausfinden wollte. Sie sprachen meistens über sie und ihr Leben, doch im Laufe der Unterhaltung konnte Sal ihr auch einiges über sein Leben sagen, was er ihr noch nie erzählt hatte. Sie tauschten Gedanken und Erinnerungen aus und fühlten sich beide bereichert. Sie wurde viel lebhafter, interessierter, sie dachte selbst erneut über ihr Leben nach, während sie ihm davon berichtete. Oft sagte sie: »So habe ich noch nie darüber nachgedacht«, oder: »Also um das ist es damals gegangen.« Wenn er das Krankenzimmer betrat, gab es viel weniger Klagen über die Schwestern, das Essen und die Ärzte. Statt dessen wirkte sie lebhaft, neugierig und interessiert.

Nach einigen Besuchen brachte er ein Tonbandgerät mit, und sie sprach ihre Erinnerungen an einige besondere Ereignisse in ihrem Leben auf Band, erzählte ein paar Geschichten für die zukünftigen Enkelkinder und berichtete von ihren eigenen Eltern und Großeltern. Eines Tages bat sie ihn, das Gerät bis zum nächsten Tag bei ihr im Krankenhaus zu lassen. Am folgenden Tag sagte sie ihm, sie habe eine Botschaft auf Band hinterlassen, die er sich nach ihrem Tod anhören solle. Er spielte das Band am Abend vor ihrer Beerdigung ab. Sie bedankte sich bei ihm, weil er ihr Sterben verändert hatte.

Ungefähr fünf Stunden vor ihrem Tod, so berichtete mir Sal, sei eine große Veränderung mit ihr vorgegangen. »Sie schien von innen heraus zu strahlen. Sie wurde sehr ruhig und heiter. Ja, ganz genau, heiter.« Als die Schwester mit ihrem Schmerzmittel kam, lehnte sie es dankend ab. »Sie war ruhig, entspannt, und schien mir glücklicher, als ich sie jemals gesehen hatte.«

Sie verabschiedete sich von ihm, gab ihm noch einige Botschaften mit auf den Weg – für Verwandte und Freunde, denen sie Frieden und Glück wünschte oder auch etwas zu verzeihen hatte –, schloß die Augen und starb.

Hier hatte eine Patientin, die ich niemals sah, jene drei Ziele auf unmittelbarem Wege erreicht, die bei der Arbeit mit Sterbenden anzustreben sind: Die letzte Lebensphase erhielt eine andere Qualität; sie wurde zu einer Zeit aktiven Wachsens und Werdens, in der die Patientin ihr ganzes Leben überschaute und es als *Gestalt* sah, als ein integriertes Muster. Sie starb einen transzendenten Tod. Dadurch wurde das Leid der Familie sehr gemildert.

Vor einiger Zeit hörte ich einen Vortrag über Psychotherapie mit Schwerstkranken. Der Vortragende machte darauf aufmerksam – und zwar völlig korrekt –, daß wir es hier mit zwei unterschiedlichen Therapien zu tun haben. Zum einen geht es um kranke Menschen. Für sie ist es das Wichtigste, wieder gesund zu werden und, wenn möglich, ihr Leben fortan so zu gestalten, daß die Krankheit nicht mehr ausbrechen kann. Zum anderen haben wir es mit sterbenden Menschen zu tun. Und hier geht es in der Therapie um ganz andere Ziele.

Der Vortragende verwies darauf, daß es Kollegen gibt, die sich auf den einen Aspekt der Therapie spezialisiert haben, und andere auf den anderen. Nehmen wir zum Beispiel einen Dr. X., sagte er, der sich darauf spezialisiert hat, den Menschen beim Sterben helfend zu begleiten. Er ist nur in dieser Richtung orientiert. Nun kommt er in ein Krankenzimmer mit einem Patienten, der an Hautkrebs leidet. Die Krankheit ist unter Kontrolle, der Patient befindet sich auf dem Weg der Besserung, und wenn er nicht zufällig von einem Lastwagen überfahren wird, kann er noch viele Jahre leben und ein hohes Alter erreichen. Dr. X. kommt in dem Moment herein, als der Patient sich gerade fertig macht, nach Hause zu gehen, und beginnt damit, ihm beim Sterben zu helfen. Unter anderem fragt ihn Dr. X., wie er sich denn *wirklich* dabei fühle, von seinen Lieben Abschied zu nehmen.

Das andere Extrem, sagte der Vortragende, ist Larry LeShan. (Nun hörte ich sehr genau zu!) Für ihn ist typisch, meinte er, daß er sich ans Bett setzt, den Patienten bei der Schulter packt und ihn fragt: »Was *wollen* Sie von Ihrem Leben?« Gleichzeitig zieht ihn die Schwester von hinten an seinem Arztkittel und sagt: »Aber Dr. LeShan, der Patient ist doch schon seit drei Stunden tot!«

Diese Behauptungen enthalten zugegebenermaßen ein Stück Wahrheit (und ein Stück Übertreibung). Jeder von uns, der mit Krebskranken arbeitet, macht manchmal den Fehler, Patienten zu quälen, indem er entweder nicht erkennt, daß der Kranke bereits ein Sterbender ist, oder ihn als Sterbenden behandelt, wenn er nur krank ist. Um das zu vermeiden, müssen sich Therapeuten ihrer speziellen Orientierung sehr klar bewußt sein, einen Ausgleich finden und so sensibel wie möglich mit ihren Patienten umgehen. Da es sich hierbei um eine schwierige Entscheidung mit vielen Unklarheiten handelt, die im Therapeuten alle möglichen Gefühle auslöst, ist in solchen Fällen ein Kontrolltherapeut besonders wichtig. Es ist sehr hilfreich, das Problem mit jemandem zu diskutieren, der nicht persönlich involviert ist – besonders bei einem Patienten, den man lange als Kranken betreut hat und der jetzt zum Sterbenden geworden ist.

Jeder Therapeut muß auf seine Weise entscheiden, wann dieser Zeitpunkt des Übergangs gekommen ist. In meiner persönlichen Erfahrung ist es das Auftreten einer tiefen Ermüdung, einer so grundsätzlichen Müdigkeit, daß sie psychologisch einem Adrenalinausfall gleichkommt. Die Patienten haben buchstäblich keine Energie mehr, für ihr Leben zu kämpfen. Das Rennen ist gelaufen, sie haben all ihre Kraft verbraucht, jetzt ist absolut nichts mehr übrig. Ihre Erschöpfung ist total. Sie möchten nur noch ausruhen.

> Ich bin der Tränen und des Lachens müde
> und auch derer, die lachen und weinen.
> Bin müde dessen, was die Zukunft bringt
> für jene, die um ihrer Ernte willen säen.
> Bin müde der Tage und der Stunden,
> verwehter Blüten und der Stengel Dürre,
> der Wünsche und der Träume und der Mächte,
> und wünsche nichts mir außer Schlaf.
> Von zu großer Liebe dieses Lebens,
> von der Hoffnung und der Angst befreit
> danken wir in kurz gesprochenem Gebet
> den Göttern, die es geben mag,
> daß keines Menschen Leben ewig dauert
> und kein Toter jemals aufersteht;
> und daß sogar der müd'ste Fluß
> sich sicherlich dem Meer zuwindet.
>
> A.C. Swinburne, *The Garden of Proserpine*

Oder, wie der Dichter W.E. Henley von einem Menschen in dieser Situation sagte:

> Der Erfahrungen des Lebens müde, wendet er sich
> zur warmen und beruhigenden Brust
> der alten Amme Tod.

Ich habe davon gesprochen, worin die Aufgabe der Psychotherapie besteht, wenn ein Mensch sehr krank ist. Aber worin besteht ihre Aufgabe, wenn er stirbt? Der Psychotherapeut, der mit Menschen arbeitet, die an einer tödlichen Krankheit leiden (dies trifft ebenso auf jeden Arzt zu), hat drei Aufgaben:

1. Zu heilen, wo es möglich ist.
2. Zu lindern, wo keine Heilung möglich ist; und
3. wo keines von beiden getan werden kann, ein menschenwürdiges Sterben zu erwirken.

Was bedeutet der letzte Satz? Diese Aufgabe muß jeder Therapeut wiederum für sich selbst definieren. Jeder muß sich die Frage stellen: Was versuchen wir zu erreichen, wenn wir mit Sterbenden arbeiten? Ich kann nur von den drei Zielen sprechen, die ich mir gesetzt habe:

1. Die Qualität der Zeit des Sterbens so zu verändern, daß es für jeden zu einem tiefen Erleben des innerlichen Wachsens wird. Daß diese Zeit kein ödes, depressives Dahindämmern ist, sondern wo immer möglich eine des *Werdens* und Wachsens, der vollen Ausrichtung auf die letzte Aufgabe, die wir alle erfüllen müssen: so gut, so *vollkommen* und angstfrei zu sterben, wie es nur möglich ist. Uns selbst zu kennen und liebevoll anzunehmen, bevor wir sterben.
2. So vielen Patienten wie möglich zu einem »transzendenten Tod« zu verhelfen.
3. Sich um einen Tod zu bemühen, der der Familie möglichst viel Leid erspart.

Ich glaube, daß alle drei Aufgaben am besten mit der gleichen Vorgehensweise zu bewältigen sind.

C.G. Jung hat uns etwas berichtet, das hierzu paßt. Er hatte eine Patientin, eine Mittvierzigerin, die bei ihm in Analyse war. Mitten in ihrer analytischen Arbeit wurde ihr Mann in eine andere Stadt versetzt und die Therapie abgebrochen. Viele Jahre lang hörte Jung nichts mehr von ihr. Dann erhielt er einen Telefonanruf vom örtlichen Krankenhaus. Sie hätten eine sterbende Patientin, sagte man ihm. Außerdem sei sie psychotisch, scheine niemanden zu erkennen und spreche ständig nur zusammenhanglose Sätze. Ihre Familie habe mitgeteilt, daß sie einmal Jungs Patientin gewesen sei. Aus seinen alten Unterlagen suchte er ihre Akte heraus. Als er an ihr Bett trat, schien sie ihn nicht zu erkennen, sondern fuhr mit ihren scheinbar zusammenhanglosen Verbalisierungen fort. Als Jung ihr jedoch zuhörte, ergab sich langsam ein Sinn. Mittels freiem Assoziieren beendete sie die Analyse, die vor so vielen Jahren abgebrochen worden war! Jung blieb zwei Wochen bei ihr, in denen sie den Prozeß beendete und jene Probleme bewältigte, die sie in ihrem gesamten Erwachsenenleben gequält hatten. Danach wurde sie klar, erkannte Jung und begrüßte ihn. Sie blieb ruhig, heiter und klar, bis sie kurz darauf starb.

Wir alle müssen vor unserem Tod den Sinn unseres Lebens verstehen. Was hat das alles bedeutet? Wir sollten uns in unseren letzten Tagen nicht als jemanden sehen müssen, der, von seiner Krankheit überwältigt, hiflos in einem engen und sterilen Krankenhauszimmer stirbt, sondern als Teil eines Lebensteppichs oder einer Lebenssymphonie, wo alle Teile aufeinander einwirken und unser Leben ein integriertes, reiches und vielfarbiges Ganzes bildet.

Wir können uns nicht wirklich von etwas verabschieden, ohne zu wissen, was es eigentlich war. Abschied zu nehmen oder uns von unserem Leben loszusagen, bevor wir es wirklich angenommen haben, führt meistens zu einem traurigen und bitteren Tod.

Das Wesentliche in der Zeit des Sterbens liegt darin, unser ganzes Leben wie ein Webmuster, wie eine Symphonie zu sehen, in der die Themen anschwellen und abebben, als ein Ganzes, das zu einer wirklichen und organischen Gesamtheit wird. Unsere Aufgabe ist es, uns selber zu vergeben und uns anzunehmen, damit wir uns am Ende sehr wirklich und sehr nahe sind und nicht – wie es für das Leben so vieler von uns gilt – ein ferner Geist.

Wenn der Therapeut dies als die wahre Aufgabe in diesem Stadium der Entwicklung seiner Patienten betrachtet und sich darauf konzentriert, wenn er davon *überzeugt* ist, daß darin das Ziel dieses Lebensabschnittes liegt, dann können sich auch die Patienten darauf konzentrieren. Und dann verändert sich die Zeit ihres Sterbens. Sie sind nicht länger machtlose Figuren in einem Spiel, verwundet und zerstört von der Krankheit, die hilflos aus ihrem Leben herausgetrieben werden. Die Zeit des Sterbens wird zum letzten Abenteuer, so groß wie jedes andere, das es in ihrem Leben gab. Sie wird zu einer Zeit des Wachsens und der Entwicklung.

Um in dieser Zeit mit Patienten arbeiten zu können, müssen sich Therapeuten einer Tatsache bewußt sein, die die wenigsten kennen, obwohl alle sie kennen sollten. Es ist die Tatsache, daß die Gesetze des Bewußtseins viel mehr den Gesetzen von Kunst und Magie gleichen als jenen, die Maschinen beherrschen. Insofern ist die *Ehrlichkeit* des Therapeuten eine ebenso real zu beachtende Größe, wie es *Masse* und *Trägheitsmoment* in der Welt der Maschinen sind. Therapeuten können Überzeugungen oder Interesse nicht heucheln. Die müssen wirklich vorhanden sein, oder man schadet dem Prozeß und dem in der Zeit des Sterbens so verletzbaren Menschen. Therapeuten *dürfen* nicht heucheln. Daraus entstünde nur Schaden.

Ich werde zum Beispiel weiter unten eine Reihe von Fragen zitieren, die man einem Sterbenden in dieser Phase seines Lebens stellen kann, um ihm zu helfen, über den Sinn und die Beschaffenheit seines Lebens nachzudenken. Wenn Sie sich nicht *wirklich* für die Antworten auf diese Fragen interessieren und bereit sind, bei dem Sterbenden zu bleiben und ihm zuzuhören, dürfen sie nicht gestellt werden. Solche Fragen zu stellen und dann ihrer Beantwortung nicht ernsthaft zuzuhören, heißt, Menschen in einer sehr verletzbaren und sensiblen Phase ihres Lebens zu bitten, sich zu öffnen, ehrlich gegen sich selbst zu sein und sie dann mit ihren Problemen allein zu lassen.

Man muß zuhören und dabei lernen, nicht zu beruhigen. Was der Sterbende braucht, ist jemand, der hört, wer sie sind und was ihr Leben war. Es ist sehr einfach, beruhigend zu sein – einfach und nutzlos. Die meisten, die mit Kranken arbeiten, lernen diese Lektion von Patienten, die nicht auf dem Sterbebett liegen. Einem depressiven Patienten sagt man nicht: »Sie haben doch so viel, für das es sich zu leben lohnt.« Wir wissen schon lange, daß das zu nichts führt und dem Patienten lediglich vermittelt, daß wir nicht richtig zugehört haben, daß wir nur die Worte hörten, aber nicht die Empfindungen und das Leben, die dahinterstehen. Und obwohl wir das von kranken Patienten gelernt haben, neigen wir dazu, es bei denen zu vergessen, die sterben. Unsere Ängste werden so groß, daß wir nicht mehr akzeptieren, wo die Patienten sich befinden, und ihnen statt dessen versichern, sie befänden sich gar nicht dort. Man verfällt sehr leicht in ein solches Verhalten, weil es die eigenen Ängste mindert.

Im folgenden habe ich eine Anzahl von Fragen aufgeführt, die nützlich sein können, wenn man mit sterbenden Patienten arbeitet. Es handelt sich hier um *Beispiele*, nicht um Techniken oder Tricks. Jede ernsthafte Beziehung – und dazu sollten gerade auch psychotherapeutische Beziehungen gehören – muß sich aus sich selbst heraus entwickeln, wenn sie mehr sein will als ein bloßes Ritual. Es gibt für den Therapeuten nicht »das Richtige«, das er unter dieser oder jener Voraussetzung zu sagen oder zu tun hätte. (Erinnern Sie sich an die dämlichen Bücher über Kindererziehung, die so beliebt und verbreitet waren? Da fanden sich dann Sätze wie: »Wenn das Kind sagt: ›...‹, lautet die Antwort der Eltern: ›...‹«, und dann standen da die genau richtigen Worte.) Wenn es tatsächlich ein Gesetz gibt, eine Regel in der Psychotherapie, dann ist es »Miales Gesetz«*, und das lautet folgendermaßen: »Jede Reaktion des Therapeuten, die technisch begründet ist und nicht aus dem menschlichen Gefühl kommt, ist antitherapeutisch.« Der gute Therapeut bemüht sich um ständig verbesserte und wachsende Techniken und Methoden, die er beherrscht und behält, aber er verwendet sie nur dann, wenn sie sich in einem passenden Zusammenhang aufdrängen, gewissermaßen »auf der Zunge liegen« und sowohl

* Die Regel wurde von Dr. Florence Miale aufgestellt, einer New Yorker Psychotherapeutin.

ihm wie auch dem Patienten völlig spontan erscheinen. Es genügt nicht, daß die Verständnisebene, auf der die Technik angewandt oder die Frage gestellt wird, dem Patienten entsprechen muß. Frage oder Technik müssen ganz selbstverständlich aus dem erwachsen, was in dem Moment in der Sitzung passiert. Wenn das nicht der Fall ist, reduziert sich die Beziehung auf eine mechanische Interaktion, die von keinerlei Nutzen für das Wachsen des Patienten ist.

Welche Aussagen und Fragen helfen dem Patienten in der Zeit des Sterbens? Wie können wir mit Patienten arbeiten, um ihnen zu helfen; nach jenen Mustern und Themen zu suchen, die sie zu einem einzigartigen Menschen machten; nach ihrem wahren Ich zu forschen und danach, was ihnen half und was sie daran hinderte, als dieses Ich zu leben?

Die folgenden Fragen sind Vorschläge zur Anregung der Phantasie, eine Hilfe für Therapeuten, Verwandte oder Freunde, Möglichkeiten zu finden, wie man an diese letzte Aufgabe herangehen kann. Man sollte sie nicht als Fragenkatolog für den Patienten anlegen, sondern wie eine ungeordnete Entwurfsammlung einiger jener Wege, die uns in den letzten Tagen zum innerlichen Wachsen führen können. Jeder, der sie benutzt, wird ihre Linien und Farben seiner Persönlichkeit anpassen müssen sowie der in diesem Moment vorhandenen, besonderen und einzigartigen Beziehung.

Einige der Fragen klingen vermutlich sehr gebildet und für manche Leute einfach zu hoch. Dazu kann ich aufgrund meiner langjährigen Erfahrung mit sterbenden Menschen nur sagen: Wenn sie mit Rücksicht auf die Herkunft des Patienten formuliert werden, wenn sie der Beziehung zu dem jeweiligen Zeitpunkt entsprechen und wenn der Fragende ein wirkliches Interesse hat, dann reagieren die meisten Menschen in dieser Phase ihres Lebens so, wie sie auf eine unerwartete Oase in der Wüste reagieren würden. Die Fragen lauten:

1. Wenn Sie Ihr Leben von dem Punkt aus betrachten, an dem Sie jetzt sind, was war es dann eigentlich? War es ein gutes Leben? War es ein einsames Leben? War es ein frustrierendes Leben?

2. Wenn Ihr ganzes Leben ein Entwurf gewesen wäre, damit Sie etwas lernen könnten, welches wäre die Lektion gewesen, die Sie hätten lernen sollen?

3. Was war das Beste, das Ihnen jemals widerfahren ist? Was war das Schlimmste? (Das sind getrennte Fragen, die aber erfahrungsgemäß am besten in dieser Reihenfolge gestellt werden.)

4. Was war das Beste, das Sie jemals getan haben, und was das Schlimmste?

5. Welches war die schönste Zeit in Ihrem Leben und welches die schlimmste?

6. Wie würden Sie diese Sätze beenden: »Aus meiner Kindheit erinnere mich am liebsten an …« »Aus meiner Kindheit hasse ich am meisten die Erinnerung an …«? *

7. Glauben Sie daran, daß es wahr ist, wenn es heißt: »Besser, geliebt und verloren als niemals geliebt zu haben«? Wenn ja, warum glauben Sie das?

8. Wenn ein Kind, das Sie lieben, Sie bitten würde, ihm das Wichtigste zu nennen, das Sie in Ihrem Leben gelernt haben, was würden Sie antworten?

9. Es gibt die alte griechische Sage von den drei Schicksalsgöttinnen, die jedes Leben bestimmen: Klotho, die den Faden eines Menschenlebens spinnt; Lachesis, die ihm Farbe gibt; und Atropos, die ihn abschneidet. Welche Farbe hat Lachesis *Ihrem* Leben gegeben? Hat Atropos zu früh geschnitten? Zu früh für was? Können Sie das noch beenden, was Sie bis jetzt noch nicht beendet haben?

10. In jeder Symphonie (jeder Ballade, jedem Volkslied, jedem Popsong) gibt es ein zentrales Thema. Es hat viele Variationen, die in den verschiedenen Absätzen (Versen) auftauchen, aber über allen liegt das Thema. Welches war das Thema Ihres Lebens?

11. Wenn Sie eine *Entscheidung* Ihres Lebens revidieren könnten, welche wäre das? Warum haben Sie sie getroffen?

* Diese Frage wurde von der Familienpsychologin Jean Schick-Grossman vorgeschlagen.

Was sagt Ihnen das darüber, wie Sie sich und die Welt damals beurteilten? Können Sie sich verzeihen, diese Entscheidung so getroffen zu haben? Sich so gefühlt zu haben, wie Sie sich damals fühlten? Wenn nicht, warum nicht?

12. Was müssen Sie jetzt tun, um sich für die Dinge, die Sie getan haben, vergeben zu können?

13. Was müssen Sie tun, um anderen das zu vergeben, was sie Ihnen angetan haben? Was brauchen Sie, um sich selbst für das, was Ihnen geschah, zu vergeben?

14. Wenn Sie hören könnten, was Ihre Freunde über Sie bei Ihrer Beerdigung sagen: Was würden Sie am liebsten hören? Und was am liebsten nicht?

15. Wenn Sie auf Ihr Leben zurückblicken: In welchen Momenten waren Sie am meisten Sie selbst? Was half Ihnen dabei? Wann waren Sie am wenigsten Sie selbst? Warum?

16. Was war die schönste Zeit in Ihrem Leben? Erzählen Sie mir davon. Was war die schlimmste Zeit in Ihrem Leben? Erzählen Sie mir davon.

17. Auf welche Weise waren Sie stets der-/dieselbe in Ihrem Leben, als Kind, als Jugendliche/r, als Erwachsene/r, jetzt? Auf welche Weise waren Sie anders in diesen unterschiedlichen Phasen Ihres Lebens?

18. Was brauchen Sie, um Ihr Leben zu beenden, zu vollenden? Können Sie das von diesem Krankenzimmer aus tun?

19. Was ist jetzt für Sie die längste Zeit des Tages? Was fühlen und denken Sie in dieser Zeit am meisten?

20. In einer alten Schrift, *The Book of Splendor*, heißt es: »Es ist nicht Gottes Wille, deinem Leben mehr Jahre zu verleihen, sondern deinen Jahren mehr Leben.« Wie denken Sie darüber?

21. Vor welchem Charakterzug bei Ihnen selbst haben Sie sich am meisten gefürchtet und ihn nicht bewußt erleben wollen? Ihn nicht fühlen und darüber nachdenken wollen? Scheint es Ihnen noch immer notwendig, ihn vor sich selbst zu verbergen, wie Sie es früher taten?

22. Was haben Sie vor anderen am meisten verborgen? Glauben Sie, daß Sie es noch immer verbergen müssen?

23. Unser Leben lang versuchen wir, Menschen nach unseren Vorstellungen zu verändern. An dem Punkt in unserem Leben, an dem wir nun angelangt sind, wissen wir meistens, daß Liebe bedeutet, Menschen zu akzeptieren, wie sie sind und sie so sein zu lassen, während wir gleichzeitig das Beste für sie erhoffen. Ist Ihnen das möglich bei denen, die Sie lieben? Was hält Sie davon ab?

24. Die Zeit des Sterbens ist die letzte Zeit des Lernens, die wir auf Erden haben. Welche Lektion hat Ihr Sterben für Sie? Was hält Sie davon ab, sie zu lernen?

25. Welche Rolle haben Sie in den letzten Jahren hauptsächlich gespielt? Welche Maske haben Sie in Gegenwart anderer am häufigsten getragen? Möchten Sie diese Rollen auch jetzt noch spielen?

26. Unser Leben lang versuchen wir, etwas zu *erreichen*, etwas zu *tun*. Was haben Sie in den letzten Jahren zu tun versucht? Ist es Ihnen immer noch so wichtig? Wie können Sie diesen Versuch so fortführen, daß er in größter Harmonie und Aufrichtigkeit endet?

27. Sind Sie in den letzten Jahren hauptsächlich *einen* Weg gegangen? Gibt es jetzt einen anderen Weg, den Sie beschreiten müssen, um Ihr Leben vollkommener zu machen?

28. Gibt es einen Menschen, den Sie in den letzten Jahren mit einem großen Aufwand an Kraft und Zeit beschützt haben? Versuchen Sie noch immer, ihn zu beschützen oder ihm etwas zu bedeuten? Ist es das Beste für diesen Menschen, weiterhin von Ihnen beschützt zu werden? Das Beste für Sie?

29. Was brauchen Sie, um Ihr Leben zu *vollenden*? Können Sie das von diesem Bett aus tun? Weshalb oder warum nicht? In *Ihrem* Innern müssen die Dinge vollendet werden, und Sie haben es in sich, dies auch tun zu können.

> Sah niemals ein Moor,
> sah niemals das Meer.
> Und doch kenn' ich das Heidekraut
> und ist die Woge mir vertraut.
>
> Emily Dickinson, *Gedicht Nr. 1052*

30. Was in Ihrem Leben haben Sie Gott (oder dem Schicksal) niemals verzeihen können?

> Ach du, den man aus Erde machte,
> der selbst in Eden die Schlange erdachte,
> um all der Sünden, die dein Antlitz zeichnen,
> gib du Vergebung – und empfange desgleichen!
> The Rubáiyát of Omar Khayyám

31. Für was brauchen Sie Gottes Vergebung am meisten?

32. Da gibt es die Geschichte von dem großen aschkenasischen Rabbi Zusya. Seine Gemeinde bat ihn um eine bestimmte politische Handlung. Er weigerte sich. Sie sagten zu ihm: »Wenn Moses unser Rabbi wäre, würde er es tun.« Zusya antwortete: »Wenn ich sterbe und dann vor Gottes Thron stehe, wird Gott mich nicht fragen, warum ich nicht Moses war. Er wird mich fragen, warum ich nicht Zusya war.« Hat diese Geschichte auch etwas mit Ihnen und Ihrem Leben zu tun? In welcher Weise?

33. Welches war für Sie die schönste Jahreszeit? Warum?

Diese Fragen haben den Anschein, als ob sie dem Sterbenden sehr viel abverlangten und als ob ein bedeutendes Wachsen – ein Wachsen, das in anderen Lebensphasen Jahre der Erfahrung und/oder Psychotherapie benötigen würde – in der kurzen Phase der Zeit des Sterbens möglich wäre. Das stimmt. Außerdem trifft zu, daß dieses Wachsen die *angemessene Aufgabe für die Entwicklung* in dieser letzten Lebensphase ist und aus diesem Grund oft sehr schnell erreicht werden kann.

Die zentrale und kritische Frage an unsere sterbenden Patienten lautet also ungefähr so: »Wie empfinden Sie das, was mit Ihnen geschieht?« Das heißt (wenn es wirklich als Frage gestellt wird, auf die Sie eine Antwort hören wollen): »Wir können über alles reden, über das Sie reden wollen. Ich fürchte mich nicht davor. Ich bin kein Teil des konspirativen Schweigens, das Sie umgibt, es sei denn, Sie möchten, daß ich es bin.« Es wird eine offene Situation geschaffen, die weder angreift noch fordert. Die Patienten können auf ihre Weise reagieren, von der Klage über das Essen und die Schwestern bis zu der Trauer, geliebte Menschen verlassen zu müssen, und dem Kummer und Schmerz über ein ungelebtes Leben oder der Angst vor einem Leben nach dem Tod. Das wirklich Erstaunliche an dieser Frage ist, wie selten sie gestellt wird.

Manchmal reagiert der Sterbende nur auf äußere Aspekte der Situation. Der Fragende hat vielleicht das Gefühl, daß der Patient auch über andere Dinge sprechen möchte, aber vielleicht der Tatsache noch nicht traut, daß er, der Fragende, tatsächlich und ausdrücklich gesagt hat: »Ich will und kann über alles mit Ihnen sprechen, über das Sie reden wollen. Ihre Tagesordnung ist auch meine.« In dem Fall haben die beiden folgenden Fragen dann auch nichts Verletzendes, und sie vermitteln gleichzeitig die Botschaft dessen, was gemeint ist: »Wann ist der Tag für Sie am längsten? Und womit beschäftigen Sie sich dann in Gedanken?«

Inmitten der Nacht steigen Dinge aus der Vergangenheit auf, die nicht immer Grund zur Freude geben – die unbewältigten, schmerzvollen Begegnungen, die Fehler, die Anlässe für Scham oder Kummer. Doch alles, Gutes und Schlechtes, Schmerzliches und Freudvolles, webt sich zu einem reichen Teppich zusammen, und alles gibt mir Nahrung zum Denken, Nahrung zum Wachsen.

May Sarton, *At Seventy*

Eine andere häufig nützliche Frage lautet: »Wenn Sie etwas von dem, was jetzt vor sich geht, ändern könnten – nicht das Grundsätzliche, das uns alle erwartet, aber einen Teil davon –, was würde das sein?«

Der Sterbende muß viele verschiedene Abschiede nehmen. Wenn man diesen Abschieden gegenüber sensibel reagiert und sie versteht, können Therapeuten und Freunde dem Sterbenden helfen, die Arbeit des Sterbens zu vollbringen. Wenn wir sterben, verlassen wir:

(1) uns selbst: unser Sein, unsere Schmerzen und Leiden, unsere Wünsche und Hoffnungen, das, was wir erreicht, und das, was wir nicht erreicht haben;

(2) jene Teile unseres Selbst, die wir bis jetzt nicht vollenden konnten; jene Teile, die niemals durch volle Anerkennung zur Blüte gelangten, die niemals angenommen und verwirklicht wurden. Dies ist die letzte Chance, sie zu erkennen, sie freudig zu begrüßen und sie – endlich – in unser übriges Sein zu integrieren;

(3) jene Menschen, die wir lieben, und unsere ungelebten Möglichkeiten, sie noch mehr zu lieben und die uns entgegengebrachte Liebe besser zu erkennen. In Elizabeth Barrett Brownings Sonett »Wie liebe ich dich…« spricht sie von vielen Möglichkeiten des Liebens, von »der Tiefe, Weite und Höhe, die meine Seele erreichen kann«, bis zur »Ebene der stillsten Tageswünsche bei Sonnen- und bei Kerzenschein«. Diese Möglichkeiten – von jenen, die wir kennen, bis hin zu einer Tiefe der Liebe, die wir nie zuvor erreicht haben – können wir jetzt erfahren;

(4) jene Menschen, mit denen wir noch etwas zu erledigen haben. Wenn unsere Angelegenheiten nicht jetzt geregelt werden, dann werden sie es nie mehr, und unser Tod wird der eines Menschen sein, der nach zwei Richtungen zerrissen wird, hin zum Leben und hin zum Tod, er wird deshalb schwer sein, ohne Frieden, wie der eines verwundeten Tieres;

(5) die Natur, von der wir alle ein Teil sind. Jetzt haben wir die letzte Chance, den Trost und das herzerwärmende, herzerfüllende Gefühl zu erleben, das wir erfahren, wenn wir die Schönheiten der Natur schätzen und lieben und auf sie achten. In einer Geschichte des Mittelalters unterbricht ein Mönch seine Wanderung, um dem Gesang eines Vogels zu lauschen. Er lauscht dem Lied mit ganzem Herzen, und als er seine Reise wiederaufnimmt, stellt er fest, daß hundert Jahre vergangen sind.

Es gibt etwas, das wir schon lange wissen und das zum Verstehen der Welt des Sterbenden von großer Bedeutung ist. Und zwar ist es die Tatsache, daß ohne einen Sinn, ohne ein Ziel das innere Leben verwelkt. Wir brauchen ein Ziel, um innerlich intakt zu bleiben. Es ist etwas Wahres an dem

Bibelwort: »Wo nicht Rat ist, da gehet das Volk unter« (*Sprüche 11:14*). Ob man es so ausdrückt oder sich Hegel anschließt, der gesagt hat, das Leben habe nur dann einen Wert, wenn es etwas Wertvolles zum Gegenstand hat – wir meinen das gleiche. Der Sterbende hat im allgemeinen keine Ziele mehr, auf die er noch hinarbeiten könnte. Selbst die engen Beziehungen, die unserem Leben einen Sinn geben können, sind oft beeinträchtigt, weil für die meisten Menschen Verlust und Tod keine Themen sind, über die sie mühelos reden können. Zwar stehen sie als Hauptthemen im Raum, aber im allgemeinen spricht man nicht darüber, weil jeder versucht, die anderen zu »schonen«. Jedoch genau das läßt sie verletzbarer und einsamer werden. Die Einsamkeit in der Zeit des Sterbens kann sehr groß sein und das ganze Sein ausfüllen; E.E. Cummings sprach von »… einem glatten, runden Stein, so klein wie die Welt und so groß wie allein«.

Während sie sich in einer der größten Krisen ihres Lebens befinden, kommen Sterbende oft in Situationen, die ihr Selbstbewußtsein und ihre Fähigkeit schwächen, wichtige Probleme zu lösen und Entwicklungschancen wahrzunehmen. Ganz zu schweigen von der Tatsache, wieviel schwerer es für Menschen in diesem Zustand der Schwäche ist, mit den Problemen Angst, Einsamkeit, Reue und Verlust fertigzuwerden.

Der Therapeut oder der Mensch, der dem Sterbenden am nächsten steht, löst diese zusätzliche Schwierigkeit, indem er ein Ziel findet, auf das in der Zeit des Sterbens hingearbeitet werden kann und sollte. Sinn und Bedeutung des eigenen Lebens zu verstehen ist in der Tat »etwas Wertvolles«; es ist in der Tat ein lohnendes und wichtiges Ziel und wird als solches oft auch von dem Sterbenden empfunden, und zwar ungeachtet seiner Bildung oder seines sozialen Hintergrunds. Die meisten westlichen Menschen, mit denen ich in der Zeit ihres Sterbens gearbeitet habe, schienen bereit, das Muster ihres Lebens zu erforschen.

Wenn Sterbende ein Ziel haben, von dem sie erfüllt sind, ändert sich die gesamte Situation. Das Welken des inneren Lebens wird aufgehalten, wird umgekehrt. Ihre Stimmung ist jetzt eine ganz andere; die »Hilflosigkeit« ist nicht länger das herausragende Merkmal. Elizabeth Barrett Browning schrieb, daß niemand vor dem wirklichen Ende seines Lebens unglücklich genannt werden solle, denn auch die Mühe und Arbeit eines Tages lassen sich erst dann bemessen, wenn der Tag zu Ende ist.

Ans Bett gefesselt, unfähig aufzustehen, unbeweglich gemacht durch Katheter und Schläuche, ist es Menschen oft trotzdem noch möglich, sich auf ein aktives Suchen nach dem einzulassen, das – letztlich und wenn nichts mehr zu sagen und zu tun bleibt – unser eigentliches Ziel ist, nämlich unser inneres Wachsen. Oder, wenn Sie so wollen, die Entwicklung unserer Seele. Die meisten Menschen sind sich gar nicht bewußt, daß dies einer ihrer wichtigsten Belange ist. Doch viele sind in der Lage, es in ihren letzten Tagen herauszufinden, wenn man ihnen dabei hilft.

Aline war ganz allein auf der Welt. Ihr Mann, ihre Eltern und ihre Geschwister waren alle im Konzentrationslager Ravensbrück umgekommen. Sie war die einzige Ärztin in einer kleinen Gemeinde und sehr beliebt dort. Ihr Krankenzimmer war stets voll mit Blumen und Genesungswünschen von ihren Patienten und dem Gemeinderat. Aber sie war allein, und nicht nur, weil sie keine Familie hatte, sondern weil sie von einem großen Teil ihres Ichs getrennt war.

Sie war Ende fünfzig und litt an einem rasch fortschreitenden Krebs der Bauchspeicheldrüse. Sie haßte sich und machte sich große Vorwürfe, nie »eine richtige Ärztin gewesen zu sein, die immer die neueste Fachliteratur liest und im Urlaub Fortbildungskurse besucht. Die Fachzeitschriften haben mich meistens so gelangweilt, daß ich nach zehn Minuten einschlief oder rausging, um in meinem Garten zu arbeiten. Wenn einer meiner Patienten ein besonderes Problem hatte, habe ich es eben dann nachgeschaut, aber eigentlich hat mir die Medizin nie Spaß gemacht. Und die Kreisverbandstreffen der Mediziner habe ich nicht ausstehen können. Ich habe immer eine Ausrede gefunden, damit ich da nicht hin brauchte.«

Als sie noch zu den Kranken gehörte, auf deren Genesung man hoffen konnte, unterhielten wir uns einmal während einer unserer Sitzungen wie folgt:

Ich: Wäre es nicht mal an der Zeit, daß Sie sich über sich selbst Gedanken machten statt darüber, wie die Leute auf Sie reagieren?
Aline: Aber sie sind wichtig. Das ist doch unser Job. Was ich zu tun habe.
Ich: Manchmal ist der Garten unser Job. Der Garten vor der Tür, oder hinter dem Haus, oder in unserem Herzen.
Aline: Was soll ich denn mit ein paar Felsen, umgeben von einer dichten, hohen Hecke?
Ich: Ist das Ihr Herz?
Aline: Ja.

Einige Monate lang arbeiteten wir miteinander, während die Krankheit sich verschlimmerte. Aline wurde zunehmend schwächer, und es war offensichtlich, daß sie nur noch über sehr wenig Kraft verfügte, um für ihr Leben zu kämpfen. Immer öfter sprach sie davon, daß es jetzt Zeit für sie sei zu sterben. Eines Tages träumte sie, sie stünde auf dem Fenstersims in einem der oberen Stockwerke eines hohen Gebäudes. Zunächst wollte sie springen, aber dann änderte sie ihre Meinung. Doch da war es bereits zu spät. Sie war im Begriff zu fallen. Sie konnte nichts dagegen tun. Dann kam »jemand« und streckte aus dem Fenster seine Hand nach ihr aus. »Ich habe versucht, Ihre Hand zu ergreifen, aber es war zu spät. Ich fiel.«

Mehrere Tage unterhielten wir uns darüber, wie sie sich fühlte. Wir waren uns einig, daß ihre Zeit gekommen war, und änderten unsere Vorgehensweise: Wir kämpften nicht mehr um ihre Genesung, sondern bereiteten uns auf ihren Tod vor. Wir versuchten herauszufinden, wem Aline vergeben mußte, bevor sie als vollkommener Mensch sterben konnte. Sie hatte das Gefühl, dem kleinen Mädchen vergeben zu müssen, das sie gewesen war, und sich selbst jetzt, weil sie nicht das geworden war, was sie hätte sein sollen. Ihr ganzes Leben lang hatte sie die Natur und die Schönheit geliebt – sie spie es fast heraus: »Blumen und Gedichte!« –, wo sie sich eigentlich um die Wissenschaft und ihre Patienten hätte kümmern sollen. Als Kind hatte sie immer geglaubt, wegen ihrer Vorlieben und Abneigungen ein schlechter Mensch zu sein. Sie hatte Philosophie studiert, was sie nicht ausstehen konnte, aber sie hatte geglaubt, es mögen zu *sollen*.

Als ich sie bat, sich an den besten Augenblick ihres Lebens zu erinnern (den Moment, in dem sie sich wirklich reich gefühlt hatte, vollkommen eins mit sich selbst, den Moment, der bewies, daß sie fähig war zu fühlen; wenn es ihr gelang, dieses Empfinden ihrer selbst und der Welt wiederzufinden, dann könnte sie dieses Gefühl verwenden, wenn es Zeit war, aus dem Leben zu scheiden), erzählte sie mir von einem Urlaub im Moor von Devon: »Eines Nachmittags ging ich zum Tee in cin Landgasthaus. Der Tee wurde im schönsten Garten serviert, den ich jemals sah. Ich war von allen möglichen Blumem umgeben, so perfekt arrangiert – die kleinen vorne, dann die mittelhohen und schließlich die großen Rosen im Hintergrund. Die Farben schienen von Gott selbst gemischt worden zu sein. In den Büschen sangen die Vögel. Ich setzte mich an einen Tisch in der Mitte des Gartens, und meine Augen waren trunken von dieser Schönheit. Ich saß einfach da, völlig hingerissen, trank alles in mich hinein, bis ich die Farben nicht mehr von Duft und Klang unterscheiden konnte. Dieser Augenblick war vollkommen. Den berühmten Devon-Tee mit Sahne und die selbstgemachte Marmelade habe ich gar nicht wahrgenommen.« Als ich folgende Zeilen aus D.R. Gurneys Gedicht »Gottes Garten« zitierte:

> Der Sonne Wärme zur Vergebung,
> des Vogels Lied zur Heiterkeit;
> im Garten ist Gottes Herz dir näher
> als sonst auf Erden weit und breit,

nickte sie und sagte ruhig und ernst: »Und ich bin ihm auch näher.«

Ein anderes Mal fragte ich sie, welches ihre liebste Jahreszeit gewesen sei. »Der Frühling«, antwortete sie ohne zu zögern und zitierte einige Zeilen aus Swinburnes Gedicht über den April:

> … erinnerte Zeit ist vergessener Schmerz,
> der Frost ward getötet und Blumen gezeugt.
> Aus grünem Unterholz und dunkler Erde
> kommt Blüte für Blüte der Frühling hervor.

Sie sei am meisten eins mit sich gewesen, sagte sie, als sie einmal in Südfrankreich eine Woche in einem Vogelschutzgebiet verbracht hatte. »Und in dem Garten in Devon, den ich so sehr geliebt habe.«

Nach und nach entwickelte Aline Mitgefühl für das kleine Mädchen, das man gelehrt hatte – ihre liebevollen und wohlmeinenden Eltern hatten nicht einmal geahnt, wie sehr sie sie damit verletzten –, sich und seine Natur abzulehnen und – um denen zu gefallen, die es liebte – ein fremdes Leben zu leben, das dieser Natur nicht entsprach. Wir waren uns darüber einig, daß sie eine »verhinderte Gärtnerin« war, und lächelten gemeinsam darüber. Ihr Lächeln war weich und nachdenklich.

Das zentrale Thema ihres Lebens war die Geschichte einer unkomplizierten Frau, die versuchte, sie selbst zu sein in einer Welt, die das ablehnte, was sie war. In ihrer Welt kamen die wahren Werte nur von Intellektuellen, die anderen Menschen halfen, und Aline hatte dem stets beigepflichtet. Diese Ansicht wurde überall bestätigt, auf der Universität, durch ihre Erfahrungen im Konzentrationslager und durch die Liebe und den Respekt ihrer Patienten, so daß sie sie niemals in Frage gestellt hatte. Sie hatte sich immer selbst dafür verantwortlich gemacht, daß es ihr nicht gelang, dieses von ihr gewählte Leben auch mit wirklicher Begeisterung zu führen. Sie *wußte*, daß deshalb grundsätzlich etwas mit ihr nicht stimmte.

Trotzdem hatte Aline ihr wahres Selbst vielfach verwirklichen können: »An dem Ort, in dem ich praktiziere. Ich suchte mir eine kleine Stadt aus, wo ich Blumen und Bäume in meinem Garten hinter dem Haus haben konnte, und den

Leuten gefiel es, daß ich ein Kräutergärtchen hatte. Das entsprach ihrer Vorstellung vom traditionellen Leben auf dem Lande. Und da, wo ich Urlaub machte. Immer irgendwo in der Natur.« Außerdem hatte sie es in der geordneten Schönheit ihrer selbstgeschaffenen Lebensroutine verwirklichen können, eine Schönheit, die sie erst jetzt zu verstehen begann.

»Ich glaube, ich habe meine Intelligenz genutzt, um beide Bedürfnisse zu erfüllen – meine eigenen und die meiner Eltern. Es ist mir beides gelungen – sie waren stolz auf mich, und ich habe die Schönheit gefunden, die ich brauche. Wenn ich es mir so anschaue, dann habe ich es eigentlich ganz gut zusammengekriegt. Ich habe meinen Kuchen in der Hand behalten und ihn gleichzeitig auch gegessen. Ich kann mir kaum vorstellen, daß jemand anders – ganz gleich, wie intelligent sie wäre oder wie hart sie auch arbeitete – ein besseres Leben aus solch gegensätzlichen Elementen hätte zimmern können. Es ist doch eine ganz harmonische Synthese geworden, nicht wahr?«

Ungefähr um diese Zeit setzte Aline ein neues Testament auf. Ich war Zeuge bei der Unterzeichnung, und sie bat mich anschließend, es zu lesen. Im ersten Testament hatte sie ihr gesamtes Vermögen der lokalen Medizinervereinigung vermacht. »Jetzt kriegen sie gar nichts. Ich habe diese Leute und ihre aufgeblasenen, selbstherrlichen Sitzungen nie leiden können.« Statt dessen teilte sie ihren Besitz jetzt zwischen dem Sierra Club (einer Ökologie-Organisation) und der Simon-Wiesenthal-Stifung auf, »damit das, was meinen Eltern und mir geschah, sich nicht so leicht wiederholen kann«. Über das Testament sagte sie: »Ich habe diese Entscheidung für mich getroffen, und es ist einzig und allein *meine* Entscheidung. Vielleicht war es das zum ersten Mal in meinem Leben.« Die Änderung des Testaments war eine sehr tapfere Tat für sie. Sie hatte sich davor gefürchtet, aber jetzt war sie stolz darauf.

Die Krankheit schritt weiter fort, und wir näherten uns dem Ende. Wir beschlossen, eine Feier für sie und das Zuendegehen ihres Lebens abzuhalten. Aline wählte die Musik, die sie noch einmal hören wollte, und zwar den letzten Satz aus Haydns *Schöpfung* und Mozarts *Konzert für vier Hörner*. Wir füllten ihr Zimmer mit blühenden Pflanzen und stellten alle Schnittblumen dahinter. Wir zogen den Stecker des Telefons aus der Wand, ich bat die Schwestern auf der Station, dafür zu sorgen, daß wir nicht gestört würden, und hängte ein Schild »BITTE NICHT STÖREN« an die Tür. Wir spielten die Musik, sprachen gemeinsam das Kaddisch für ihre Eltern, und sie las – zunächst laut, dann nur für sich – einige deutsche Gedichte, die sie als Kind geliebt hatte. Dann lehnte sie sich zurück und erinnerte sich noch einmal an den Garten in Devon und an einen Garten, in dem sie als Kind gespielt hatte. Nach dieser Feier schien sie heiter und entspannt zu sein und allmählich einzuschlafen. Eine Stunde später kam die Schwester mit dem Schmerzmittel. Aline erwachte, lächelte und sagte der Schwester, sie brauche es nicht mehr. Sie schlief wieder ein, und ich ging. Sie blieb ruhig und heiter und brauchte keine Schmerzmittel, bis sie am folgenden Nachmittag im Schlaf starb.

Natürlich endet die Todesarbeit (oder jede andere Form der Therapie) nicht immer so gut. Aber diese Skizze zeigt die Richtung der Arbeit und daß sie auf jeden Patienten individuell abgestimmt sein muß, damit sie jeder verstehen und annehmen kann.

Wer mit Sterbenden arbeitet, sollte besonders auf Situationen achten, wenn alle vom Patienten sagen: »Der wird aber gut damit fertig, finden Sie nicht?« Dies bedeutet, daß der Sterbende keine Anzeichen zeigt, wie wichtig das Ende seines Lebens für ihn ist; er ist im Gegenteil sorgfältig darauf bedacht, niemandem in seiner Umgebung lästig zu sein, und schont alle anderen in einer Zeit, wo es Wichtigeres zu tun gäbe; er verhält sich so, als gehöre er noch zu den Kranken, die genesen werden. Natürlich ist es sein absolutes Recht, diese Rolle zu spielen, und *niemand* hat das Recht, einen sterbenden Menschen zu bedrängen, sich in den letzten Tagen seines Lebens anders zu verhalten. Aber – und das ist ein gewichtiges *Aber* – in den meisten Fällen, in denen Patienten diese Rolle wählen, tun sie es nicht, weil sie das möchten, sondern weil sie glauben, daß es ihre Pflicht sei. Wenn man diesen Patienten eine Form der Kommunikation bietet, aus der klar hervorgeht, daß es tatsächlich eine Wahl gibt und sie auch frei wählen können, verändert sich ihr Verhalten auf bemerkenswerte Weise: Die für diese Phase so typischen tiefen Gefühle werden vom Patienten angenommen und auch ausgedrückt; er befindet sich nicht mehr in der üblichen Position des Sterbenden, von der Tolstoi sagte, er sei am Busen seiner Familie mehr allein, als er es auf der abgewandten Seite des Mondes oder auf dem Grunde des Meeres hätte sein können.

Einer der Hauptgründe, warum viele Therapeuten nicht mit Sterbenden arbeiten möchten und Verwandte und Freunde sich bei ihnen so unbehaglich fühlen, ist, daß sie wissen, sie werden viele der Fragen nicht beantworten können, die an sie gerichtet werden, Fragen wie: »Warum ich?« »Was geschieht nach dem Tod?« Oder: »Warum ist das Leben so ungerecht – ob man lebt oder stirbt, hat so gar nichts damit zu tun, ob man ein guter oder schlechter Mensch ist.«

Aber es ist ein Fehler zu glauben, Sie müßten diese Fragen beantworten können, daß Ihr Image und die Einstellung, die der Sterbende Ihnen gegenüber hat, nach einer fertigen Antwort verlangt. Das ist sehr weit von der Wahrheit entfernt. Ihre Aufgabe ist es, die Fragen zu *hören* und zu verstehen, daß der Patient sich mit ihnen beschäftigt. Sie können sie als einige der großen Fragen bezeichnen, mit denen die Menschheit sich seit jeher beschäftigt, und sagen, daß manche Menschen eine Antwort finden, andere wieder nicht, daß aber wir Menschen bisher noch keine für alle *richtige* Antwort gefunden haben. Der Philosoph Immanuel Kant schrieb, es gebe eine bestimmte Klasse großer Fragen, denen die Menschen sich stellen und mit denen sie sich gründlich auseindersetzen müßten, doch könnten diese Fragen nicht – vom Prinzip her nicht – mit Logik oder Vernunft beantwortet werden. Das kann nur jeder für sich selbst tun. Einer könne einem anderen eine Ahnung oder eine Idee vermitteln, niemals aber eine

Antwort. Grundsätzlich geht es hier aber um die Tatsache, daß der Patient Sie nicht darum bittet, seine Frage zu beantworten, sondern sie zu hören und zu begreifen, wie wichtig sie ihm ist. Eine schnelle oder definitive Antwort wird Ihre Beziehung zueinander weit mehr schwächen, als wenn Sie keine Antwort geben, sondern ganz einfach akzeptieren, womit der Patient zu kämpfen hat.

Die Arbeit mit Sterbenden bringt viele Ängste beim Therapeuten hervor, die häufig seine Fähigkeit blockieren, dem Patienten zu helfen. Bevor man mit dieser Arbeit beginnt, sollte man zumindest einige Therapiesitzungen bei einem Kollegen absolvieren, in denen man über seine Gefühle in bezug auf die eigene Sterblichkeit spricht. Man kann vermutlich nicht sehr viele Probleme in ein paar Sitzungen lösen, aber man weiß dann mehr über die eigenen Gefühle, kann sie besser kompensieren und vermeidet, daß sie den Menschen schaden, denen man helfen möchte.

Therapeuten, die mit Sterbenden arbeiten, müssen davon ausgehen, daß ihre Patienten sterben werden! Dieser Satz ist notwendig, auch wenn er seltsam klingt. Denn selbst wenn wir uns lange vorbereiten – wenn ein Mensch stirbt, der uns am Herzen liegt, dann sind wir nicht vorbereitet. Der Tod ist zu unbegreiflich, als daß wir auf vertraute Weise mit ihm umgehen könnten. Wenn mir mit einem Menschen innerlich verbunden waren, bedeutet sein Tod immer einen Schock für uns.

Dies ist nicht der richtige Platz, um genauer auf die Gefühle des Therapeuten beim Tod eines Patienten einzugehen. In Büchern wie Edgar Jacksons *Understanding Your Grief* wird das Thema ausführlich behandelt. Hier sei nur kurz gesagt: Therapeuten müssen davon ausgehen, daß sie reagieren werden. Das Wie der Reaktionen hängt jeweils vom Therapeuten, von seiner Beziehung zum Patienten und anderen variablen Faktoren ab; aber *sie treten auf* und sollten erwartet werden. Sie sind weder rational noch kalkulierbar.

Therapeuten sollten auch von Verwandten oder Freunden

des Sterbenden keine rationalen oder kalkulierbaren Reaktionen erwarten. Sie werden manchmal recht extrem sein und aus ganz unterschiedlichen Richtungen kommen. Erich Maria Remarque soll einmal die Geschichte von drei Männern erzählt haben, deren Frauen durch plötzliche Unfälle ums Leben gekommen waren: Nach der Beerdigung ging einer von ihnen in seine Wohnung, ließ die Rolläden herab, zog den Telefonstecker aus der Wand und sprach zwei Wochen lang mit niemandem. Der zweite ging in seinen Schachklub und spielte ununterbrochen zwei Tage hindurch, bis er ohnmächtig aus dem Sessel fiel. Der dritte ging in das teuerste Bordell der Stadt, mietete den ganzen Laden für ein Wochenende und feierte eine Orgie. Er wäre sich nicht sicher, habe Remarque gemeint, welcher der drei Männer seine Frau am meisten geliebt habe oder von ihrem Tod am meisten getroffen worden sei.

In der üblichen Krankenhaussituation steht der Sterbende unter ungeheurem Druck, ein »guter« Patient zu sein und dem Personal das Leben nicht schwerzumachen. Wenn Sie das nächste Mal auf einer Station mit Schwerstkranken bei der Visite zugegen sind, bleiben Sie ein wenig zurück und beobachten Sie die Körpersprache von Ärzten und Schwestern, mit der sie unbewußt die Patienten trainieren, wie sie reagieren sollen und wie ein »guter« Patient sich zu verhalten hat. Der Arzt an der Spitze der Visite fragt so etwas wie: »Wie fühlen Sie sich denn heute?« Wenn der Patient sagt: »Ganz gut, Herr Doktor, schon besser als gestern«, dann schaut der Arzt ihn an, unterhält sich für einen Moment freundlich mit ihm und *nimmt seine Existenz wahr*, bevor er sich wieder dem Krankenblatt zuwendet. Wenn der Patient aber sagt: »Mir geht es heute sehr viel schlechter, Herr Doktor« (oder vielleicht sogar »Ich habe Angst, daß ich sterben muß«, oder »Warum ist das ausgerechnet mir passiert?«), dann wendet der Arzt sich ab, widmet seine Aufmerksamkeit sofort dem Krankenblatt, bespricht mit seinen Begleitern die zu treffenden Maßnahmen und *hört so schnell wie möglich auf, die Existenz des Patienten wahrzunehmen*. Das ist Konditionierungstraining reinster Prägung – auf die Spitze getriebene Verhaltensmodifikation.

Ganz sicher verhalten sich nicht alle Ärzte so gegenüber ihren Patienten. Aber ein großer Prozentsatz tut es, und darunter sind einige der besten und kompetentesten Ärzte, denen ihre Patienten wirklich am Herzen liegen. Sie wurden darin ausgebildet, wie man mit »guten« Patienten umgeht, und unbewußt trainieren sie so viele Patienten wie möglich darin, sich »gut« zu verhalten.

Da nur sehr wenige Ärzte und Therapeuten im Umgang mit Sterbenden ausgebildet sind, werden wir von unseren Ängsten veranlaßt, uns auf eine Art und Weise von ihnen abzuwenden, die uns oft gar nicht bewußt ist. Aus diesem Grund möchte ich wiederholen, daß Therapeuten, die mit Schwerstkranken arbeiten werden, deutliche Anstrengungen unternehmen *müssen* zu erkennen, wie sie sich in einer solchen Beziehung fühlen, und diese Gefühle anzunehmen.

In der Zeit, als Dr. Martha Gassmann meine Arbeit supervidierte (kontrollierte), trafen wir uns regelmäßig und diskutierten die Fälle der Krebspatienten, mit denen ich arbeitete. Eines Tages sagte sie zu mir: »Wie geht es mit Bobbie? Sie haben sie schon eine Weile nicht erwähnt.«

Ich antwortete, mit Bobbie sei alles in Ordnung, und ich würde gerne die Probleme besprechen, die ich mit zwei anderen Patienten hatte. Martha meinte dann: »Gut, aber lassen Sie uns zuerst ein wenig über Bobbie reden. Wie geht es *ihr* denn jetzt?« Ich sagte ärgerlich, ihr gehe es gut, und daß ich in dieser Sitzung wirklich wichtige Dinge zu besprechen hätte. Sie sagte: »Ja, natürlich, nur ganz kurz: *Wie geht es ihr?*«

In diesem Moment brach ich in Tränen aus. Bobbie lag im Sterben, und ich wußte es. Wir arbeiteten schon sehr lange miteinander, und ich hatte den Gedanken einfach nicht ertragen können. Also hatte ich mich emotional von ihr zurückgezogen und damit ihre schlimmsten Ängste bestätigt, daß, wenn sie sich jemals jemandem öffnete, dieser Mensch sie ablehnen und verlassen würde. Ich kam oft genug in ihr Zimmer und sagte auch immer die richtigen Dinge, aber innerlich war ich nicht bei ihr, und Bobbie wußte das. Ich machte die Zeit ihres Sterbens dadurch für sie noch viel schlimmer.

Eine gelegentliche Supervision, zumindest wenn man mit Sterbenden arbeitet, ist absolut notwendig. Das kann gar nicht genug betont werden und gilt auch bei sehr großer Berufserfahrung.

Es besteht die starke Tendenz (glücklicherweise nimmt sie von Jahr zu Jahr ab), sterbenden Patienten viel mehr Medikamente zu verabreichen, als nötig wäre. Ich spreche hier nicht von den Mitteln, welche die Schmerzen nehmen (und die in der notwendigen Dosis gegeben werden sollten), sondern von jenen, die den Patienten beruhigen sollen. Diese Überbehandlung mit Medikamenten rührt von der Unruhe her, die die Patienten im Arzt verursachen. Da ist erstens die hohe Wahrscheinlichkeit, daß sie ohne Beruhigungsmittel Fragen stellen werden, von denen die Ärzte irrtümlicherweise glauben, sie müßten sie beantworten können. Zweitens ist da der Gedanke, daß der Sterbende der Beweis für das Versagen der Medizin und somit des Arztes sei. Hier spiegelt sich der in der westlichen Welt des zwanzigsten Jahrhunderts weitverbreitete Aberglaube, daß *nur der stirbt*, bei dem die Medizin *versagt* hat. Der Tod ist nicht das natürliche Ende des Lebens, sondern man betrachtet ihn als das Ergebnis einer unzureichenden medizinischen Behandlung. (In einigen primitiven Kulturen glaubt man, daß *alle* Todesfälle von einer bösen Hexe herbeigeführt würden, aber das sind natürlich sehr primitive Kulturen!) Therapeuten, die mit Sterbenden arbeiten, sollten über ihre eigenen Überzeugungen zu diesem Thema nachdenken.

(In den vergangenen zehn Jahren hat es in den Krankenhäusern ganz sicher große Fortschritte im Umgang mit sterbenden Patienten gegeben. Wir sehen heute zum Beispiel weniger häufig die sinnlosen Einsätze von Methoden und Apparaten, die den Patienten nur unnötig quälen, als daß er in Würde sterben darf.)

Für manche kommt der Zeitpunkt des Sterbenmüssens viel zu früh. Oft wurden ihre inneren Reserven nicht voll eingesetzt oder jene Potentiale noch nicht gefunden, die ihnen noch zur Verfügung stehen würden. Frühe Erfahrungen haben sie vielleicht gelehrt, daß sie bestimmte Teile ihrer Persönlichkeit nicht zum Ausdruck bringen können, und diese Teile warten jetzt darauf, gelebt zu werden. Es ist die Aufgabe des Therapeuten, diese Möglichkeit zu sehen.

Rae, eine Frau Anfang siebzig, lebte mit ihrem zweiten Mann in Florida in einem Appartementhaus am Strand. Sie hatte vier Kinder gehabt, von denen drei gestorben waren (einer im Zweiten Weltkrieg in Japan); auch ihr erster Mann war gestorben. Sie hatte gleich nach der High School geheiratet und war ihr Leben lang eine Hausfrau gewesen, die zwei Familien versorgt hatte. Und jetzt verbrachten sie, ihr Mann und alle anderen Pensionäre des Appartementhauses ihre Tage am Pool, unterhielten sich über Fernsehserien, spielten Karten und trafen ihre Dinnerverabredungen für den Abend. Das Leben war für alle ereignislos, körperlich wenig anstrengend, war langweilig und unausgefüllt. Es gab zwar einige Frauen und Männer, die arbeiteten oder freiwillig soziale Dienste leisteten, aber nur wenige zogen eine solche Möglichkeit in Erwägung – obwohl gerade jene, die arbeiteten, am gefragtesten waren, wenn es darum ging, mit wem man zu Abend essen wollte.

Als Raes zweiter Mann einem Herzinfarkt erlag, kam sie sich gänzlich verlassen vor, und ihr Leben war für sie vorbei. Sie trauerte um all ihre Toten, war zutiefst depressiv und hatte das Gefühl, das Leben habe ihr nichts mehr zu bieten. Eine Woche lang – während dieser Zeit war der ihr verbliebene Sohn bei ihr, bevor er nach Chicago zurückkehrte – hielt sie sich nur in ihrer Wohnung auf und zeigte so gut wie kein Interesse an irgend etwas. Sie verlor an Gewicht, wurde schwächer und schien nur noch auf den Tod zu warten. Das Leben, aus dem sie sich bereits verabschiedet hatte, wich allmählich von ihr.

Am Tag vor seiner Abreise bat ihr Sohn, sie möge ihn doch

für eine kurze Weile nach unten begleiten, er wolle sich an den Pool setzen. Sie widersprach zunächst, hatte aber dann keine Lust, sich zu streiten, und ging mit. Er führte sie zu zwei Liegestühlen, die etwas abseits standen; sie setzten sich, und er sagte zu ihr: »Siehst du da drüben die Frauen, die in der Sonne sitzen, in Zeitschriften blättern, sich übers Fernsehprogramm unterhalten und überlegen, wohin man zum Dinner gehen soll? Du hast drei Möglichkeiten, was du mit deinem Leben anfangen kannst, und die Wahl ist völlig dir überlassen. Du kannst dich morgen oder übermorgen zu ihnen setzen und wieder dazugehören. Wenn du das machst, wirst du dir in vier Wochen den Tod noch mehr wünschen als jetzt, und in einem halben Jahr bist du dann wirklich tot. Oder du bleibst oben in deiner Wohnung, und dasselbe geschieht. Vielleicht sogar noch ein bißchen schneller. Oder du kannst eines begreifen lernen: Zum ersten Mal in deinem Leben ist *niemand* da, der Ansprüche an dich stellt; du mußt für niemanden kochen oder waschen. Dein Leben lang hast du dich um andere kümmern müssen, aber jetzt gibt es keine anderen mehr, jetzt gibt es nur noch dich. Du hast vierzig Jahre Erfahrung darin, Kinder großzuziehen und sie auf den Weg in ihr eigenes Leben zu bringen. Jetzt ist keines mehr da, jetzt kannst du diese Fähigkeiten nur noch auf dich anwenden; aber ich glaube, du brauchst sie ganz genauso, vielleicht sogar noch mehr. Du bist intelligent und tüchtig, und du hast nie herausgefunden, was du noch alles kannst, außer einen Haushalt zu führen, und jetzt ist deine letzte Chance da. Du hast die Wahl. Und du entscheidest dich damit, ob du dich in Zukunft miserabel fühlen und einen bitteren, leeren Tod sterben wirst, oder ob du zum ersten Mal wirklich dein Leben lebst und dich daran freust.« Nach dieser strengen Rede, deren Ton so ganz anders war als der, in dem der Sohn sonst mit ihr sprach, sah Rae ihn erstaunt und ängstlich an. Nachdem er am folgenden Tag abgereist war, blieb sie einige Tage in ihrer Wohnung. Dann holte sie das Telefonbuch hervor, rief bei einem halben Dutzend wohltätiger Organisationen an und ließ sich mit dem Leiter der Abteilung für freiwillige

Helfer verbinden. Sie machte Termine für ein Gespräch aus, ging hin, informierte sich genau über Aufgaben und Zweck und entschied sich nach einigen Wochen für eine Organisation zur finanziellen Unterstützung eines Krankenhauses. Sie begann mit dem Postversand, und nach einem Jahr leitete sie die Abteilung für freiwillige Helfer. Nach drei Jahren war sie die (unbezahlte, aber offizielle) stellvertretende Direktorin der gesamten Organisation und hatte die erste wirkliche Liebesaffäre ihres Lebens. In den nächsten zehn Jahren arbeitete sie an mindestens fünf Tagen und an mehreren Abenden in der Woche in der Organisation.

Bevor ihr zweiter Mann gestorben war, hatte Rae einige Herzanfälle erlitten und war in den letzten Jahren vor dem Tod ihres Mannes mindestens einmal im Jahr auf der Intensivstation gewesen. Nachdem sie mit ihrer Arbeit begonnen hatte, ließen die Herzattacken nach, so daß sie in den nächsten zwölf Jahren nur zweimal ins Krankenhaus mußte. Schließlich starb sie mit sechsundachtzig Jahren an einem Herzinfarkt. Ihre letzten Worte zu ihrem Sohn waren: »In den letzten zehn Jahren habe ich mein Leben geliebt.«

Ich habe weiter vorn in diesem Buch geschrieben, daß der Therapeut eine andere Einstellung zum Leben braucht und zu dem, was es bedeutet, ein Mensch zu sein, als sie in den Lehrbüchern von Psychiatrie und Psychologie vermittelt wird. Das trifft besonders auf den Therapeuten zu, der mit Sterbenden arbeitet. Wenn es um die großen Ereignisse des Lebens geht – wie zum Beispiel darum, das Leben zu verlassen –, ist das, was in den Büchern steht, zuwenig und zu steril. Ob man sich nun auf Dichtung, Musik, Kunst, Geschichte, Philosophie oder Theologie spezialisiert, der Therapeut muß wissen, was die größten Köpfe der Menschheit über den Menschen herausgefunden und vermittelt haben, lange bevor es die psychiatrischen Lehrbücher gab. Ich selbst interessiere mich für Dichtung, und ich habe in diesem Kapitel und anderswo einige Beispiele für die Einsichten und Aussagen englischer Dichter gebracht, und wie man sie vielleicht zum Verständnis unserer Patienten und für die Arbeit mit ihnen nutzen kann.

In dem Bedürfnis, ihr Leben zum Abschluß zu bringen, bevor sie es verlassen, unternehmen viele Menschen eine Reise (entweder im Geiste oder auch konkret) zu ihren Wurzeln; das können Plätze der Kindheit sein oder Orte und Menschen, die im späteren Leben für sie von zentraler Bedeutung waren. Häufig ist da das Bedürfnis, im Prozeß unserer Integration, als der Mensch, der wir heute sind, das, was uns geprägt hat und von so großer Bedeutung für uns war, noch einmal zu sehen und zu erfahren

In dem wunderschönen Film *The Trip to Bountiful** spielt die Schauspielerin Geraldine Page eine alte Frau, die in einer fremden Umgebung lebt. Der Tod naht, und sie wünscht sich nichts sehnlicher, als noch einmal in das Dorf Bountiful zu kommen, in dem sie aufgewachsen war. Inzwischen ist das Dorf verlassen, und bis sie dort ankommt, ist der letzte Mensch gestorben. Nach einer schwierigen Reise, die sie gegen den Widerstand aller anderen durchgesetzt hat, erreicht sie schließlich ihr Ziel und verbringt einige Stunden mit der Betrachtung und dem nochmaligen Erleben der Bäume und Vögel ihrer Jugend. Danach muß sie in die verhaßte Stadt zurückkehren, in der sie jetzt lebt, aber sie tut es in Frieden. Sie hat ihre Todesarbeit geleistet. Wir wissen, daß sie bald sterben wird, und diese Tatsache ist nicht länger ein Grund zur Trauer. Sie hat ihr Leben vollendet. Es ist jetzt ein zusammenhängendes Ganzes.

In Hemingways Kurzroman *Über den Fluß und in die Wälder* leistet Richard Cantwell seine Todesarbeit. Er weiß, daß er bald sterben wird, läßt sein Leben Revue passieren und erkennt, daß er das einzige wirkliche Ziel seines Lebens erreicht hat – ein General der US Army zu sein. Er verabschiedet sich bewußt von den beiden Dingen, die er jetzt in seinem Leben am meisten liebt, nämlich sein Mädchen und Venedig. Cantwell ist zum Sterben nach Venedig gekommen, weil dieser Ort ihm mehr als jeder andere Platz auf der Welt bedeutet, und weil er gerne für immer hier gelebt hätte. Er

* Die Reise nach Bountiful (= reichlich, überreich). [A.d.Ü.]

betrachtet es zum letzten Mal, erlebt es noch einmal und verabschiedet sich von allem, das seinem Leben Bedeutung gegeben hat. Dann überdenkt er noch einmal sein gesamtes Leben, bringt es in Zusammenhang, fühlt das Muster und den Sinn dieses Lebens und stirbt traurig, aber ohne Reue oder Bitterkeit.

Dies sind zwei Beispiele aus der Literatur, bei denen gute Todesarbeit geleistet wurde. In anderen Beispielen wurde ein Versuch unternommen, der aber mißlang, weil der Sterbende keine Hilfe hatte oder seine inneren Quellen nicht ausreichten, um zu verstehen, was der Prozeß des Sterbens bedeutet. Ich könnte zeigen, daß diese Tode sehr anders sind, zerrissen von Bitterkeit, Wut und Reue. Tolstois Iwan Iljitsch gehört dazu. Oder der Fall George Bowling aus Orwells *Das verschüttete Leben.* (Obgleich Bowling im Buch selbst nicht stirbt, ist sein Ende abzusehen und klar.)

Manche Menschen leisten ihre Todesarbeit durch eine konkrete Reise. Nach einem Herzanfall hatte ich das große Bedürfnis, das College of William and Mary zu besuchen, an dem ich studiert und viele Quellen der Freude und Sinngebung für mein ganzes Leben gefunden habe. Ich suchte viele Plätze auf, an denen ich zum ersten Mal intellektuelles Vergnügen erfahren hatte und wo ich zum Erwachsenen geworden war; all das hatte eine tiefe Bedeutung für mich und brachte meinem Leben neuen Frieden.

Andere machen ihre Reise nach Bountiful – die Reise in die Vergangenheit, um sie in die Gegenwart zu integrieren und die Harmonie ihres Lebens begreifen und erfahren zu können – in anderer Form. In May Sartons wunderbarem Roman *A Reckoning* bittet die bettlägerige, sterbende Protagonistin Laura Spelman um den Besuch jenes Menschen, der ihr in ihrem Leben am wichtigsten war, jemand, von dem sie schon seit langer Zeit getrennt ist und der seit Jahrzehnten am anderen Ende der Welt lebt. Sie sind zusammen, und sie reden miteinander, und auf diese Weise vollendet sie ihr Leben. Sie stirbt in Frieden.

Einige, wie die Patientin, mit der C.G. Jung arbeitete, sterben nach einer inneren Erkundungsreise, die sie entweder allein oder mit der Hilfe eines Freundes, eines Kameraden und/oder Psychotherapeuten unternommen haben. Auf diese Weise ist die Reise vielleicht am wirksamsten. Für viele Menschen ist dies ganz sicher der einzig mögliche Weg. Die Plätze der Vergangenheit kann man oft deshalb nicht mehr aufsuchen, weil sie ganz einfach nicht mehr da sind oder weil die betroffene Person ihr Bett nicht mehr verlassen kann. Und dem ganz wichtigen Menschen ist es vielleicht auch nicht möglich zu kommen. Doch die Reise kann im Geist stattfinden, und dort wird die volle Integration erreicht. Um es mit Emily Dickinsons Worten zu sagen:

> Für eine Prärie braucht man einen Klee und Bienen,
> Bienen und einen Klee.
> Und Phantasie.
> Die Phantasie tut's auch allein,
> sollten die Bienen selten sein.
>
> *Gedicht Nr. 1755*

Ich möchte noch einmal betonen, daß diese letzte Integration in ihrer Bedeutung für einen sterbenden Menschen gar nicht überschätzt werden kann. Ohne sie ist sein Leben wie eine Symphonie ohne den letzten Satz, jenen Teil, in dem alle vorherigen Themen sich zu einem triumphalen Finale vereinen.

Es gibt Menschen, die den Gedanken ablehnen, in der Zeit ihres Sterbens mit einem Therapeuten zu arbeiten. Manche ziehen es vor, so zu sterben, wie sie gelebt haben; darunter vielleicht auch jene, die ihr Leben lang ihre Gefühle nicht nach außen getragen haben. Andere möchten ihre Gefühle nicht diskutieren, weil sie das als eine Verletzung ihrer Würde empfinden. Wieder andere ziehen es vor, mit ihren Illusionen zu sterben, statt sie zu prüfen und möglicherweise aufgeben zu müssen.

Eine Patientin sagte mir zu Beginn unserer fünften Sitzung (sie war mit Brustkrebs, bei dem sich Metastasen gebildet hatten, im Krankenhaus), daß sie nicht weiter mit mir zu arbeiten wünsche.

Ich: Ich verstehe Ihren Wunsch, und es ist selbstredend Ihre Entscheidung, ob wir weitermachen oder nicht. Aber eines möchte ich Sie fragen – nicht, um mit Ihnen zu diskutieren oder Sie von Ihrem Entschluß abzubringen –: Wahrscheinlich habe ich etwas Dummes oder Sie Verletzendes getan oder gesagt. Wenn ich weiß, was es ist, dann mache ich diesen Fehler nicht noch einmal bei jemand anders und verletze ihn so sehr, wie ich offenbar Sie verletzt habe.

Patientin: Nein, es war nichts, was Sie getan oder gesagt haben. Aber ich weiß, wo das hinführen wird. Wenn ich mit Ihnen weiterarbeite, muß ich meine Ehe genauer betrachten. Und wenn ich das tue, verliere ich sie, und wenn ich die Wahl zwischen meiner Ehe und meinem Leben habe, dann verliere ich lieber mein Leben.

Wir trennten uns in aller Freundschaft. Ich sah immer mal wieder bei ihr vorbei, und wir blieben gute Freunde, bis sie starb. Sie hatte die bewußte Entscheidung getroffen, ihre Illusion aufrechtzuerhalten, und ich konnte diese Entscheidung nur akzeptieren und respektieren.

Jung hat, soviel ich weiß, als erster den Gedanken geäußert, daß es Menschen gibt, die im Verlauf ihres Lebens das Glück haben, ein zweites Mal »erwachsen« zu werden. Geschieht dies, so meistens im Alter zwischen vierzig und sechzig Jahren. Wenn wir eine solche Entwicklung durchmachen, dann heißt das, daß unsere größte Sorge nicht mehr ist, was die anderen über uns denken, sondern daß uns in erster Linie das Wachsen und Werden unseres eigenen Selbst am Herzen liegt. Es gibt viele, die dieses Stadium nicht durchlaufen. Andere versuchen es und scheitern; gewöhnlich werden sie dann noch rigider und ausgeprägter zu dem Menschen, der sie vor dem Versuch waren. Jeder, der lange Zeit in Spitälern oder Hospizen gearbeitet hat, weiß, wie unterschiedlich Sterbende reagieren: Jene, die diese Entwicklung erlebt haben, sterben sehr viel friedlicher, mit viel weniger Bitterkeit, Reue und Verzweiflung. Sie brauchen den Psychotherapeuten nicht so dringend; sie sind sich selbst der beste Freund auf ihrer letzten Reise.

In der Zeit des Sterbens hat man noch einmal eine Möglichkeit, erwachsen zu werden. Es kann sein, daß es jetzt gelingt, auch wenn man es viele Jahre früher vielleicht vergeblich versucht hat. Hauptarbeit und wichtigstes Ziel des Therapeuten bestehen darin, dem Patienten in der Zeit des Sterbens zu helfen, diese Aufgabe zu erkennen und zu bewältigen.

Man muß sich der Tatsache bewußt sein, daß sterbende Patienten in modernen Krankenhäusern ganz selten *berührt* werden. Das soll nicht heißen, es fehle ihnen an der grundsätzlichen medizinischen Betreuung oder sie würden nicht mehr umgedreht oder gebadet, wenn es sein muß. Was ich meine, ist, daß niemand sie streichelt oder liebevoll berührt. Tolstois Iwan Iljitsch erhielt mehr Zuwendung von dem Bauern Gerasim, der ihn in den letzten Tagen seines Lebens betreute und in den Armen hielt, als von irgend jemand sonst. Im modernen Krankenhaus sind die Schwestern meistens dermaßen damit beschäftigt, die Krankenblätter in Ordnung zu halten und ihre Eintragungen im Computer zu machen, daß sie kaum Zeit mit den Patienten verbringen oder sie anfassen können.

Vor einiger Zeit besuchte ich einen an Lungenkrebs leidenden Mann, der zu Hause starb. Seine Frau, die ihn sehr liebte, litt ungemein unter der Situation. Aber sie war so sehr damit beschäftigt, nach neuen Behandlungsmöglickeiten für ihn zu suchen – neue Ärzte, Diätexperten und so weiter – und seinen komplizierten Speiseplan aufzustellen, daß sie weder die Zeit noch die Energie aufbrachte, mit ihm zusammenzusein oder ihn zu berühren. Die alte ungarische Aufwartefrau ging hin und wieder zu ihm, richtete ihn auf, damit sie seine Kissen schütteln konnte, strich die Laken glatt, stützte ihn mit dem Arm, damit er Wasser trinken konnte, und so weiter. Ich sah sehr deutlich, wie gut ihm das tat und wie sehr er den physischen Kontakt und die Berührung brauchte. Wer mit Sterbenden zu tun hat, sollte sich bewußt sein, daß Menschen in dem Zustand oft an einem Berührungsmangel leiden, und sie sollten sich nicht schämen, diesen Mangel ausgleichen zu helfen. Machen wir uns nichts vor: Berührt zu werden ist ein ebenso physiologisches und neurologisches wie psychologisches Bedürfnis. Es hat sehr viel damit zu tun, inwieweit ein Patient in der Lage ist, sein Immunsystem zu aktivieren und entspannt und getröstet zu sein.

Ich habe gesagt, daß der transzendente Tod eines der Ziele ist, das ein Therapeut, der mit Sterbenden arbeitet, so oft wie möglich zu erreichen versuchen sollte. Damit ist eine Form des Sterbens gemeint, die jeder kennt, der intensive Erfahrungen in der Krankenhausarbeit gemacht hat. Unmittelbar vor seinem Tod – im allgemeinen eine halbe Stunde bis zu zwei Tagen davor – ist bei dem Sterbenden eine eindeutige Veränderung seiner Persönlichkeit erkennbar. Es handelt sich um keine pathologische Veränderung, eher das Gegenteil ist der Fall. Meistens wird dieser Zustand mit dem Wort *heiter* beschrieben. Der Patient wird heiter, ruhig und sehr friedvoll. Er ist absolut klar und nimmt alles um sich herum genauestens wahr, auch den herannahenden Tod. Medikamente zur Schmerzbekämpfung werden nicht mehr oder nur reduziert eingesetzt. Negative Persönlichkeitsveränderungen, die manchmal bei Schwerstkranken auftreten, haben also offensichtlich nichts mit der Verabreichung von Medikamenten oder dem körperlichen Zusammenbrechen zu tun.

Wenn man die Kranken fragt, was es ist, das sie verändert hat, können sie es oft nicht erklären und scheinen den zu bedauern, der offenbar nichts begreift und deshalb fragen muß. Die häufigste Antwort ähnelt jenem berühmten Satz, mit dem Louis Armstrong auf die Frage reagierte, was Jazz sei: »Wenn Sie fragen müssen, werden Sie die Antwort nicht verstehen.«

Shakespeare hat uns (wie viele andere große Dichter) davon berichtet, daß Menschen, die sich zum Sterben niederlegten, fröhlich waren. Man habe dann von einem »Aufleuchten vor dem Tod« gesprochen. Tatsächlich scheint das Wort »fröhlich« sehr oft zuzutreffen.

Häufig ist auch von von einer Art paranormalem Wissen der Sterbenden berichtet worden – als ob Telepathie den transzendenten Tod begleiten würde.

Bisher sind über die tatsächliche Häufigkeit dieses Phänomens noch keine Untersuchungen angestellt worden. Meine (sehr grobe!) Schätzung geht von einem von fünfzehn oder zwanzig Patienten aus, die keinen plötzlichen Tod (wie bei einem Unfall) haben, sondern einem langen Leiden erliegen und im Krankenhaus sterben. Vielleicht ist der Prozentsatz auch niedriger. Bei Patienten, mit denen ich gearbeitet habe und die mit ihrem Leben Frieden schlossen, die das Muster ihres Lebens fanden und akzeptierten, ist der Prozentsatz viel höher, nämlich über 50 Prozent. Die Bedeutung und die Gründe dieses Phänomens sind bei weitem nicht klar. Aber es scheint sich um etwas zu handeln, auf das hinzuarbeiten sich lohnt.

Ich vermute, es wird in anderen Kulturen noch andere Wege geben, die dem Menschen helfen können, seinen transzendenten Tod zu finden. Hierzu gehört vielleicht die tibetische Tradition, daß die Familie sich um das Sterbebett versammelt und ständig einen zweizeiligen Gesang wiederholt: »Nichts, um daran festzuhalten, / nichts, um es zu tun.«

Der Schlüssel zur Arbeit mit sterbenden Menschen findet sich in der ältesten ethischen Regel der westlichen Welt: »Liebe deinen Nächsten wie dich selbst.« Das ist der Prüfstein: Wie möchten Sie selbst behandelt werden, wenn Sie sterben? Natürlich ist es der Prüfstein für alle guten menschlichen Beziehungen. Eigentlich sollte man es gar nicht zu sagen brauchen, aber es muß sein. Es muß sein, weil wir so steif werden, wenn wir mit Sterbenden arbeiten, so verkrampft und künstlich in unseren Beziehungen, so kompliziert in unseren Handlungen und so von Theorien erfüllt statt von den Grundregeln des menschlichen Miteinander, daß wir diese elementarste aller Tatsachen vergessen.

9 Meditation als Weg zu Veränderung und innerem Wachstum

In der gesamten Menschheitsgeschichte hat es Menschen gegeben, die das Beste von sich selbst und für sich selbst wollten: Sie wollten einen Weg finden, der sie ihrem Potential näherbringen würde. Immer wurden von solchen Menschen in allen Kulturen, von denen wir Kenntnis haben, Techniken entwickelt, die sie befähigten, an diesem Prozeß zu arbeiten. Erstaunlicherweise waren diese Techniken einander fast gleich – ob sie nun im sechzehnten Jahrhundert v. Chr. in Indien oder Griechenland entwickelt wurden, im zweiten Jahrhundert n. Chr. in Japan, in den tausend Jahren zwischen dem fünften und fünfzehnten Jahrhundert in den Wüsten Syriens und Jordaniens, in den Klöstern des Mittelalters, im siebzehnten und achtzehnten Jahrhundert in Polen und Rußland oder zu anderen Zeiten an vielen anderen Plätzen. Sie variieren im Detail, aber kaum in ihrer Essenz. Wir nennen diese Techniken *Meditation*.

Grundsätzlich soll die Meditation uns helfen, etwas wiederzufinden, von dem wir ahnen, daß wir es einmal besaßen und verloren haben: Spontaneität, die Fähigkeit, das, was wir gerade tun, mit ganzem Herzen und voller Aufmerksamkeit zu tun, die Freude und das Erstaunen über einen Sonnenuntergang, eine Blume oder einen Gedanken, die Offenheit für eine neue Erfahrung. Wir wissen, daß diese Fähigkeit – auch wenn sie verloren scheint – immer noch Teil unseres Wesens ist. Es gab einmal eine Zeit, da waren wir ein Teil des Ganzen; jetzt sind wir nur noch Teil eines schmalen Streifens, zu dem wir selbst und vielleicht noch unsere Familie zählen. Irgend etwas in uns sehnt sich nach größeren Perspektiven und einem weiteren Horizont. Wenn wir hören, daß der weise alte Psychologe Max Wertheimer den erwachsenen Menschen als »heruntergekommenes Kind« bezeichnet hat, dann lächeln wir. Der Denker und Mystiker Louis de St.

Martin antwortete auf die Frage, warum er so lange und so oft meditiere, daß wir uns alle im Zustand der Witwerschaft befänden und uns wieder in eine Lebensgemeinschaft begeben müßten. Die beste Begründung dafür, daß jemand meditiert, habe ich einmal von einem Wissenschaftler gehört, der sagte: »Weil es wie eine Heimkehr ist.«

Meditation, die über einen längeren Zeitraum ernsthaft ausgeübt wird, fördert unser inneres Wachsen und führt zu Integrierung und Stärkung der Persönlichkeit. Man kann sie mit der Psychotherapie vergleichen – jene andere große Technik, die wir Menschen erfunden haben, um unseren inneren Garten zu bestellen.

Beide Methoden erfordern viel Zeit und harte Arbeit. *Es wird einem nichts geschenkt.* Bei beiden gibt es Fallen und Irrwege. Beide gehören zu den noch unterentwickelten Künsten, über die wir viel mehr lernen müssen. Vielleicht besteht der nächste große Fortschritt auf diesem Gebiet in einer Vereinigung der besten Teile aus beiden Methoden.

Für unsere Zwecke, glaube ich, gibt es vier unterschiedliche Formen der Meditation; im Grunde genommen handelt es sich dabei um die vier heute gebräuchlichen Interpretationen des Begriffs Meditation.

1. Zuhören und geistig mitgehen, wenn jemand über ein Thema spricht, das uns entweder entspannt oder einen weisen Gedanken in unser Bewußtsein dringen läßt. Es kann sich dabei auch um ein Tonband handeln. Wir entspannen uns, folgen dieser Stimme und fühlen uns oft viel gelöster, ruhiger, wir haben weniger Schmerzen; oder wir ertragen unsere Schmerzen leichter; oder wir fühlen uns ganz einfach besser.

2. Eine andere Form der Meditation besteht darin, unserem Geist einen Auftrag zu geben, wie zum Beispiel die ständige Wiederholung eines Satzes (eines *Mantra*), um uns dann zu entspannen und unseren Gedanken freien Lauf zu lassen. Jedesmal, wenn der Gedankenfluß stockt, wiederholen wir den Satz. Dies ist eine sanfte, entspannende Form der Meditation, und im allgemeinen fühlen wir uns danach besser als

vorher. Im Westen wird diese Art der Meditation hauptsächlich durch die als »Transzendentale Meditation« bekannte Schule verbreitet.

3. Bei der dritten Methode arbeiten wir aktiv an der Visualisierung von Teilen unseres Körpers (wie zum Beispiel Krebszellen) in Form eines Symbols (etwa als kleine Kapseln mit einer giftigen Substanz); zugleich visualisieren wir in einem anderen Symbol die heilenden Kräfte des Körpers (zum Beispiel in Form eines Mörsers). Dann verbringen wir jeden Tag eine bestimmte, festgelegte Zeit damit, uns vorzustellen, wie die positiven Kräfte die negativen Elemente aus dem Körper drängen. Diese Methode wurde hauptsächlich von Carl Simonton und Stephanie Simonton-Atchley sowie ihren Schülern als Form der Krebsbehandlung gelehrt. Sie wurde von Frank Lawlis und Jeanne Achterberg in ihren Arbeiten und Büchern am weitesten entwickelt.

4. Die vierte Methode ist der ursprünglichen und »klassischen« Bedeutung der Meditation am nächsten. Hier arbeiten wir aktiv daran, es fertigzubringen, daß wir uns jeweils nur mit *einer* Sache befassen und unser Bewußtsein besser unter Kontrolle bringen. Diese Form der Meditation ist aktiver sportlicher Betätigung am ehesten vergleichbar, und ihr Ziel liegt darin, das Bewußtsein so einzustimmen und zu schulen, wie ein Sportler das mit seinem Körper tut. Wenn wir also die Methode des Mantra wählen, würden wir uns sehr intensiv darum bemühen, während der täglich festgelegten Zeit nichts anderes zu tun. Wir würden versuchen, so wach und bewußt wie möglich immer diesen einen Satz zu wiederholen; oder, falls wir eine andere Form vorziehen, vielleicht nur unsere Atemzüge zählen, oder eine Muschel betrachten, oder dergleichen.

Bei dieser »klassischen« Methode arbeiten wir daran, unsere gesamte Persönlichkeit in ein funktionierendes Ganzes zu bringen, das dann um so besser geeignet ist, unsere Ziele zu erreichen. Das heißt, daß wir das, was wir wirklich tun wollen, besser tun können und besser entscheiden können, welches tatsächlich unsere Ziele sind.

Die zweite Zielrichtung ist die, eine Einstellung gegenüber dem Selbst zu entwickeln, die als Nährboden für inneres Wachsen dienen kann. Bei dieser Arbeit sind wir unentwegt die Beute von Ablenkungen, ganz gleich, wie fortgeschritten wir sein mögen oder wie intensiv wir bereits an unserer Entwicklung gearbeitet haben. Jeder Geist ist und bleibt unruhig und wandert ständig hin und her, das gilt für den erfahrenen Lehrer ebenso wie für den Novizen. Wichtig ist, wie wir uns von diesen Ablenkungen zurückholen, um uns wieder auf die Arbeit zu konzentrieren.

Alle vier Formen der Meditation sind sinnvoll. Die ersten beiden, bei denen man einem Tonband oder einem Redner zuhört und sich selbst einmal freinimmt von den Problemen der Welt und des Alltagst, um sich einen bestimmten Satz durch den Kopf gehen zu lassen, sind eine ausgezeichnete Entspannungsübung und lassen den Organismus zur Ruhe kommen. Sie entsprechen in ihrer Wirkung einem Whirlpool mit Sauna und anschließender guter Massage. Sie tun uns ganz sicher gut, und danach fühlt man sich entschieden besser. An einer wirklichen *Veränderung* jedoch müssen Sie aktiv arbeiten. Um es ganz einfach zu sagen: Es gibt keinen mühelosen Weg zur Veränderung.

Auch wenn das alles sehr puritanisch klingt, so wissen wir doch seit langem, daß es stimmt. Weder Jesus, Buddha, Sokrates noch Freud, Jung oder Adler haben jemals behauptet, daß wirkliche Veränderung ohne langes, hartes Arbeiten zu erreichen sein könnte. Diese Erfahrung haben die Menschen in Jahrtausenden Religionsgeschichte immer wieder gemacht, und auch die letzten hundert Jahre dynamischer Psychotherapie haben uns das gleiche gelehrt. Heute sollten wir diese Erkenntnis klugerweise als Test für die verschiedenen Lehrmeister und Gurus nutzen, die sich uns anbieten. Wenn Ihnen jemand große Veränderungen verspricht, die Sie innerhalb kurzer Zeit (an den berühmten zwei Wochenenden zum Beispiel) erreichen können, dann ist er ein Scharlatan. Fragen Sie einmal diesen »wunderbaren« Meister, was er weiß, das einer der obenerwähnten Lehrer nicht auch schon gewußt hätte!

Aktive Visualisierung und die klassische Meditation verlangen nach ausdauernder und disziplinierter Arbeit. Die Visualisierung basiert auf dem Gedanken, daß verschiedene Teile der Persönlichkeit unterschiedliche *Arten* von Sprache verwenden. Wenn ich mit einem Ureinwohner Australiens zu kommunizieren wünschte, dessen Sprache ja völlig anders ist als meine, dann müßte ich mit Cartoon-Zeichnungen arbeiten – einer Art Strichmännchen also. Das ist die beste Form der Kommunikation in solchen Fällen. Weil die Selbstheilungsmechanismen sich auf sehr »tiefen« Ebenen der Persönlichkeit befinden, und zwar auf Ebenen, die eine ganz andere Sprache benutzen als jene, die auf den bewußten Ebenen verwendet wird, gebrauchen wir dort dem Strichmännchen ähnliche Zeichen und Symbole. Und weil diese Art der Kommunikation so schwierig ist und ihr Gelingen so unsicher, wiederholen wir die Botschaft immer und immer wieder, um so viele Signale (im modernen Technikerjargon ausgedrückt) durch die »Geräusche« zu drücken, wie wir nur können. Ziel und Zweck dieser Meditation ist es, die Selbstheilungskräfte zu stimulieren und damit das medizinische Behandlungsprogramm zu unterstützen.

Viel Arbeit erfordert auch die Methode »Lerne, jeweils nur eine Sache zu tun, und konzentriere dich darauf«. In gewisser Weise ähnelt sie einem Fitneßtraining, bei dem wir Gewichte heben oder Kraftmaschinen benutzen. Nach und nach entwickeln sich unsere Muskeln, bestimmte Körperpartien werden größer, andere werden kleiner, während wir uns unserer Idealfigur nähern. Kein Mensch würde von uns erwarten, daß es bereits nach ein oder zwei Versuchen soweit ist, aber mit der Zeit erreichen wir sie. Kardinal Newman hat einmal geschrieben: »So etwas wie eine plötzliche Erleuchtung gibt es nicht. Aber es gibt die plötzliche Erkenntnis, wie sehr man sich durch lange, harte Arbeit verändert hat.«

Mit den beiden vorher genannten Methoden kann man allein, in einer Gruppe oder mit einem Lehrer arbeiten. Wenn

Sie allein arbeiten möchten, oder wenn die Umstände dies verlangen, dann gibt es ausgezeichnete Bücher, die Sie als Leitfaden benutzen können. Einige habe ich im Quellennachweis aufgeführt.

Wenn Sie in einer Gruppe arbeiten, dann sollten Sie sich vor Konkurrenzdenken hüten. Seelisches und geistiges Wachstum ist nicht wie eine Leiter, auf welcher der eine dem anderen immer um eine oder mehrere Sprossen voraus ist. Es ist wie eine weite Landschaft, die von ebenso vielen individuellen Pfaden gekreuzt wird, wie die Gruppe Mitglieder hat. Die Erfahrungen des einen sind vielleicht niemals – und brauchen es auch nicht zu sein – die Erfahrungen des anderen auf diesem Weg. Gruppenarbeit heißt, sich gegenseitig auf dem einzigartigen und individuellen Weg zu helfen und nicht, in Konkurrenz zueinander zu treten.

Wenn Sie mit einem Lehrer arbeiten, bedenken Sie bitte, daß ein zweitrangiger Lehrer schlimmer ist als gar keiner. Fragen Sie sich, mit was für einem Menschen Sie es zu tun haben: Hat er oder sie jene Art von Beziehungen zu sich selbst, zu anderen und zur Welt im allgemeinen, die Sie bewundern? Schließlich wird Ihnen ja mitgeteilt: »Meine Kenntnis eines Systems des inneren Wachsens versetzt mich in die Lage, Ihnen dabei zu helfen, zu wachsen und Ihr gesetztes Ziel zu erreichen.« Also sollte das System zunächst einmal beim Guru selbst funktioniert haben, andernfalls ist alles nur Geschwätz. Behandelt er Sie wie ein Individuum? Sagt er zu Ihnen: »Laß uns *deine* Träume finden, sie freudig begrüßen und dir auf *deinen* individuellen Weg helfen«? Wenn Sie statt dessen eine Standardbehandlung erfahren, gehen Sie, es sei denn, Sie wollen zu einem Standardprodukt werden. (Wenn Sie dies tatsächlich wollen, dann schlage ich vor, Sie erforschen einmal diesen Wunsch in sich, Ihre eigene Individualität zu unterdrücken. Hier wäre ein guter Psychiater sicherlich hilfreich!)

Wir kommen nun zu einem entscheidenden Punkt, der für *alle* Formen der Meditation gilt. Trotz der gegenteiligen

Behauptungen vieler Lehrer und Schulen gibt es nicht die eine richtige Art des Meditierens. Es gibt nur für einen bestimmten Menschen in einem bestimmten Stadium seiner Entwicklung die beste Art des Meditierens. Der Hauptgrund für das so häufige »Versagen« der Meditation (viele Menschen fangen ernsthaft damit an, hören kurz danach auf und greifen nie wieder auf sie zurück) ist der, daß so viele Schulen behaupten: »Es gibt die eine richtige Art zu meditieren, und durch einen wunderbaren Zufall ist es genau die Lehre, die wir vertreten!«

Es ist absolut legitim – und oft auch wichtig –, daß jeder herauszufinden versucht, wie er mit verschiedenen Techniken zurechtkommt. Sehr häufig wissen wir erst dann, ob eine Meditationsmethode richtig für uns ist, wenn wir sie ausprobiert, gekostet und ein bißchen mit ihr gearbeitet haben. Danach sollte ein Meditationsprogramm allerdings individuell auf Sie und das entsprechende Stadium Ihrer Entwicklung zugeschnitten sein. Diese Art von Arbeit ist kein Kleidungsstück von der Stange, ganz gleich, wie modern es zur Zeit sein mag. Sie muß Ihnen auf den Leib geschneidert sein. Vielleicht paßt Ihnen auch etwas von der Stange, aber die Chancen stehen eher schlecht. Alle, die behaupten, die für jedermann richtige und passende Form der Meditation parat zu haben, müssen noch sehr viel über die Menschen lernen. Für Menschen mit Krebs ist solche Allerweltsmeditation besonders nutzlos, und sie kann ihnen sogar schaden.

Erwarten Sie kein Ankommen. Das gibt es nicht. Gertrude Stein sagte einmal: »Wenn man da ist, dann merkt man, daß es da kein Da gibt.« Wir arbeiten an unserem inneren Wachsen, um den Weg weiterzugehen, der uns zum Frieden mit uns selbst, mit den anderen und mit dem Universum führt. Doch der Weg ist nie zu Ende, und vor uns liegen immer noch mehr Aussichten und Möglichkeiten. Und wer würde es auch anders wollen! Für alles, was wirklich zählt – lieben zu können, sich an der Schönheit zu freuen; die eigene Fähigkeit, mit dem Leben fertigzuwerden, lernen zu können und neuen

Ideen gegenüber offen zu sein – für all dies gibt es kein Ende, keinen Schluß.*

Charles, ein Endvierziger, galt allgemein als erfolgreicher Mann. Er war Schriftsteller, und seine Romane verkauften sich recht gut. Ihre Handlungen folgten immer einem bestimmten Schema. Seine Leser wußten so ziemlich, was sie zu erwarten hatten, und kauften treu die gebundenen wie auch die Taschenbuchausgaben. Er war verheiratet und bewohnte ein großes Haus in einem schönen Vorort. Seine Frau arbeitete als leitende Angestellte in einer Druckerei.

Sie entschlossen sich, ein Kind zu adoptieren, und begannen mit den langwierigen behördlichen Vorbereitungen. In dieser Zeit des Wartens zeigten sich bei Charles einige Symptome, er klagte über Leibschmerzen und ließ sich gründlich untersuchen. Eines Mittwochmorgens erhielt er zwei Nachrichten: Die erste war ein Brief, in dem stand, daß ein geeignetes Kind für sie gefunden worden sei, die zweite ein Telefonanruf seines Arztes, der ihm mitteilte, er habe Bauchspeicheldrüsenkrebs.

Alle medizinischen Ergebnisse deuteten auf eine sehr schlechte Prognose hin. Von Bestrahlungen war abzuraten, und die damals verfügbare Chemotherapie war nicht vielversprechend. Charles entschloß sich, dennoch eine solche Behandlung zu versuchen – mitsamt den schweren Nebenwirkungen –, und kam ungefähr zwei Monate nach Beginn seiner Behandlung zu mir, weil er meditieren wollte und meinen Rat wünschte.

Er hatte kein Interesse an einer Psychotherapie. Früher einmal hatte er zwei Versuche unternommen, die er als unangenehm empfunden und wieder aufgegeben hatte. Er sei immer »ein Einzelgänger« gewesen, erzählte er mir, er arbeite am liebsten allein und löse auch seine Probleme am liebsten allein.

* Die in diesem Kapitel geäußerten Gedanken sollen nur als Überblick dienen. Wer genauere Informationen sucht, dem empfehle ich mein Buch *How to Meditate* oder andere Werke, die ich im Quellennachweis aufgeführt habe.

Wenn ich eine auf ihn abgestimmte Form der Meditation entwickeln solle, erklärte ich ihm, dann müsse ich etwas über ihn wissen, ich müsse ein Gefühl dafür bekommen, wer er sei, wie er zu dem Punkt seines Lebens gekommen sei, an dem er sich jetzt befand, und welches die Schwerpunkte seines Übungsprogramms sein sollten. Diese Vorgehensweise erschien dem Romanautor plausibel, und in mehreren Stunden des Fragens und Forschens formte sich allmählich ein Bild.

Schon als junger Mann hatte Charles »experimentelle« Romane schreiben und neue Wege finden wollen, den Menschen des zwanzigsten Jahrhunderts zu sehen und zu beschreiben. Er hatte sich immer gewünscht, sich einmal wirklich Zeit für diese Arbeit nehmen zu können, »ein Schriftsteller zu sein und kein Schreiberling«. Aber es war ihm nie gelungen. Als ich ihn nach dem Grund fragte, sagte er, er habe eine Familie zu versorgen, habe Verpflichtungen und brauche ein geregeltes Einkommen.

Natürlich erkundigte ich mich, wer denn alles zu dieser Familie gehörte, weil es so klang, als habe er eine große Bürde zu tragen. Seine Frau, erklärte er mir. Sie war bei diesen Gesprächen zugegen und hatte mir bereits früher klargemacht, daß sie ihre Arbeit liebe und ihrer beider Ansprüche eigentlich recht bescheiden seien.

Ich sagte ihm, daß ich die Gründe, die er mir nannte, für reinen Unsinn hielt. Wie würde er sich denn fühlen, fragte ich ihn, wenn er alles Geld *hätte*, das er für die nächsten drei Jahre brauchte, aller finanziellen Sorgen ledig wäre und sich voll der schriftstellerischen Arbeit widmen könnte, von der er behauptete, sie sei ihm so wichtig? Er solle sich einmal in diese Situation hineinversetzen und mir dann sagen, wie er sich fühle.

Charles lehnte sich zurück und dachte einige Minuten nach. Dann sagte er: »Ich habe schreckliche Angst. Vielleicht stelle ich fest, daß ich innerlich ganz seicht bin – daß ich es gar nicht in mir habe, wirklich ein Schriftsteller zu sein!«

Das war sein eigentliches Problem, und er wußte es. Das Risiko war einfach zu groß. Alles andere konnte er ertragen, jeden Verlust, jeden Schmerz, jede Krankheit, nicht aber die Erkenntnis, vielleicht doch kein wahrer Schriftsteller zu sein, wenn er einmal die Chance hätte, es wirklich herauszufinden. Er hatte sein Leben damit verbracht, dieser Prüfung aus dem Weg zu gehen, und finanzielle Probleme dafür verantwortlich gemacht, die es nicht gab.

Wir sprachen zu dritt ungefähr eine Stunde lang über dieses Problem. Das Ehepaar konnte ohne weiteres einige Jahre vom Einkommen der Frau und von Ersparnissen leben. Wenn sie außerdem ihr großes Haus verkauften – beide zogen ihre Eigentumswohnung in der Stadt vor –, wären sie sogar »sehr wohlhabend«, wie die Ehefrau meinte.

Ich machte Charles darauf aufmerksam, daß er sich jetzt in der Situation befand, die er sich am meisten wünschte und vor der er sein ganzes Leben lang davongelaufen war. Er konnte sich entweder jetzt oder möglicherweise niemals seiner größten Angst stellen. Er sprach davon, wie furchtbar das für ihn sei, denn solange er sich der Prüfung nicht unterzogen hatte, konnte er immer noch glauben: »Wenn ich es wirklich versucht hätte, dann wäre es mir auch gelungen.« Er meinte: »Mit meinem Körper konnte ich russisches Roulett spielen, aber hier müßte ich es mit meiner Seele tun, und davor habe ich schreckliche Angst.«

Das andere Thema, das in unserer Diskussion zur Sprache kam, war die Adoption. Wie dachte Charles wirklich darüber? Er hatte gewußt, daß ihnen in nächster Zeit ein Kind zugewiesen werden würde, und er war völlig verzweifelt deswegen. Solange er noch keine Kinder hatte, gab es auch keine wirklichen finanziellen Verpflichtungen, die ihn von seinem Experiment als Schriftsteller abhalten konnten. Nur die Verpflichtungen in seiner Phantasie hielten ihn davon ab, und irgendwie wußte er das auch. Deshalb würde er es eines Tages doch noch versuchen! Aber mit einem Kind im Haus wäre das vorbei. Er hatte ein Kind gewollt zur Stärkung seiner Phantasie, daß der Versuch unmöglich sei. Tatsächlich ein Kind zu haben bedeutete jedoch das Ende aller Hoffnung; die Tür würde für immer verschlossen bleiben.

Wir stellten ein Übungsprogramm für ihn – so, wie wir ihn verstanden – zusammen und für die Probleme, die es zu konfrontieren und zu bewältigen galt.

Das erste, was man dabei berücksichtigen muß, ist zu entscheiden, was »praktisch« möglich ist. Ich selbst wäre gern jemand, der eine ganze Stunde am Tag meditiert, aber ich bin nicht so. Deshalb wäre es ein Fehler, ein solches Programm aufzustellen, weil ich es einfach nicht erfüllen würde. Selbst mit den allerbesten Absichten würde ich nach der ersten Woche Sitzungen verkürzen, dann ließe ich sie ganz ausfallen, bis schließlich das ganze Programm hinfällig würde. Es ist daher wesentlich besser, anzuerkennen, daß ich jemand bin, der – bei voller Anstrengung – eine halbe Stunde pro Tag meditiert, und das Programm danach auszurichten.

Für Charles schien ein Tagespensum von fünfundsiebzig Minuten tragbar zu sein. Wir unterhielten uns über die vielen verschiedenen Methoden der Meditation, die angeboten werden, und welche Wirkung im allgemeinen von ihnen zu erwarten ist. Wir beschlossen, diese Zeit in je drei Abschnitte von zwanzig Minuten aufzuteilen mit einer Pause von fünf Minuten zwischen den einzelnen Abschnitten, die auch nach Beendigung der Meditationsübung noch einmal eingehalten werden sollte. Während dieser Pausen würde er sich dort, wo er gerade war, einfach gehenlassen, und nicht versuchen, seine Gedanken zu kontrollieren.

Die erste »Meditation« dieser Reihe bestand in einer Visualisierung des Simonton-Typs, also in der Konzentration auf eine bildliche Vorstellung, wie Simonton sie eingeführt hat. Von den vielen zur Verfügung stehenden Variationen wählte Charles die ihm am sympathischsten erscheinende; er stellte sich seinen Körper als ein harmonisches, fließendes Ganzes vor, in dem alle Teile »ineinanderfließen« und wo es nichts gab, was abgesondert war oder die Harmonie störte. Die Vorstellung einer solchen »perfekten Harmonie« des gesamten Körpers würde unharmonische Aspekte wie den Krebs absorbieren oder ausstoßen.

Die zweite Methode, die er wählte, war von der »klassischen« Art. Hierbei versuchte er, so wach und bewußt wie nur möglich zu sein und nichts anderes zu tun, als seine Atemzüge beim Ausatmen zu zählen. Diese »Meditation des äußeren Weges« hat unter anderem häufig die positive Wirkung, daß sie einem Menschen das Gefühl gibt, er könne mit inneren und äußeren Ereignissen besser fertigwerden.

Die dritte Meditationsart war die des »inneren Weges«, manchmal auch als »der tausendblättrige Lotus« bezeichnet. Hierbei wählte Charles einen Begriff oder einen komplexen Gedanken und erforschte seine Assoziationen dazu. Das hat unter anderem auch die Wirkung, daß der Meditierende sich mit seinem inneren Selbst wohler fühlt.

Charles hatte das Gefühl, dieses Programm würde ihm zusagen, und nahm sich vor, es sechs Wochen lang ganz streng zu erfüllen. (Die Regel lautet, ein solches Programm jeden Tag einzuhalten, es sei denn, das Haus stünde in Flammen!) Nach diesen sechs Wochen würde er sich das Ganze nochmals anschauen und überlegen und entscheiden, ob er so weitermachen wollte.

In den folgenden Wochen trafen wir uns mehrmals, um sein Programm durchzusprechen. Nach den ersten sechs Wochen entschied er sich für weitere sechs Wochen mit demselben Programm und dann noch einmal für weitere sechs Wochen. Danach gab er zwei der Meditationsmethoden auf und ersetzte sie durch neue. Er arbeitete weiterhin in Intervallen von sechs Wochen, wobei er manchmal Änderungen vornahm, manchmal auch nicht.

Nach ungefähr vier Monaten meinte er eines Tages, er sei nun »bereit«. Zwar war ihm keine besondere Veränderung an sich selbst aufgefallen, dennoch hatte er das Gefühl, trotz aller Angst seinen Versuch jetzt wagen zu können. Er teilte seinem Agenten mit, daß er sich für eine Weile vom »regulären« Schreiben zurückziehen werde, um etwas anderes auszuprobieren, das ihn schon seit langer Zeit beschäftige.

Es war eine sehr schwierige und schmerzvolle Zeit. Charles litt an Ängsten und Depressionen. Mit der Zeit jedoch nahm ihn das, was er zu tun beabsichtigte, immer mehr gefangen, und er wurde immer lebendiger. Er sagte mir, es sei die härteste, frustrierendste und beglückendste Zeit seines Lebens gewesen. Er arbeitete an einer Reihe kleiner Episoden, die schließlich zu einem Roman verarbeitet werden sollten. Es war völlig anders als alles, was er je geschrieben hatte, und er schwankte zwischen dem Gefühl, daß es eine sehr schlechte und dem Gefühl, daß es eine sehr gute Arbeit sei. Eines Tages erzählte er mir dann, er habe die Wasserscheide hinter sich gelassen – seine Charaktere hätten jetzt Leben bekommen, und er habe angefangen, die Geschichte auf Band zu sprechen.

Bald danach war der Roman fertig. Obwohl Charles »ganz glücklich« darüber war, entschloß er sich, das Werk zur Seite zu legen und ein anderes zu beginnen, um seine neue Form des Arbeitens zu verfeinern und zu festigen. »Es ist gut«, sagte er mir, »und ich weiß, daß ich ein Schriftsteller *bin*, daß ich es in mir habe. Ich muß allerdings noch viel daran arbeiten, bis es so ist, wie ich es haben will. Aber ich werde es schaffen.«

Er reagierte besser als erwartet auf die Chemotherapie, der Tumor bildete sich zurück. Nach einer Unterbrechung von drei Monaten unterzog er sich einer weiteren chemotherapeutischen Behandlung, und der Tumor bildete sich weiter zurück. Da keine weiteren Symptome mehr auftraten (abgesehen von den Nebenwirkungen der Chemotherapie), entschied man sich dafür, den Patienten zu beobachten und abzuwarten. Neun Monate lang zeigten sich keine Veränderungen.

Eines Abends, als Charles aus dem Theater kam, fuhr eine an Epilepsie leidende Frau, die keinen Führerschein besaß, in sein Auto. Charles wurde schwer verletzt und erlitt einen Hirnschaden. Er konnte nicht mehr sprechen oder schreiben, und auch das Gehen bereitete ihm größte Schwierigkeiten. Nach zwei Monaten hatte sich sein Tumor sehr stark vergrößert, und kurz darauf starb er.

Sein neuer Roman wurde inzwischen von mehreren Experten gelesen, die ihn sehr positiv beurteilen. Ein Verlag ist gefunden worden, und das Buch wird in Kürze erscheinen.

Epilog

Noch während ich in meinem Büro saß und an diesem letzten Kapitel schrieb, klingelte das Telefon. Die Stimme am anderen Ende der Leitung sagte: »Ich bin Raymondo Sanchez, erinnern Sie sich noch an mich?« Sofort fiel mir alles wieder ein. Vor fünfundzwanzig Jahren hatten wir miteinander gearbeitet. Er litt an Darmkrebs. Zweieinhalb Jahre lang hatten wir uns fast jede Woche gesehen, während er sich bemühte herauszufinden, wer er war und wie er sein Leben zu leben wünschte. Danach wußte er, daß er in seine kleine Stadt in Mexiko zurückkehren wollte, wo er geboren und aufgewachsen war. Er verließ New York und die Zahnarztpraxis, die er auf der 42nd Street und 8th Avenue gehabt hatte, und eröffnete statt dessen eine Praxis am Marktplatz seiner Heimatstadt. Ich erinnerte mich an einen Brief, in dem er mir diesen Marktplatz beschrieben hatte, mit seinem Brunnen und seinen Palmen, wo die Leute in den Abendstunden »promenierten« und sich dann stundenlang in den Kaffeehäusern miteinander unterhielten. Und ich erinnerte mich an seine Worte, daß er sich sehr wohl fühle, daß sein Leben ihm viel Freude bereite – und er sehr viel Energie habe.

Wir schrieben uns einige Male, danach hörte ich mehr als zwanzig Jahre nichts mehr von ihm. Jetzt unterhielten wir uns fast eine halbe Stunde lang am Telefon. Er war inzwischen pensioniert und in New York auf der Durchreise nach Kanada zu seinen Kindern und Enkeln. Es war wunderbar, wieder einmal von einem alten Freund zu hören. Es gibt nichts, das mehr über diese Arbeit aussagt, oder besser beschreiben könnte, was mir meine Arbeit in all diesen Jahren wert gewesen ist, als dieses unerwartete Telefongespräch mit meinem Freund Raymondo Sanchez.

Quellennachweis

Zu empfehlende Werke über die psychologischen Aspekte von Krebskrankheiten

Achterberg, J.: *Die heilende Kraft der Imagination*. Bern: Scherz, 1985.

–, und Lawlis, F.: *Imagery of Cancer*. Champaign, Ill.: Institute for Personality Testing, 1978.
Beide Werke Achterbergs sind sehr wertvoll im Hinblick auf den Gebrauch von Bildern und Vorstellungen zur Mobilisierung des Krebsabwehrmechanismus.

Balner, H. und van Rood, Y. (Hrsg.): "Conceptual and Methodological Issues in Cancer Psychotherapy Intervention Studies". *Publications of the Helen Dowling Institute for Biopsychosocial Medicine* 3. Amsterdam: Swets & Zeitlinger, 1990.

Becker, H.: *Psycho-Onkologie*. Heidelberg: Springer, 1990.

Borysenko, J.: *Minding the Body: Mending the Mind*. Reading, Mass.: Addison-Wesley, 1987.

Cooper, C.L. und Watson, M. (Hrsg.): *Cancer and Stress. Psychological, Biological and Coping Studies*. Chichester: Wiley, 1991.

Cousins, N.: *Anatomy of an Illness*. New York: W.W. Norton, 1979.

Dreher, H.: *Your Defense Against Cancer*. New York: Harper & Row, 1989.

Jackson, E.: *Coping with the Crises of Your Life*. New York: Hawthorn, 1974.

–, *Understanding Your Grief*. Nashville: Abingdon Press, 1957.

LeShan, E.: *Learning to Say Good-bye. When a Parent Dies*. New York: Macmillan Company, 1976.

–, *When a Parent Is Very Sick*. New York: Atlantic Monthly Press, 1986.

LeShan, L.: *The Mechanic and the Gardener: How to Use the*

Holistic Revolution in Medicine. New York: Holt, Rinehart & Winston, 1982.

–, *You Can Fight for Your Life. Emotional Factors in the Treatment of Cancer*. New York: Evans, 1979. Deutsch: *Psychotherapie gegen den Krebs*. Stuttgart: Klett-Cotta, 4. Aufl. 1989.
Dieses Werk ist die erste Veröffentlichung zum Thema, wie dem Krebskranken auf psychologische Weise geholfen werden kann, seine Selbstheilungskräfte zur Unterstützung des medizinischen Behandlungsprogramms einzubringen. Es ergänzt das vorliegende Buch.

Meerwein, F. (Hrsg.): *Einführung in die Psycho-Onkologie*. Bern: Huber, 1985.

Moorey, S. und Greer, S.: *Psychological Therapy for Patients with Cancer*. Oxford: Heinemann, 1989.

Pelletier, K.: *Holistic Medicine*. New York: Delta, 1979.
Ein herausragender Vertreter der Ganzheitsmedizin präsentiert das gesamte Thema. Ein sehr zu empfehlendes Buch.

Sarton, M.: *A Reckoning*. New York: W.W. Norton, 1978.

–, *Recovering*. New York: W.W. Norton, 1980.
In diesen beiden Büchern beschreibt ein hervorragender Romanautor die psychologische Situation des Krebskranken und, ganz allgemein, des Genesenden. Beide Bücher sind äußerst einfühlsam geschrieben.

Siegel, B.: *Love, Medicine and Miracles*. New York: Harper & Row, 1987. Deutsch: *Prognose Hoffnung*. Düsseldorf: Econ, 1988.
Dieses Buch zum Thema hat die bisher größte Verbreitung gefunden.

Zorn, F.: *Mars*. München: Kindler, 1977.
Sehr zu empfehlende Selbstbiographie eines Krebskranken.

Zu empfehlende Bücher zur Meditation

LeShan, L.: *How to Meditate*. Boston: Little, Brown, 1974; New York: Bantam, 1975.

Merton, T.: *The Ascent to Truth*. New York: The Viking Press, 1951.

Naranjo, C. und Ornstein, P.: *The Psychology of Meditation*. New York: The Viking Press, 1971.

Underhill, E.: *Practical Mysticism*. London: P.J.M. Dent, 1914; Harmondsworth, England: Penguin, 1970. Wahrscheinlich das klassische Werk zum Thema schlechthin. Hervorragend zu lesen.

Zu empfehlende Lektüre für Ärzte, Therapeuten, Psychologen und alle Angehörigen der Heilberufe, die Krebspatienten betreuen

Inzwischen gibt es sehr viele Publikationen über die psychologischen Aspekte bei Krebs, die hier gar nicht alle aufgezählt werden können. Bei der folgenden Auswahl handelt es sich um grundlegende Literatur für Psychotherapeuten, Ärzte, Psychologen sowie Angehörige anderer Heilberufe, die mit Krebspatienten befaßt sind.

Bahnson, C.B.: "Stress and Cancer: State of the Art". *Psychosomatics* 21: 975–981, 1980 und 22: 207–220, 1981.

Baltrusch, H.J.F. und Waltz, M.E.: "Stress and Cancer: A Psychobiological Approach". *Human Stress: Current Selected Research* 2: 153–200, 1987.

Baltrusch, H.J.F.: "Life style, coping and cancer: Is there a predisposing personality pattern?" *Psycho-Oncology Letters* 1 (3): 18–24, 1990.

–, »Krebserkrankungen«. In: Tewes, U. und Wildgrube, K.: *Psychologie-Lexikon*. München: Oldenbourg, 1991, 192–196.

–, »Psychosozialer Stress, Krebs und Krebsbewältigung«. *GBK Mitteilungsdienst* 12 (44): 7–12, 1984.

–, Stangel, W. und Titze, I.: “Stress, cancer and immunity”. *Acta Neurologica, New Series* (Napoli) 13: 315–327, 1991.

–, Gehde, E., Titze, I. und Heinze, H.J.: “Early Socialization and development of cancer in later life: Biopsychosocial and psychoneuroimmunologic aspects”. *Annals of the New York Academy of Sciences* 650: 355–362, 1992.

Booth, G.: “Psychobiological Aspects of ‘Spontaneous’ Regression of Cancer”. *Journal of the American Academy of Psychoanalysis* 3: 303–317, 1973.

Grossarth-Maticek, R.: “Social Psychotherapy and Course of Cancer”. *Psychotherapy and Psychosomatics* 33: 129–138, 1980.

Kissen, D.M.: “Psychosocial Factors, Personality and Lung Cancer in Men”. *British Journal of Medical Psychology* 40: 29–43, 1967.

LeShan, L.: “A Basic Psychological Orientation Apparently Associated with Neoplastic Disease”. *Psychiatric Quarterly* 35: 314–320, 1961.

–, “An Emotional Life History Associated with Neoplastic Disease”. *Annals of the New York Academy of Sciences* 125: 780–793, 1966.

–, “Psychological States as Factors in the Development of Neoplastic Diseases: A Critical Review”. *Journal of the National Cancer Institute* 22: 1–18, 1959.

–, und LeShan, E.: “Psychotherapy and the Patient with a Limited Life Span”. *Psychiatry* 24: 318–323, 1961.

Pettingale, K.W., Philithis, D. und Greer, H.S.: “The Biological Correlates of Psychological Response to Breast Cancer”. *Journal of Psychosomatic Research* 25: 453–458, 1981. Ein Teilbericht über die wichtigsten heutigen *prospektiven* Untersuchungen über die Relation von Persönlichkeit und Überlebensdauer bei Krebspatienten.

Psychophysiological Aspects of Cancer. *Annals of the New York Academy of Sciences* 125: 775–1055, 1966. Second Conference on Psychophysiological Aspects of Cancer. *Annals of the New York Academy of Sciences* 164: 313–634, 1969.

Richter, H.E.: »Der Krebs als psychisches Problem«. *Medizinische Welt* 32: 177–184, 1981.

Titze, I. und Baltrusch, H.J.F.: "Psychological interventions, immune functions and cancer". *Psycho-Oncology Letters* 1 (4): 44–46, 1990.

Tolstoi, L.: *Der Tod des Iwan Iljitsch*. Pflichtlektüre für alle, die Krebskranke betreuen.

Weinstock, C.: "Recent Progress in Cancer Psychobiology and Psychiatry". *Journal of the American Society of Psychosomatic Medicine and Dentistry* 24: 106–110, 1977.

Anschriften von Krebsberatungsstellen und Psychoonkologen:

in Deutschland:

Deutsches Krebsforschungszentrum
Krebsinformationsdienst
Im Neuenheimer Feld 280
69120 Heidelberg
Tel.: 08 00 / 4 20 30 40
E-Mail: krebsinformationsdienst@dkfz.de
www.krebsinformationsdienst.de

Deutsche Arbeitsgemeinschaft
für Psychosoziale Onkologie e.V. (dapo)
c/o Mittelrhein-Klinik
Salzbornstrasse 14
56154 Boppard
Tel.: 07 00 / 20 00 66 66
E-Mail: dapo-ev@t-online.de
www.dapo-ev.de

Björn Schulz STIFTUNG
Wilhelm-Wolff-Straße 38
13156 Berlin
Tel.: 0 30 / 39 89 98 50
E-Mail: info@bjoern-schulz-stiftung.de
www.bjoern-schulz-stiftung.de

Deutsche Krebsgesellschaft e.V.
TiergartenTower
Straße des 17. Juni 106–108
10623 Berlin
Tel.: 0 30 / 3 22 93 29 00
www.krebsgesellschaft.de

Deutsche Krebshilfe e.V.
Mildred Scheel Kreis e.V.
Stiftung Deutsche KinderKrebshilfe
Dr. Mildred Scheel Stiftung für Krebsforschung
Buschstraße 32
53113 Bonn
Tel.: 02 28 / 7 29 90-0
E-Mail: deutsche@krebshilfe.de
www.krebshilfe.de

Deutsche Leukämie- und Lymphom-Hilfe e.V.
Thomas-Mann-Straße 40
53111 Bonn
Tel.: 0228 / 33889200
E-Mail: info@leukaemie-hilfe.de
www.leukaemie-hilfe.de

Deutsche ILCO e.V.
Thomas-Mann-Straße 40
53111 Bonn
Tel.: 0228 / 33889450
E-Mail: info@ilco.de
www.ilco.de

in Österreich:

Österreichische Krebshilfe
Tuchlauben 19/10
A-1010 Wien
Tel. + 43 / 01 / 7966450
E-Mail: service@krebshilfe.net
www.krebshilfe.net

ÖGPO – Österreichische Gesellschaft für Psychoonkologie
Gladbeckstraße 2/Stiege3/Tür 6
A-2320 Schwechat
Tel.: +43 / 2235 / 47230
E-Mail: oegpo@oegpo.at
www.oegpo.at

in der Schweiz:

Krebsliga Schweiz
Effingerstrasse 40
Postfach 8219
CH-3001 Bern
Tel.: +41 / 31 / 3899100
E-Mail: info@krebsliga.ch
www.swisscancer.ch

Schweizerische Gesellschaft Psychoonkologie SGPO/SSPO
Sekretariat SGPO/ c/o Krebsliga Schweiz
Effingerstrasse 40
Postfach
CH-3001 Bern
E-Mail: kontakt@psycho-onkologie.ch
www.psychoonkologie.ch/